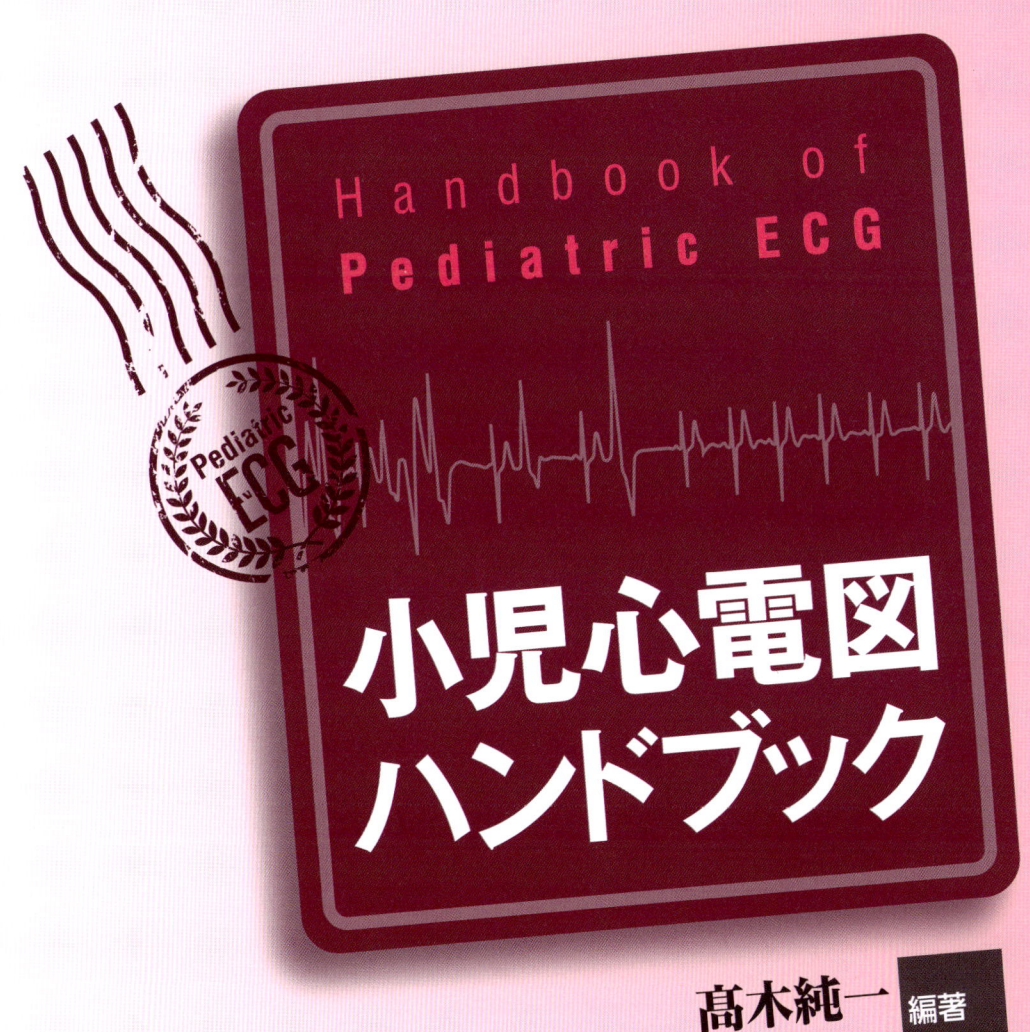

小児心電図ハンドブック

髙木純一 編著
たかぎ小児科 心臓小児科 院長

中外医学社

●執筆者一覧 (執筆順)

吉兼由佳子	福岡大学医学部小児科講師
濱本 邦洋	国際医療福祉大学福岡保健医療学部教授
渡邉まみ江	九州厚生年金病院小児科医長
手島 秀剛	国立病院機構長崎医療センター小児科医長
田代 克弥	佐賀大学医学部小児科講師
本村 秀樹	長崎大学病院小児科
原田 雅子	宮崎大学医学部生殖発達学講座小児科学分野
髙木 純一	たかぎ小児科 心臓小児科院長
山村健一郎	九州大学病院小児科診療講師
川野 達也	大分大学医学部小児科
大野 拓郎	大分県立病院小児科・新生児科(循環器)部長
牛ノ濱大也	福岡市立こども病院感染症センター循環器科
前野 泰樹	久留米大学医学部小児科准教授
岸本慎太郎	久留米大学医学部小児科
鈴木 嗣敏	大阪市立総合医療センター小児不整脈科部長
宗内 淳	九州厚生年金病院小児科部長
大淵 典子	山口赤十字病院第1小児科部長

序

　近年小児循環器領域において，内科的治療また外科的治療面の進歩は顕著です．またバージョンアップされた心エコー，3D-CT などの導入により過去に比して診断技術の向上は著しいものがあります．しかし外来，入院，学校検診の場においての基本診断ツールは，聴診，胸部レントゲン，12 誘導心電図です．その中でも心電図は多くの情報をわたくしたちに提供してくれる基本検査といっても過言ではないと考えています．しかし漫然と眺めていてもその情報を心電図から引き出すことは困難です．肥大所見や不整脈を診断するにあたり，まずは正常心電図の基本的な理解が必要です．そのような観点から本書は小児心電図の特徴，正しいとり方などの基本項目から異常波形の見方，最新の知見をふくめた不整脈解説など 14 項目に分け，それぞれの執筆者に形式にとらわれず執筆していただきました．各章において，そのテーマに関して基本から解りやすく概説してあり，小児循環器医のみならず学生，研修医，小児科医に臨床の場で役立つ 1 冊の本になればと考えています．今回本書の編集にあたり，各章の執筆者の選定に関しては，わたくし独自の判断で，約 25 年の歴史をもつ九州小児不整脈研究会の会員にお願いしました．この研究会は田崎 考先生（佐賀）が年に 1 回九州各地より心電図を持ち寄り皆で検討し理解を深めていく趣旨のもと開催されたものです．その後，福重淳一郎先生（福岡），城尾邦隆先生（福岡）の尽力により現在に至っています．そのような会で育成され現在，九州・山口の臨床の第一線にて活躍されている先生にお願いしました．それぞれの先生の本会でのさまざまな心電図との出会い，その心電図を理解できた時の感動を思い起こしながらの執筆であったと考えます．読者の方々へその思いが通じることを願っております．

　最後に本書の完成にあたり，長年九州小児不整脈研究会の顧問としてわたくし，各章の執筆者に多くの知見を与えて頂きました新村一郎先生（新村医院）に感謝申し上げます．

2013 年 8 月

髙木純一

目 次

Chapter 1 ▶ 小児心電図の特徴 　　　　　　　　　　　　　　　　 ＜吉兼由佳子，濱本邦洋＞　1
 1. 心電図波形の成り立ちと刺激伝導系 …………………………………… 1
 2. 心電図の基本波形 ………………………………………………………… 1
 3. 小児心電図の特徴 ………………………………………………………… 3
 4. 位置異常と右胸心の心電図 ……………………………………………… 5

Chapter 2 ▶ 12誘導心電図─小児での正しい心電図のとりかた 　＜渡邉まみ江＞　7
 1. 心電図とは ………………………………………………………………… 7
 2. 小児での正しい心電図のとり方 ………………………………………… 11
 3. 心電図の基本波形（軸，P，QRS，RR，ST，T，QTc，U）
  の特徴をふまえた判読 …………………………………………………… 12

Chapter 3 ▶ 異常波形の見分け方 　　　　　　　　　　　　　　　　　　＜手島秀剛＞　21
 1. 覚えておきたい正常心電図のポイント ………………………………… 21
 2. 心電図の異常所見を読みとるためのチェックポイント ……………… 21
 3. 血行動態異常に伴う心電図の変化 ……………………………………… 28
 4. 特徴的な心電図所見を呈する先天性心疾患 …………………………… 31

Chapter 4 ▶ 期外収縮：その考え方と治療 　　　　　　　　　　　　　＜田代克弥＞　36
 1. 上室性期外収縮 …………………………………………………………… 36
 2. 心室性期外収縮 …………………………………………………………… 38

Chapter 5 ▶ 房室回帰性頻拍（AVRT），房室結節回帰性頻拍（AVNRT） ＜本村秀樹＞　44
 1. AVRT ……………………………………………………………………… 44
 2. AVNRT …………………………………………………………………… 46

3. LGL（Lown-Ganong-Levine）症候群 …………………………………… 46
4. 心電図の見方 …………………………………………………………… 46
5. AVRT，AVNRT 症例 ………………………………………………… 48
6. 治療について—頻拍発作時の対応 ……………………………………… 50
7. 非発作時の管理，治療 …………………………………………………… 52

Chapter 6 ▶ 心房頻拍 ……………………………………… ＜原田雅子，髙木純一＞ 54

1. 異所性心房頻拍 …………………………………………………………… 55
2. 多源性心房頻拍 …………………………………………………………… 59
3. 不適切洞性頻脈 …………………………………………………………… 63

Chapter 7 ▶ 心室頻拍 ……………………………………………………… ＜山村健一郎＞ 64

1. 定義・分類 ………………………………………………………………… 64
2. 小児の心室頻拍の特徴 …………………………………………………… 64
3. 病因・機序 ………………………………………………………………… 65
4. 心室頻拍に対してどのように検査を進めるか ………………………… 65
5. Wide QRS tachycardia の鑑別 ………………………………………… 66
6. 12 誘導心電図による頻拍の発生起源推定 …………………………… 69
7. 治療 ………………………………………………………………………… 70

■ 各論 …………………………………………………………………………… 72

1. ベラパミル感受性心室頻拍 ……………………………………………… 72
2. アデノシン感受性心室頻拍 ……………………………………………… 73
3. 脚リエントリー性頻拍 …………………………………………………… 75
4. 新生児の心室頻拍 ………………………………………………………… 75
5. 器質的心疾患に伴う心室頻拍 …………………………………………… 76
6. 肥大型心筋症 ……………………………………………………………… 77
7. 拡張型心筋症 ……………………………………………………………… 78
8. Fallot 四徴症術後の心室頻拍 …………………………………………… 79

Chapter 8 ▶ 心室内伝導障害，右脚ブロック・左脚ブロック …… ＜川野達也＞ 81

1. 心室内刺激伝導系の解剖 ………………………………………………… 81
2. 心室内伝導障害とは ……………………………………………………… 81
3. 心室内伝導障害の分類 …………………………………………………… 81

4. 脚ブロックの特徴 …………………………………………… 82
5. 右脚ブロックの心電図の特徴 ……………………………… 82
6. 右脚ブロックの病的意義 …………………………………… 83
7. 右室容量負荷疾患で右脚ブロックを生じる理由 ………… 83
8. 右脚ブロックの具体例 ……………………………………… 84
9. 左脚ブロックの心電図の特徴 ……………………………… 88
10. 左脚ブロックの病的意義 …………………………………… 88
11. 学校心臓検診の1次検診で心室内伝導障害を認めた場合の対応 … 90
12. まとめ ………………………………………………………… 90

Chapter 9　徐脈性不整脈　　　　　　　　　　　　　　　　　＜大野拓郎＞　91

1. 徐脈性不整脈の分類 ………………………………………… 91
2. 徐脈性不整脈の病因 ………………………………………… 96
3. 徐脈性不整脈の症状 ………………………………………… 98
4. 徐脈性不整脈の診断 ………………………………………… 98
5. 徐脈性不整脈の治療 ………………………………………… 99

Chapter 10　致死性不整脈　　　　　　　　　　　　　　　　＜牛ノ濱大也＞　102

1. 特発性心室細動 ……………………………………………… 102
2. QT延長症候群 ……………………………………………… 102
3. QT短縮症候群 ……………………………………………… 109
4. カテコラミン誘発性多形性心室頻拍 …………………… 110
5. Brugada症候群 ……………………………………………… 113
6. 早期再分極症候群 …………………………………………… 115

Chapter 11　胎児期から新生児期の代表的不整脈　　　　　＜前野泰樹＞　119

1. 胎児期の不整脈と診断法 …………………………………… 119
2. 胎児不整脈各論 ……………………………………………… 121

Chapter 12　先天性心疾患術後急性期にみられる心電図変化　＜岸本慎太郎，鈴木嗣敏＞　136

■ 総論 ……………………………………………………………… 136
1. 心電図の記録法 ……………………………………………… 137

2. 術後急性期不整脈の治療法 …………………………………………… 140
■ 各論 …………………………………………………………………………… 142
　1. 虚血性変化，炎症性変化 ……………………………………………… 142
　2. 洞機能不全 ……………………………………………………………… 142
　3. 房室伝導障害 …………………………………………………………… 143
　4. 脚枝伝導障害 …………………………………………………………… 145
　5. 上室性頻拍 ……………………………………………………………… 145
　6. 術後接合部頻拍 ………………………………………………………… 149
　7. 心室頻拍 ………………………………………………………………… 151

Chapter 13 ▶ ペースメーカー心電図　　＜宗内　淳＞　157

　1. ペースメーカー心電図波形の特徴 …………………………………… 157
　2. ペースメーカー設定モードの理解 …………………………………… 159
　3. ペーシング不全とセンシング不全の診断 …………………………… 164

Chapter 14 ▶ 電解質異常と心電図変化　　＜大淵典子＞　169

　1. 高カリウム血症 ………………………………………………………… 169
　2. 低カリウム血症 ………………………………………………………… 177
　3. 高カルシウム血症 ……………………………………………………… 180
　4. 低カルシウム血症 ……………………………………………………… 181
　5. マグネシウムと心電図 ………………………………………………… 184

索引 ……………………………………………………………………………… 187

Chapter 1 小児心電図の特徴

1. 心電図波形の成り立ちと刺激伝導系

刺激伝導系とは洞結節──▶結節間伝導路──▶房室結節──▶His 束──▶左脚/右脚──▶Purkinje 線維を通って心室筋に至る電気的興奮の伝導路のことである．刺激伝導系を構成する心筋細胞は電気刺激を発生する能力（＝自動能）をもっている．この心筋の電気的興奮によって発生した心臓の電気活動の変化を体表面から記録すると心電図波形が得られる（図1）．

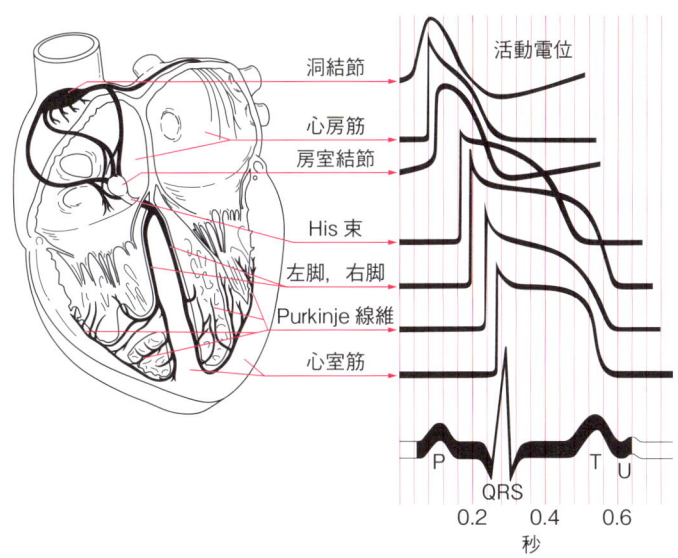

図1 刺激伝導系と心電図波形[1]

2. 心電図の基本波形

心電図は心筋の電気的な活動を縦軸に電位，横軸に時間をとって表したグラフである．

25 mm/秒のスピードで記録した場合，縦 1 mm が 0.1 mV，横 1 mm が 0.04 秒になる．

3次元の空間で脱分極と再分極を繰り返している心臓の電気現象を，平面の情報として表現したものがスカラー心電図（12誘導心電図）である．

肢誘導（双極：Ⅰ，Ⅱ，Ⅲ，単極：aV_R，aV_L，aV_F）と胸部誘導（V_1，V_2，V_3，V_4，V_5，V_6）の各誘導において，刺激伝導路を走る電気現象を波形で表す．

標準肢誘導	単極肢誘導
Ⅰ 左手－右手	aVR 右手－左手と左足を結合した電極
Ⅱ 左足－右手	aVL 左手－右手と左足を結合した電極
Ⅲ 左足－左手	aVF 左足－左手と右手を結合した電極

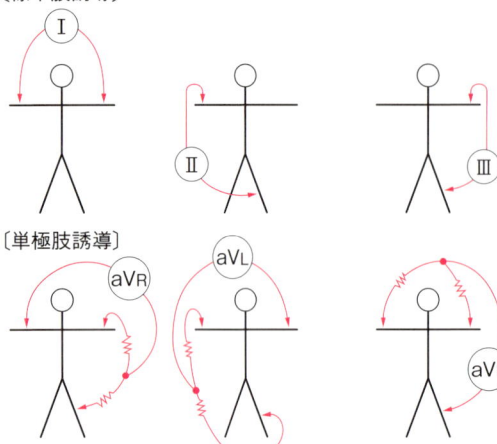

図2 肢誘導の誘導法[2]

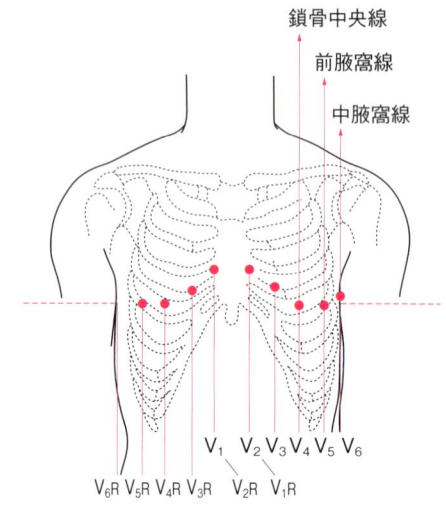

図3 胸部誘導における電極の位置[2]

- **肢誘導**：前額面における心起電力ベクトルを表す方法である．心尖部は通常左側を向いているため，右房上方から流れる伝導は左下方へのベクトルを成し，aVR以外は左下方に向かう波形が陽性となる（図2）．
- **胸部誘導**：水平面における心起電力ベクトルを表す方法である．前方に位置する右室へのベクトルは $V_1 \cdot V_2$ 波形で陽性に，左方に位置する左室へのベクトルは $V_5 \cdot V_6$ 波形で陽性に表される（図3）．

心電図波形は4つの波形で構成されており，順次，P，QRS，T，U波と名づけられている．各波形・間隔の名称と意義は以下の通りである．

- **P波**：心房の興奮（脱分極）を表す波形である．まず右房が興奮し，次いで左房の興奮が起こるため，P波の前半は右房の興奮に相当し，後半は左房の興奮に相当する．
- **QRS波**：心室全体の興奮を表す波形である．心室筋脱分極中の心臓ベクトルループが各誘導に投射されて陰性のQ波，陽性のR波，陰性のS波を形成する．心室筋が相対的に厚い部位の電位が大きくなる．
- **ST部分**：心室筋再分極過程のうち第2相のプラトーに相当する．
- **T波**：両心室の興奮からの回復（再分極）を表す波形である．心室の再分極は心内膜側──→心外膜側へ緩徐に行われるため，T波の形状はQRS群よりも心室筋の種々の電気現象を反映しやすく，心筋障害や心室筋の電気的安定性などの判断に有用である．
- **U波**：T波に続く小さな陽性の波形で，主に胸部誘導でみられる．心室筋の再分極の一部を表したものと考えられている．成因はまだ明らかにされていないが，心内膜層と心外膜層との間にあるM-cellに起因するとの説がある．

- ■ PQ間隔：P波の始まりからQRS波の始まりまでの間隔で，心房から心室に電気的興奮が伝導する時間を表す．その時間の多くは房室結節の伝導に費やされているため，PQ間隔の延長は房室結節の伝導遅延を表す．
- ■ QT間隔：QRS波の始まりからT波の終わりまでの間隔で，心室筋の電気的興奮が始まってから終わるまでの時間で，つまり心室筋の活動電位持続時間（APD）の平均的な長さを表している．心室筋細胞のイオン電流の変化により異常をきたす．T波の最終点をどこで計測するかは，一般的にT波の下行脚の接線と基線との交点とされている．

3. 小児心電図の特徴

小児の心電図はその対象が新生児から思春期まで広く分布している．そのため発育段階で変化する心電図所見を理解するべきである．

1）循環動態の変化

胎児期には右室からの心拍出量のほうが多く，右室が発達している．出生と同時に呼吸が開始され，肺血管抵抗が低下すると共に左室の仕事量が増加するため左室が徐々に発育する．一方，右室の仕事量は減少するため，右室壁は左室壁に比べ菲薄化する．すなわち，出生直後の右室優位所見から成人循環の左室優性所見に変化していく移行期が小児期心電図の特徴といえる．

2）体型や胸郭の変化

思春期になると女子では皮下脂肪の発達や乳房の発育が顕著となり，女子のほうが全体的に低電位となり，男女差が明瞭になる．また，肥満の場合は皮下脂肪により電気抵抗が大きくなるため電位が低くなる．

3）心電図波形の変化

- ■ P波：平均電気軸は各年齢層で大きな変化はなく，0〜+90°の範囲内にある．P波時間は年齢と

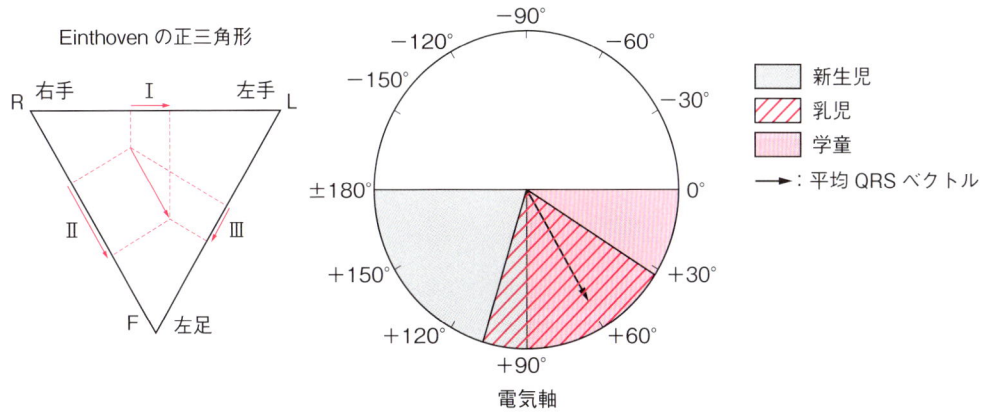

図4　前額面QRS電気軸の正常範囲[3]（一部改変）

共に少しずつ延長し，幼児 0.08 秒未満，小学生 0.09 秒未満，中学生以上 0.10 秒未満とされる．波高は新生児期でやや高く，四肢誘導で 3.0 mm 以下とされ，小児から成人まで四肢誘導では 2.5 mm 以下で，胸部誘導では 1.5 mm 以下を正常範囲としている[4]．

■QRS 波：出生直後の電気軸は強い右軸偏位を呈するが，年齢と共に変化する．新生児では＋90〜180°，乳児では＋30〜110°，学童では 0〜90°を正常範囲としている[5]（図 4）．Q 波はⅡ，Ⅲ，aVF，V_5，V_6 でみられるが，幼児期以降に減高する．胸部誘導の R 波は，左側胸部誘導より右側胸部誘導のほうが高く，年齢と共に左側胸部誘導の R 波が高くなる．思春期には性差が明瞭に現れ，全ての誘導で男子が女子を上回る．S 波は男子のほうが女子に比較して深い傾向がある．また健常児での QRS 波の分裂がしばしばみられ，特に V_1 で多い．Rsr' の形は，それ単独ではほとんど病的意義はない．

■T 波：胸部誘導では年齢と共に変化する．出生直後は V_1 から V_6 まで全て陽性であるが，数時間以内に左側胸部誘導の T 波は陰性または 2 相性になる．生後 1〜2 日以内に右室圧の生理的な低下に伴って，右側胸部誘導は陰性化し，左側胸部誘導は陽性化する．その後は発育に伴って $V_4 \longrightarrow V_3 \longrightarrow V_2 \longrightarrow V_1$ と順次陽性化する．V_4 は 4〜5 歳までに，V_3 は 10〜11 歳ごろまでに，V_2 は 12〜14 歳ごろまでに，V_1 は 16 歳以上で陽性化する[6]（表 1）．

■PR（PQ）時間：PR（PQ）時間は年齢と共に延長するが，心拍数そのものによっても変化する．正常範囲は新生児期 0.07〜0.12 秒，乳児期 0.08〜0.14 秒，幼児期 0.10〜0.15 秒，学童期 0.10〜0.18 秒とされる[6]（表 2）．判読に便利なのは P 波の主方向に平行するⅡ誘導である．

■QT 時間：QT 時間も年齢と共に変化し，新生児・乳児は 0.20〜0.34 秒，幼児期は 0.24〜0.35 秒，前思春期は 0.30〜0.39 秒である[6]（表 2）．また QT 時間は心拍数に依存するため，評価のためには補正式を用いる必要がある．補正は Bazett の補正式があり，$QTc = QT/\sqrt{RR}$ で表される．成人

表 1 おおよその T 波陽転完了時期[6]

誘導部位	年齢	3〜5 歳	6〜9 歳	10〜11 歳	12〜14 歳	15〜18 歳
V_1	男	1	5	16	38	67
	女	2	2	17	21	34
V_2	男	21	62	83	87	99
	女	22	62	82	92	97
V_3	男	65	85	95	96	100
	女	64	84	99	97	99
V_4	男	99	100	99	100	100
	女	97	99	100	100	100
V_5	男	100	100	100	100	100
	女	100	100	100	100	100
V_6	男	100	100	100	100	100
	女	100	100	100	100	100

性別でみた胸部誘導の T 波の陽性率（％）

表2 PR時間の正常範囲[6]

	PR（PQ）時間（秒）	QT時間（秒）
新生児期	0.07〜0.12	0.20〜0.34
乳児期	0.08〜0.14	0.20〜0.30
幼児期	0.10〜0.15	0.24〜0.35
学童期	0.10〜0.18	0.28〜0.37
前思春期	0.10〜0.20	0.30〜0.39

領域ではこの補正式で補正し，小児でも今までよく使われてきた．しかしこれは心拍数が多いときには過大評価を，心拍数が少ないときには過少評価をするおそれがあることが欠点である．そこで近年，心拍数の影響を受けにくいとされるFridericiaの補正式[7]が推奨され，多く使われるようになってきた．Fridericiaの補正式は$QTc = QT/\sqrt[3]{RR}$で表され，0.36〜0.44が正常範囲である．

4. 位置異常と右胸心の心電図

先天性心疾患がない場合でも，心臓の回転や位置異常により心電図所見はさまざまに変化する．

1）右胸心（dextrocardia）

心臓が右胸郭内にあり，心尖部が右方を向いている．通常，内臓逆位に伴い，正常と鏡像関係にあるだけで先天性心疾患を伴わないことが多い．心電図においても左右関係が正反対となる．左側胸部誘導に行くに従ってR波が低電位になっていく場合，右胸心を疑い，肢誘導と胸部誘導ともに全く左右逆に電極を装着してみると波形が正常化する．

2）心臓の右方偏位（dextroversion of heart）

心臓の回転による右胸心で，心室が反時計回りに回転して左室が右室の左前方に位置している．心尖部は右方を向いている．胸部誘導を左右逆に装着した場合，鏡像関係にある右胸心と異なり，V_{6R}でQ波を欠く．また心室全体の興奮が前方に向かうためV_{3R}，V_{4R}でR波が最大となる．

3）修正大血管転位

心室の位置異常で，右房が解剖学的左室-肺動脈へとつながり，左房が解剖学的右室-大動脈へとつながる心奇形である．合併心奇形がない場合，学校心臓検診でみつかる例も少なくない．①左軸偏位，②右側胸部誘導でQSパターン，③左側胸部誘導でQ波を欠くなどがあれば本症を疑う．

4）漏斗胸

漏斗胸では心尖部がより左方を向いている．V_1誘導で心房興奮は遠ざかる方向となり，P波が陰性化する．心室興奮も全体的に遠ざかる方向となるため，QS，Rsr'パターンとなりやすい．また，胸郭

変形がなければ通常T波の電位（絶対値）はV_3, V_4がV_5, V_6より高いが，漏斗胸では逆にV_5, V_6の電位のほうがV_3, V_4よりも高くなる．

● 文献 ●

1) Netter FH. The CIBA Collection of Medical Illustrations, Heart, 5th ed. 1992, CIBA-GEIGY 翻訳.
2) 村田和彦, 津田淳一. 成人と小児の心電図, 2版. 東京: 中外医学社; 1973.
3) 津田淳一, 高尾篤良. 小児心電図判読の実際, 5版. 東京: 金原出版; 1983.
4) Chou TC. Electrophysiology in clinical practice. 6th ed. Philadelphia: WB Saunders; 2008. p.29-44, p.647-57.
5) 長嶋正實. 小児の心電図. 診断と治療. 2006; 94(9): 1523-42.
6) 津田淳一, 新村一郎. 発達心電図. 東京: 診断と治療社; 1990.
7) Fridericia LS. The duration of systole in the electrocardiogram of normal subjects and of patients with heart disease. 1920. Ann Noninvasive Electrocardiol. 2003; 8(4): 343-51.

<吉兼由佳子, 濱本邦洋>

Chapter 2 12誘導心電図—小児での正しい心電図のとりかた

はじめに

心電図とはなにか？ どのようにして記録されるのか？ という質問に正確に答えられるだろうか？ 小児では年齢により正常波形に変化があり，先天性心疾患は心内構造にバリエーションがある．こうした特性をもつ小児の心電図を判読するには，心電図の仕組みと四肢誘導・胸部誘導の正確な理解は欠かせない．

逆にそうした理解が深まれば，1枚の心電図からさまざまな病態をよむことができるようになるだろう．

1. 心電図とは

心電図は心筋の興奮による電気的変化を，心電計を使って記録したものである．電気はマイナスからプラス極に流れる．興奮が向かってくる場合のQRS波形は上向きで，興奮が遠ざかっていく場合は下向きになる．

1）四肢誘導

右手（赤），左手（黄），右足（黒），左足（緑：アース）の電極から記録される心臓の電気的活動の方向性と大きさを垂直面に投影したもの．

まずプラス側の電極の位置を確認し，そこに目の位置があって心臓を眺めていると考える．

a）双極肢誘導（第Ⅰ・Ⅱ・Ⅲ誘導）

2つの電極間の起電力の差を測定して心臓の電気的変化をとらえている（図1）．

第Ⅰ誘導：右手と左手の電位の差．左室の側壁をみる．

第Ⅱ誘導：右手と左足の電位の差．心臓を心尖部からみる．心臓の長軸に対してほぼ平行であり，針の触れが最大を示す．

第Ⅲ誘導：左足と左手の電位の差．右室側面と左室下壁をみる．

b）単極肢誘導（aV_R・aV_L・aV_F 誘導）

単極誘導はそこに目の位置があって，そこから心臓をみていると考えればよい（図2）．

aV_R は右肩から心臓の電気的活動をみる．逆転した波形になる．

aV_L は左肩から心臓の電気的活動をみる．

aV_F は心臓を真下からみる．

R
L
Ⅰ
Ⅱ
Ⅲ
F

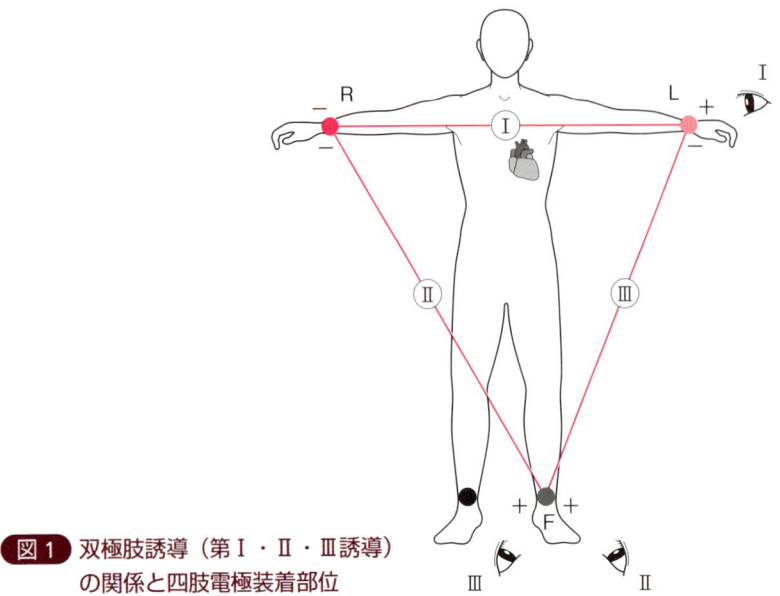

図 1 双極肢誘導（第Ⅰ・Ⅱ・Ⅲ誘導）の関係と四肢電極装着部位

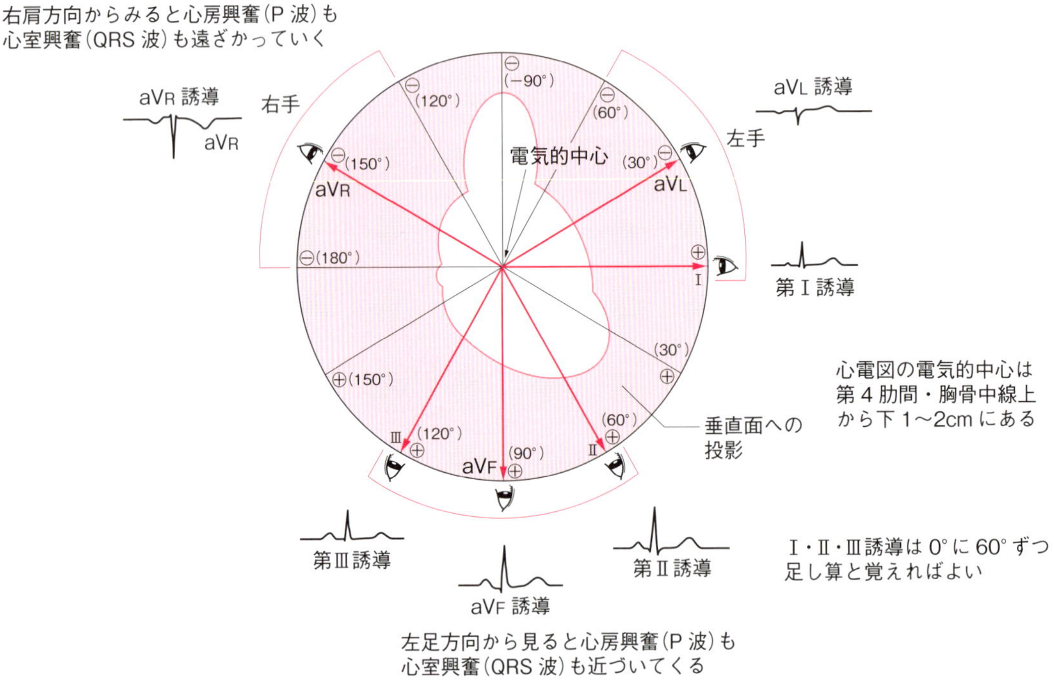

右肩方向からみると心房興奮（P 波）も心室興奮（QRS 波）も遠ざかっていく
aVR 誘導
aVR
右手
aVL 誘導
左手
電気的中心
aVL
第Ⅰ誘導
心電図の電気的中心は第 4 肋間・胸骨中線上から下 1～2cm にある
垂直面への投影
第Ⅲ誘導
aVF 誘導
第Ⅱ誘導
Ⅰ・Ⅱ・Ⅲ誘導は 0°に 60°ずつ足し算と覚えればよい
左足方向から見ると心房興奮（P 波）も心室興奮（QRS 波）も近づいてくる

図 2 双極肢誘導（第Ⅰ・Ⅱ・Ⅲ誘導）と単極肢誘導（aVR・aVL・aVF 誘導）

（高階經和．心電図を学ぶ人のために[2]から改変）

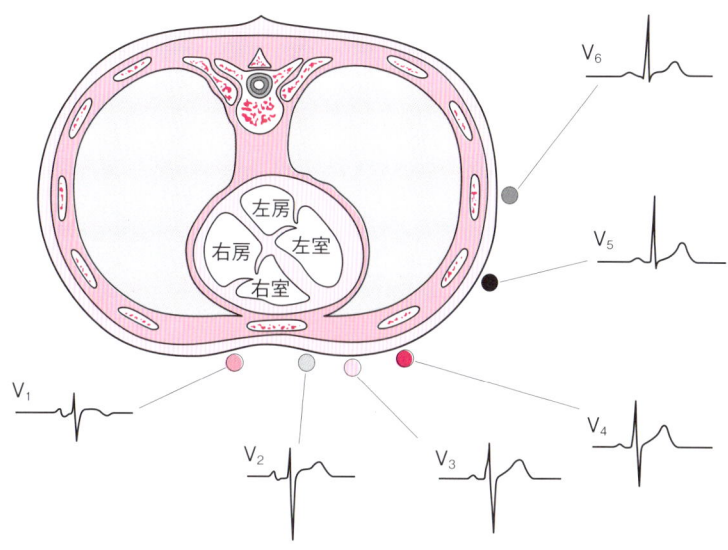

図3 胸部誘導
胸部誘導は水平面で心臓を様々な角度からながめた誘導

2）胸部誘導（V_1, V_2, V_3, V_4, V_5, V_6）

　胸部誘導は心臓の電気的活動の大きさと方向性を水平面に投影したもので，それぞれの電極の位置を「目の位置」とし，そこから心臓を眺めていると考える（図3）．電極の高さも異なることに注意する．V_1，V_2のQRS波は主に下向き，V_5，V_6は上向き，上下がバランスをとる誘導を移行帯とよびV_3，V_4が多い．

- V_1 ● 右室から心臓をみる
- V_2 ● 右室と左室前側壁から心臓をみる
- V_3 ● 心室中隔と左室前壁から心臓をみる
- V_4 ● 心室中隔と左室前壁をみる
- V_5 ● 左室前壁と側壁をみる
- V_6 ● 左室側壁をみる．

3）特殊な誘導

a）右胸部誘導

　右室優位な低年齢小児，右胸心，先天性心疾患で，右側側からみた情報が欲しいときに使用する．頻拍発作時などの際には，右房側が近くなるため，次に述べる食道誘導心電図と共にP波の同定に役立つこともある．

b）食道誘導

　食道は心臓後面にあり，心房壁に接している．頻拍時などにP波の同定が難しいときには食道誘導電極を用いると，明瞭にP波が認識できる（図4）．市販の食道電極カテーテルは固く，危険を伴うため，我々は5〜6F小児用多用途チューブに心臓カテーテル検査時のモニター用の炭素電極（3MRed

Chapter 2 ◆ 12誘導心電図—小児での正しい心電図のとりかた

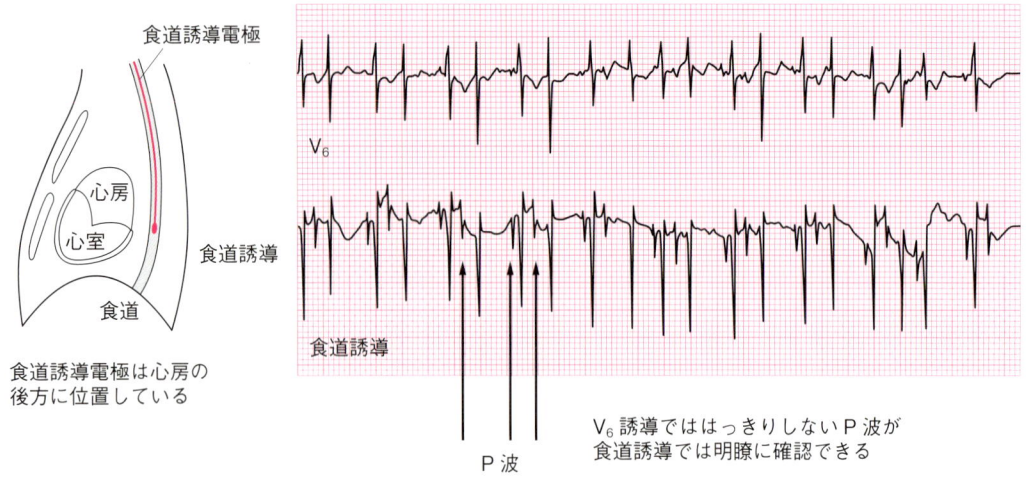

食道誘導電極は心房の
後方に位置している

V_6誘導でははっきりしないP波が
食道誘導では明瞭に確認できる

図4 食道誘導心電図の原理：心房頻拍の一例

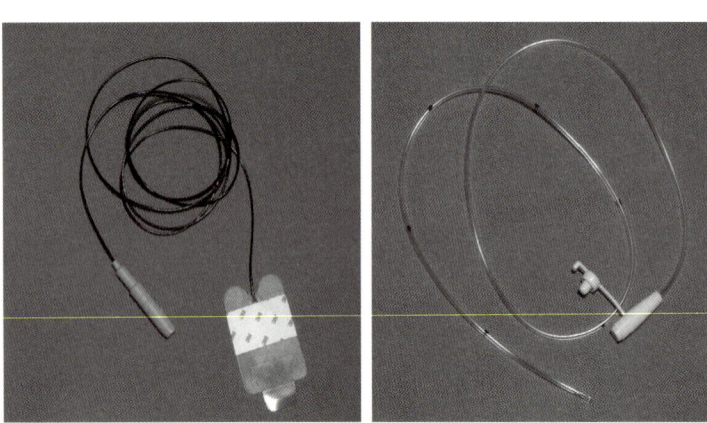

心臓カテーテル検査時のモニター用の炭
素電極

小児用多用途チューブ

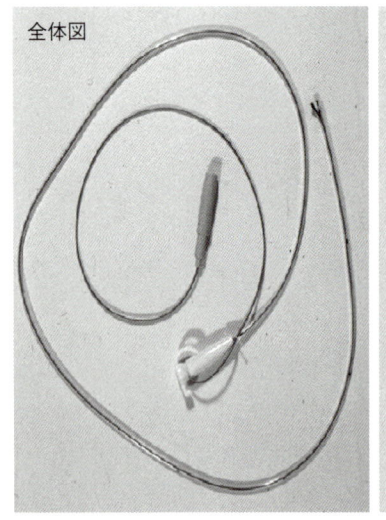

全体図

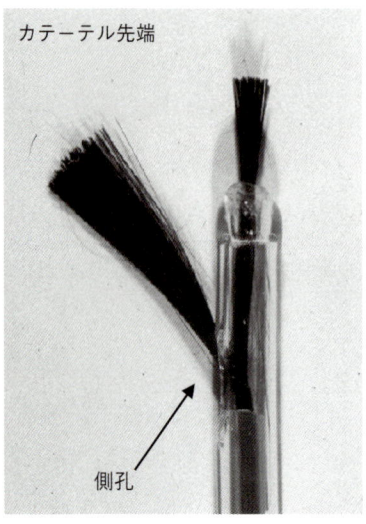

カテーテル先端

側孔

図5 手製の食道誘導電極
カーボンが5mmくらい側孔から出
るように炭素電極のビニール被覆
を切り取り，カテーテルが抜けな
いようキャップと糸で固定する．

Chapter 2 ◆ 12誘導心電図―小児での正しい心電図のとりかた

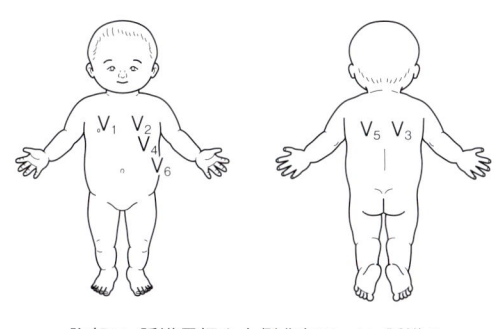
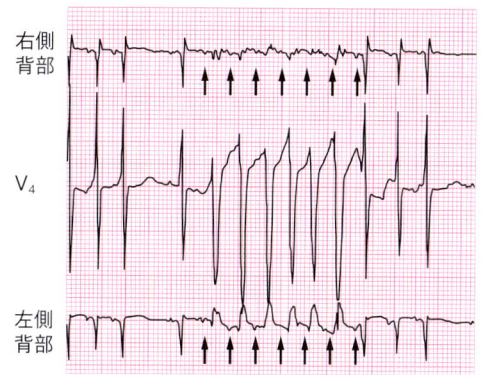

胸部V₃誘導電極を右側背部に，V₅誘導を左側背部に装着した．

図6 背部誘導

1カ月，男児，1.9 Kg．完全大血管転位症
非持続性の短い発作が間欠的に続いたが，心電図のP波は不明瞭で頻拍診断が困難なため，12誘導Holter心電図を装着した．低体重で，すべての胸部誘導を前胸部に貼付できず，一部を背部誘導として記録したところ，P波が同定され，変行伝導によるwide QRS波型を呈する心房頻拍と診断した．

Dot™）を組み合わせた食道誘導電極を考案し，日常診療に利用している．乳幼児にも安全に使用することが可能である（図5）．

c）背部誘導

体格の小さな小児・新生児では，食道誘導と同様，背中に電極を置く背部誘導が心房に近く，P波検出に有用なことがある．月齢1，1.9 kgの完全大血管転位症に合併した心房頻拍を背部誘導で診断した例を示す（図6）．

2. 小児での正しい心電図のとり方

年齢によらず，筋電図やartifactの入らないきれいな心電図記録をとることが最も大切である．四肢・胸部ともに正しい位置に電極を置く．成人とは異なり，年齢によっては泣く，動くなどの問題がある．細かい工夫で泣かせない状態で心電図をとることは，多くの場合可能である．鎮静の必要な検査があれば同時に行ってもよい（コラム参照）．

―実際の心電図のとり方―

電極装着の前に，アルコールや水で皮脂や汚れを除く．ノイズが混入する場合は，心電計のアースをきちんととり，可能なら周囲の電気機器の電源を切る．

フィルターを入れると見た目はきれいな心電図となるが，小さなq波やr波が消失することがあり推奨されない．電極は標準的に使用される四肢のはさみ式電極（ファストクリップ），胸部の吸着電極の組み合わせと，新生児・乳児に使用するシール型があり，年齢により使い分ける．小児では吸着電極の跡が長く残る場合もあり，年長児でもシール型電極がよい場合もある．正しい位置に電極を置く．標準12誘導法の電極装着位置を図7に示す．鎖骨直下に第1肋骨があり，その下が第1肋間となる．そこから第4肋間まで数える．胸部電極は隣の電極と接触しないように装着する．施設によっては自

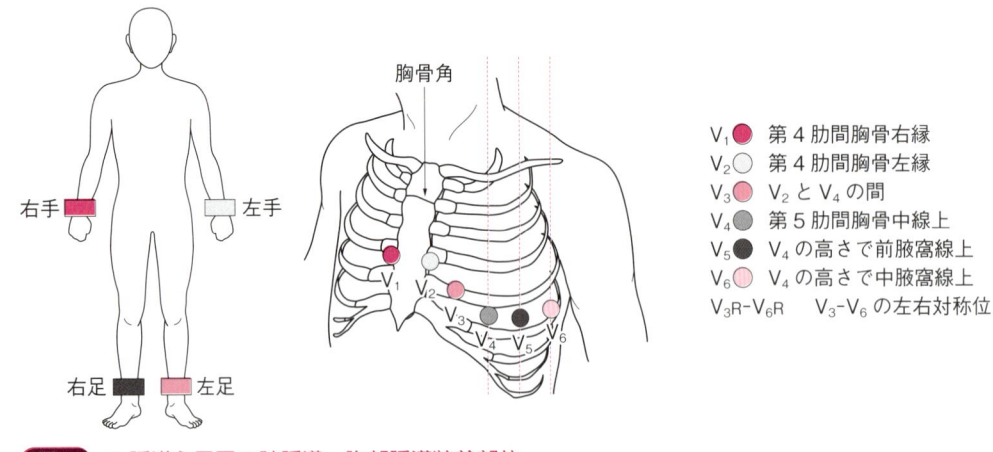

図7 12誘導心電図の肢誘導・胸部誘導装着部位
（安喰恒輔．心電図を記録するために：測定，モニター編[4]から改変）

分が装着しない場合もあるだろう．とっさの緊急時には慌てて電極をつけ間違うこともあるが，図2に示した内容を理解していれば，そのミスにすぐ気がつくことができる．

3. 心電図の基本波形（軸，P，QRS，RR，ST，T，QTc，U）の特徴をふまえた判読

―心電図をどうよめばよいのか？　小児心電図の特徴―

　決まった方法はないが，ルーチンで読むべき事項を見落とさないように，自分で確認する順番を決めるとよい．下に一例を示す．年齢による判定基準の変化という煩雑さがあるが，先に述べた心臓の解剖と電極の位置関係や，各波形の電気生理学的な理解があれば，判読はさほど困難ではない（図8）．

①心拍数とリズム：洞性頻脈の傾向，呼吸性変動が強い．
②QRSの軸：低年齢では右室優勢であり，右軸偏位の傾向
③P波とPR間隔
④QRS波：Ⅱ・Ⅲ・aV_Fで深いQ波がみられやすい（前方回転による）．
⑤ST-T部分T波：特異的なST-T変化がみられやすい．
⑥QT間隔
⑦U波

1）心拍数とリズム（表1）

　リズムは，とにかくP波を正しく読むことが重要である．洞調律の定義は「すべてのQRS complexに先行して同一のPR間隔でP波が存在し，P波の軸が0〜90°」である．P-QRS関係が不規則であれば，病的な不整脈である．

表1 心拍数の年齢別標準値[5]

新生児	130〜140/分	小学生	85〜95/分
乳児	120/分	中学生	75/分
幼児	95〜110/分	高校生	70/分

図8 心電図の基本波形と名称

2）心電図軸とは？

心臓は立体的構成物であり，その興奮により作られる電気も立体的に変化する．心臓の起電力は3次元ベクトルとして表現でき，この心起電力ベクトルの方向が心臓電気軸である．一般的には心電図電気軸といったときには，QRS 波の軸と考えてよい（表2）．軸は心臓形態，負荷，拡張の程度，伝導障害などの多くの要素で変化・決定される．左室肥大のときに左軸偏位となるのは，左室成分のベクトルが大きくなるため，右室に比べて優位となり，平均の QRS ベクトルがマイナスに向かうためである．また先天性心疾患では心電図軸異常がみられる疾患が多く（次章「異常波形の見分け方」参照），診断の手がかりとなる．

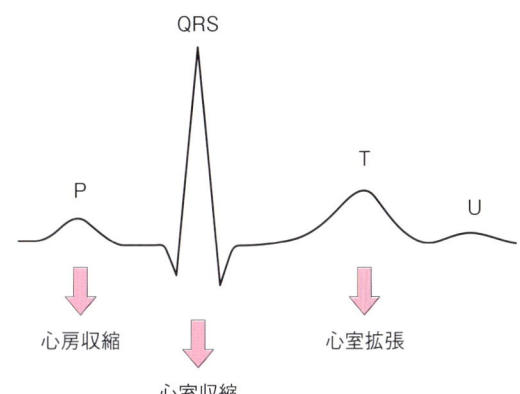

表2 QRS 軸の年齢別平均値と正常範囲[6]

新生児	+110°	（+30〜+180）
1〜3 カ月	+70°	（+10〜+125）
3 カ月〜3 歳	+60°	（+10〜+110）
3 歳以上	+60°	（+20〜+120）
成人	+50°	（-30〜+105）

―電気軸の求め方―

① I 誘導が水平 0°，aVF 誘導が垂直の 90°と直交することを利用し，この2つの誘導に注目する．それぞれの誘導につき，R 波の高さを＋，S の深さを－とし，総和の＋/－を判定する．電気軸が 90°ずつに分けた4分円のどの領域に属するかを判定する（図9）．

② 次に I・aVF 誘導の他，II（+60°）・III（+120°）・aVR（-150°）・aVL（-30°）の中で波高が 0 に最も近い誘導をみつける．その誘導からみて，+90°もしくは-90°の方向にベクトルが向くことになる．

③ その誘導の＋/－で 5〜10°調整する．

実際の軸の求め方の一例を図10に示した．

3）P 波

P 波は洞結節からの電気刺激が心房内を伝搬していく心房の興奮過程を表す．

右房興奮が左房興奮に先行するため，V₁では2相性のP波が描かれる．初期 1/3 は右房，終末 1/3 は左房，中央の 1/3 は両心房の重複した活動を示す．正常心では洞結節は心臓の右上方に位置するた

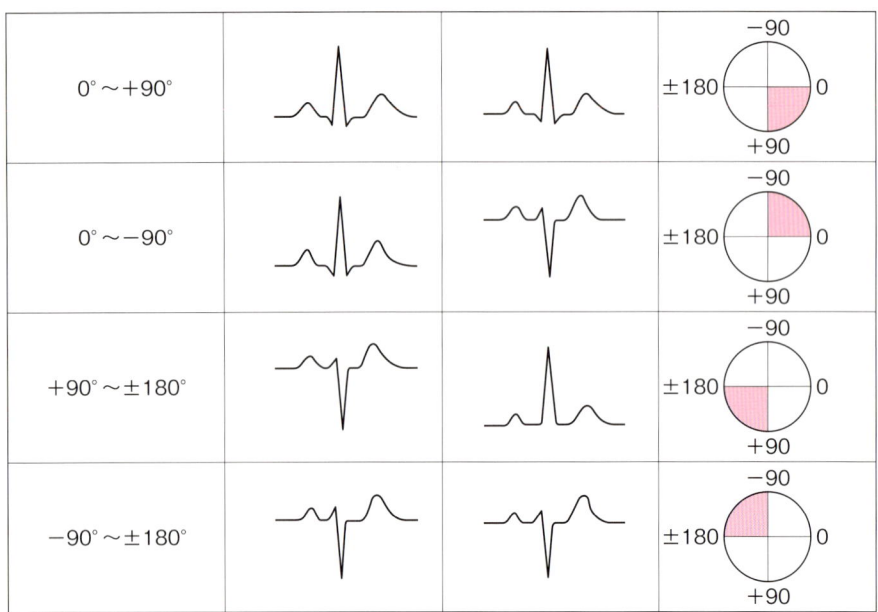

図 9 電気軸：Ⅰ誘導と aVF 誘導による電気軸の 4 つの区分（文献 6 より）

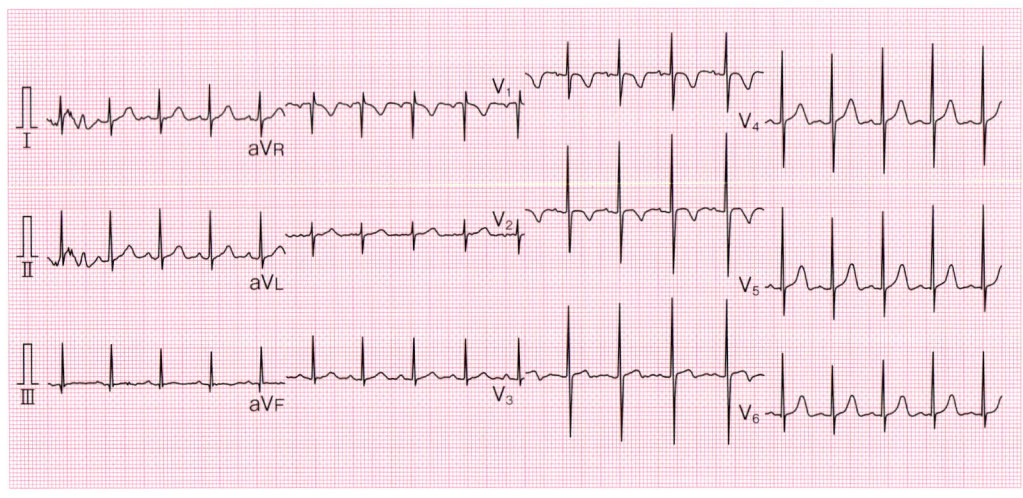

2歳女児
① Ⅰ・aVF 共に R>S であり，0〜+90°にある．② aVL を 0°とみて−30°
③ Ⅱ は＋であり＋60° ④ aVL 誘導はやや−であり，＋70°とする．

図 10 電気軸の求め方の一例

め，洞調律時の心房の電気的興奮は右上方から左下方へ，やや後方へ向かう．したがって正常の P 波は Ⅰ・Ⅱ・aVF，V_{3-6} で陽性（上向き），aVR では陰性になる．正常な P 波の高さは 3 mm 以内，幅は小児で 90 msec 以内，新生児で 70 msec 以内である[6]．

心房内臓錯位症候群の非侵襲的な診断方法としても心電図は有用である．心房位が正位であれば，前述のように洞結節からの興奮は右上方から左下方へ向かい，心房位が逆位であれば，洞結節は左に

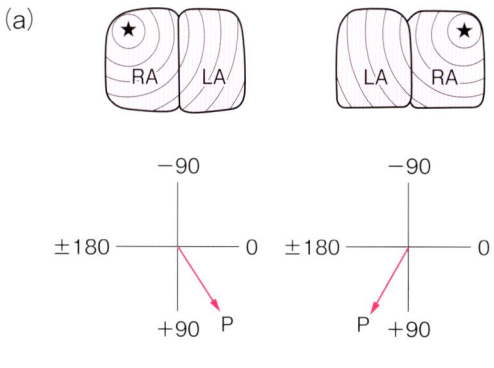

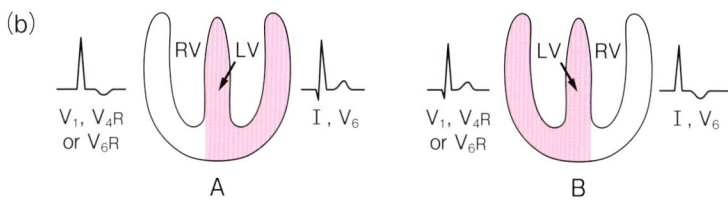

図11 P波の軸による心房位の診断（a），Q波による心室位の診断（b）
（文献6より）

存在するため，興奮は左上方から右下方へ向かい，I，左胸部誘導で陰性P波となる（図11a）．

4）QRS波，Q波

QRS波は心室筋興奮の総和である．His束に到達した興奮刺激は，心房内伝導の40倍の速さで左脚の後方線，左脚の前方線，右脚，Purkinje線維を通り，心筋全体に伝搬する．この過程がQRS波型となって表れる．心室の興奮はまず左室側から右室側へと向かう．この時，右側胸部誘導（$V_{1,2}$）では上向きの波型（R波）となり，一方の左側壁側（V_5, V_6）や足側からみているII誘導では遠ざかるものとして観察できるので，下向きのQ波として表される（正常Q波）．その後興奮は全体として左側方へ向かうので，右側胸部誘導（V_1, V_2）では遠ざかる方向としてS波を描き，左側方のV_5, V_6や第II誘導では近づくので，上向きのR波としてみえる（図12）．

QRS波高の増大に関する因子としては，心筋量の増大，心室の表面の増大，心室の胸壁への近接など複数の因子があげられる．心室が胸壁と近接すれば，QRS波は大きくなるが幅は拡がらない．新生児から成人にかけての各誘導のQRS波高，R/S比の正常値は異なるが，右室から左室優位の変化に伴うものである．

Q波は心室中隔の初期興奮過程を表しており，左室から右室へ伝搬するため，II・III・aVF誘導，左側胸部のV_5・V_6誘導に出現する．これを利用して心室位を判断できる．すなわちV_5, V_6でQ波が存在し，V_1にないときには，解剖学的左室が左側に存在する心室正位（Dループ）を，V_1, V_2にQ波が存在しV_5, V_6にないときには，解剖学的左室が右側に存在する心室逆位（Lループ）と診断できる

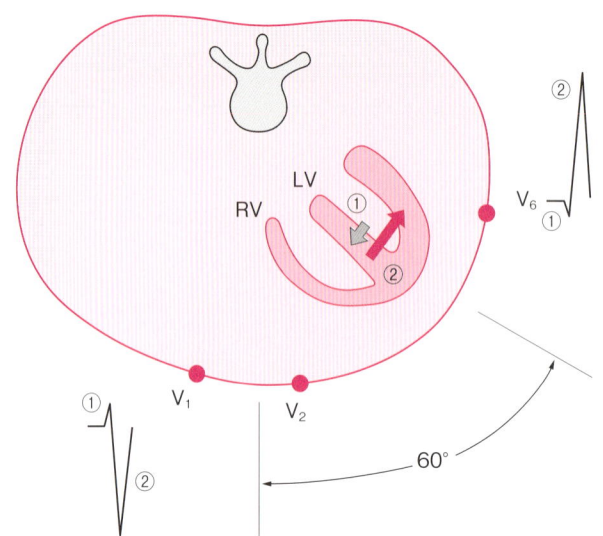

図 12 QRS の初期ベクトルと左室へ向かうベクトル（文献 7 より）

（図 11b）．心筋の肥厚による異常 Q 波の判読は高さだけではなく，幅にも注目することが大切である．深く幅の広い異常 Q 波は心室肥大所見として現れる．一般的に正常 Q 波は幅 30 mm，高さ 4 mm を超えないとされる．

5）PR 時間，QRS 時間，QT 時間

この 3 つを必ずチェックする習慣をつける．

PR 時間は心房興奮と房室結節の伝導時間を表す．正常値は幼児では 160 msec 以下，思春期から成人では 180 msec 以下と考えてよい[8]．

QRS 時間は His 束から Purkinje 線維を経て，心室筋までの興奮時間を表す．QRS 時間は年齢により変化するが，新生児で 80 msec 以下，6 カ月以上で 100 msec 以下である[8]．QRS 時間の延長は His-Purkinje 伝導障害，薬剤や電解質異常による伝導障害，心筋肥大などが原因となる．通常は His-Purkinje 系の興奮が心内膜をほぼ同時に興奮させて固有心筋に伝わるため，通常心筋は均一に興奮して QRS 幅は狭くなるが，脚ブロックなどで，心室に均一に興奮が伝わらなかった場合，QRS 幅は広くなる．正常でも V_1 誘導の R 波分裂はよくみられるが，幅は 0.10 秒未満で，後の波高が前の波高と同じか小さい，RSr' rSr' パターンが多い（図 13a）．右室の容量負荷が起こると右室流出路の室上陵が肥大し，その部分は心室内でも脱分極が遅いため，QRS ループの終末部分を構成する．室上陵に肥大が起こると，その部の起電力が強くなるために容量負荷に典型的な V_1 の前よりも後の波高が高い rsR' パターン（図 13b）を生じる．前よりも後の波高が高い（r<R'，特に R' が r の 2 倍以上）ときは心房中隔欠損症などの右室容量負荷も念頭におき，心電図を判読する必要がある．

QT 時間は心室筋活動電位の持続時間を表し，興奮した心室筋が安定した静止状態に回復するまでの時間にあたる．QRS 開始点より T 波下行脚の基線との交点までとする．実際には T 波終末部の不

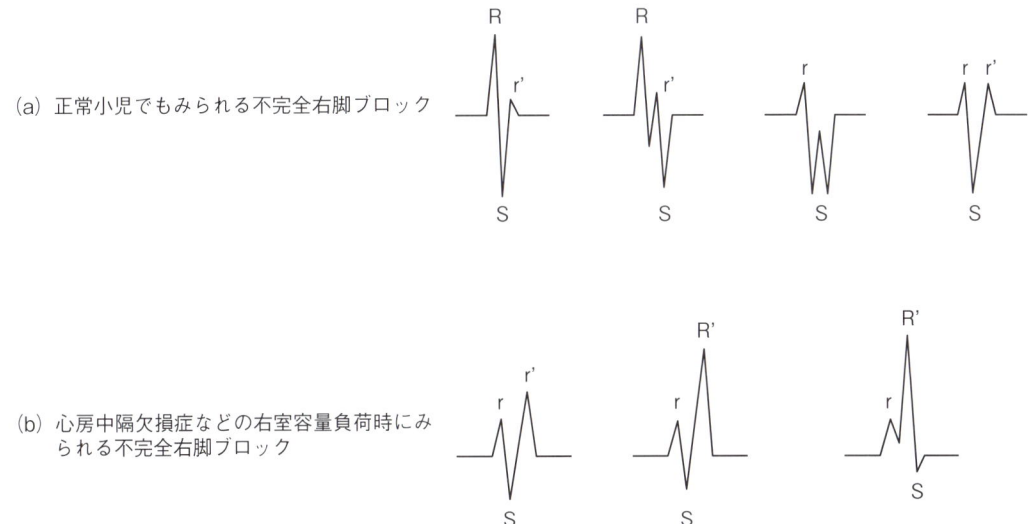

図13 不完全右脚ブロック：V_1誘導でのQRS波形の違い（文献9より）

確定さなどにより，計測が困難な例が存在する．U波の影響の少ないⅡ誘導，QT時間の長いV_5誘導での測定が一般的である．

Bazettの補正式（$QTc=QT/RR^{1/2}$）が用いられることが多く，小児期全般ではQTcは0.35～0.43秒が正常域，0.44～0.46秒が境界域，0.46秒以上をQT延長と判定する．ただしBazettの補正式では，心拍数が高い場合は過剰に補正してしまい，63～83/分以外では実際にQT延長があっても異常が診断結果に反映されない場合がある．日本小児循環器学会では心拍の影響の少ないFridericiaによる3乗根を用いた補正方法（$QTc=QT/RR^{1/3}$）が推奨されている．

6）ST部分とT波

STはQRS波終末（J点）からT波の開始までの部分で，心室全体が脱分極し，電位差がないため基線に一致し，心筋が新たな興奮を受け入れられない部分にあたる．正常心電図のST部分は，P波の始まり同士を結ぶ線（基線）に一致するが，実際には多少の上昇がみられる．ST-T上昇の正常限界は，四肢誘導とV_5・V_6で0.1 mV，右側胸部誘導ではV_1～V_4で0.15 mV程度であるが，健康な中学性・高校生ではV_{3-5}，Ⅱ・Ⅲ・aVFで0.3 mV程度の上昇がみられることがある．これは非特異的ST上昇で，早期再分極（early repolarization）ともよばれる．S波に引き続いてST上昇がみられ，鏡像的なST低下を伴わない．またST-T下降が陰性T波の誘導にみられ，T波の軸は正常である．QRS波やT波の異常がなければ正常範囲と考えてよい．図14に一例を示した．

正常のST-T下降は接合部型（junction型）で，J点（QRS波とST部分の接合部）が下がり，上向きの傾きでT波に移行するもので，ST低下は0.05 mV未満とされる（図15a）．多くは運動時，緊張時などの頻拍を伴う．一方，下降傾斜型（図15b），水平型（図15c）は異常所見であり，虚血，炎症，電解質異常，心室肥大などでみられる（次章「異常波形の見分け方」参照）．

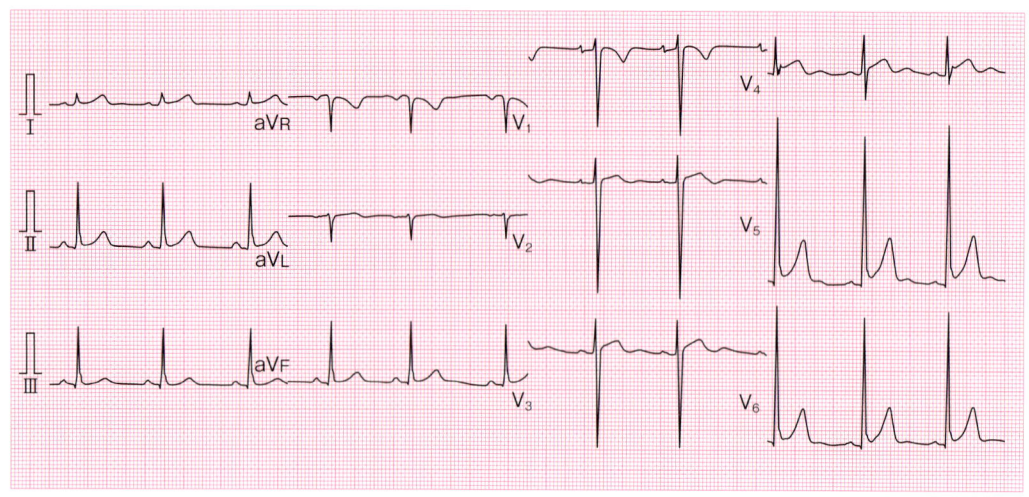

13歳男児　四肢誘導（I・II・III・aVF誘導）で0.1mV，V₄・V₅・V₆誘導では0.2mVの上昇がみられる

図14 非特異的ST上昇・早期再分極（early repolarization）の一例

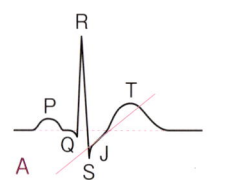

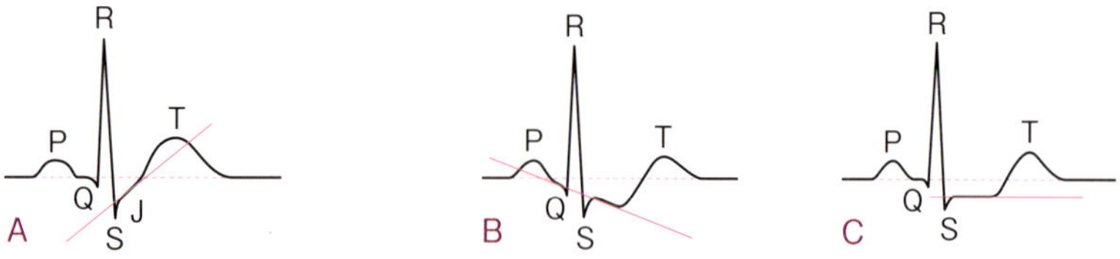

正常でもみられるST-T変化
接合部型（junction型）

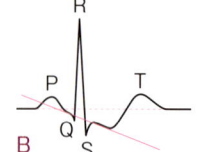

異常なST-T変化
B：下降傾斜型　　C：水平型

図15 ST-T変化（文献6より）

T波は心筋細胞が静止電位まで再分極する過程を表す．T波の振れは原則としてQRSの方向と同じである．小児期のT波の向きは，四肢誘導では成人と類似するが，胸部誘導のT波は年齢により変化する．生後1週間では，通常V_1誘導で陰性，V_{4-6}誘導で陽性で，成長と共に，V_4，V_3，V_2，V_1の順に陽性化する．V_1，V_2誘導のT波も10歳過ぎには陽性になるが，陰性でも異常とはいえない．

7）U波

T波に続いてみられる波で，同部位のT波極性と一致して，小さな陽性波として出現する．心室壁の中間層にM細胞という細胞が存在し，この活動電位持続時間が他の心筋細胞より長いために，再分極時にU波が出るというのが有力な説である．特にV_{2-4}誘導でみられるが，通常は1mm以下の目立たない波形である．T波より高いU波や陰性U波は異常である．高いU波の原因として低カリウム血症，QT延長症候群，ジギタリス中毒などがある．陰性U波の原因として心筋虚血，心肥大，高血圧がある．

Chapter 2 ◆ 12誘導心電図─小児での正しい心電図のとりかた

おわりに

　心電図は侵襲なく簡単にできる検査だが、小児特有の年齢に伴う変化を診断する難しさや、心臓超音波診断に頼るあまり、近年その役割を軽視する傾向は否めない。十分な問診、診察のもとに、胸部X線と心電図の情報が加わり、適切に超音波検査が施行されれば、正しい診断に結びつく。その前段

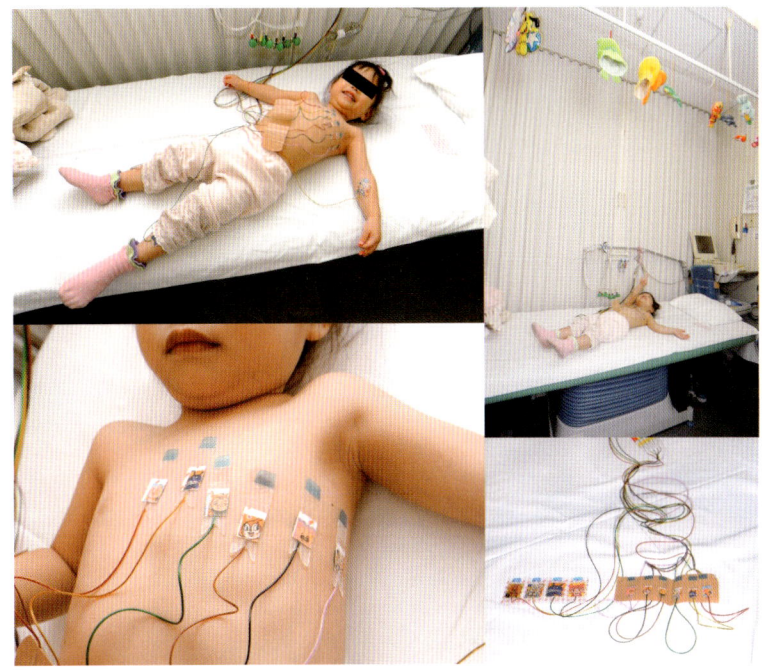

図16　小児の心電図検査の工夫

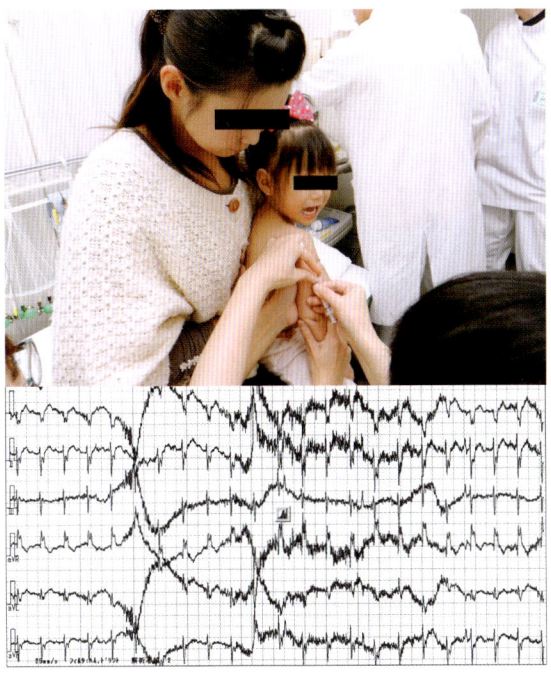

図17　簡単な負荷心電図
心房頻拍のレートコントロール中の2歳女児に、ワクチン接種をしながら心電図検査を施行している。強く啼泣しても、心拍は130台にとどまっており、心拍はコントロールされていると判断した．．

階を飛ばしてしまったために，初期診断を誤る症例に時々遭遇する．肺高血圧症を伴う大きな心室中隔欠損症例，動脈管開存症例は，心疾患を疑われ超音波診断を受けていたが，左右シャントを描出できずに診断が遅れた．もし心電図検査を受ける機会があれば，より早く診断に結びついていただろう．敬遠せずに心電図検査を行い，その1枚から何を読みとるかが重要である．

【コラム】 きれいな心電図をとる工夫：乳幼児の簡単な負荷心電図検査

　乳幼児の心電図検査時には，あらかじめ電極シールに，手製のキャラクターシール（当院では採血ラベル用シールの余りを利用）を重ね張りして準備している．また臥位になった際，目に入る場所に人形を配置している．この工夫を導入してから，泣きながらの心電図検査が減り，きれいな心電図をとれることが多くなった（図16）．

　逆に運動負荷ができない乳幼児で，心拍上昇時のST-T変化を確認したい大動脈弁狭窄症，rate controlを行っている心房頻拍の患者さんなどの心電図検査では，家族に十分説明し，心電図をとりながら，ワクチンを接種したり，刺激を加えて泣かせたりすることもある（図17）．

●文献●

1) 三浦 大. 心電図「超」入門. 小児科診療. 2009; 72: 785-93.
2) 高階經和. 心電図を学ぶ人のために. 第3版. 東京: 医学書院; 2001.
3) 渡辺まみ江. 食道誘導心電図の適応はなんですか？ どのようにして検査するのですか？ 小児科内科. 2005; 37: 1672-5.
4) 安喰恒輔. 心電図を記録するために：測定，モニター編. 月刊レジデント 2008; 1: 16-7.
5) 新村一郎, 長嶋正實, 柴田利満. 心電図セルフトレーニング. 東京: 診断と治療社; 1999.
6) Park MK. Pediatric Cardiology. 5th ed. Philadelphia; Mosby; 2008.
7) 佐藤誠一. QRSのみかたと心室肥大. 小児科診療. 2009; 72: 805-14.
8) Fyler DC. Nadas' Pediatric Cardiology. 2nd ed. Philadelphia: Saunders; 2006.
9) 保崎純郎. 心電図トレーニング. 東京: 中外医学社; 2005.

<渡邉まみ江>

Chapter 3 異常波形の見分け方

はじめに

　異常波形を見分けるためには，正常の心電図波形をきちんと理解しておく必要がある（前章参照）．判定基準を全て記憶しておくことはなかなか難しいが，正常パターンを覚えておいてそのパターンから外れるものをチェックするとよい．正常から外れた所見は異常所見ではあるが，所見が異常であることと臨床的に異常な心電図であることは必ずしも同一ではない．学童期以降の心電図異常の判定には「学校心臓検診 二次検診対象者抽出のガイドライン」[1]が参考になる．心電図からわかることは不整脈，心房負荷，心室負荷，心筋虚血，電解質異常，心臓形態異常などであるが，漫然と心電図を眺めていても正しい所見を読みとれないため，チェックポイントを設定して自分なりの読み方のルーティンを確立するよう心がける．Rhythm（調律はどこか），Rate（心拍数は適正か），Axis（平均電気軸は正常か），Hypertrophy（肥大所見はないか），Ischemia（虚血所見はないか）と暗唱しながら読むと見落としが少なくなる．

1. 覚えておきたい正常心電図のポイント

a）P波とQRS波は1：1で存在し，PR時間は一定でPR間隔＜RP間隔
b）P波・QRS波の前額面平均電気軸はいずれも患者の右上から左下方に向かう．
c）P波は幅0.10秒未満，高さ0.25 mV未満
d）Q波はV$_5$，V$_6$誘導に存在し，I・II誘導，V$_1$・V$_2$誘導には存在しない．
e）QRS波は0.08〜0.10秒の幅で，乳幼児期以降では右から左胸部誘導に行くに従ってR波が増高しR/S比は次第に大きくなる．
f）QRSとT波の平均電気軸はほぼ一致し，その差は90°未満
g）ST部分の電位は基線とほぼ同じ
h）V$_1$誘導のT波は乳幼児では陰性で，V$_5$，V$_6$誘導のT波は全年齢で必ず陽性

2. 心電図の異常所見を読みとるためのチェックポイント

- P波の形の異常はないか：心房負荷の有無
- QRSの平均電気軸・形はどうか：脚ブロック，心室負荷，心奇形の有無
- ST部分の上昇や低下はないか：虚血や心筋疾患，Brugada症候群
- T波の形は問題ないか：電解質異常など

- 基本調律は洞調律か，リズムの異常はないか：不整脈の鑑別
- PとQRSの関係は一定か，延長していないか：房室ブロック
- QT時間は延長していないか：QT延長症候群

小児の心電図は，成長に伴って生理的に右室優位から左室優位に変化していき，体格の変化によって電位や位置も変化するため異常判定には年齢・性別を考慮する必要がある．また，1枚の心電図から全ての病態を解明できるわけではないので，患児の病歴・身体所見・その他の検査所見と照らし合わせ，その病態と矛盾していないかどうかを検討しなければならない．もし，所見に乖離が認められるようであればその原因を突き止めるよう再検討すべきである．

心電図の異常はリズムの異常と波形の異常に大別できるが，リズム異常は別章に譲り，本稿では心電図波形の各成分の異常所見のとり方とその臨床的意義について解説していく．

1）P波

心房の形態・位置の異常，負荷によって異常波形が生じる．心房負荷は心電図では容量負荷と圧負荷との鑑別は困難である．

(1) 平均電気軸の異常：左から右に向かう場合（Ⅰ誘導，$V_5 \cdot V_6$ 誘導で陰性P波）は左側に洞結節が存在しており，左房調律や内蔵逆位，臓器心房錯位症候群（無脾症・多脾症）を疑う．

(2) P波形の異常：幅広いP波（0.10秒以上）は心房負荷の所見であり，電位が高く（0.25 mV以上）尖ったP波は右房負荷を，V_1で後半の陰性成分が深く大きいP波は左房負荷を表す．

2）PR

PR時間の延長は心房拡大を疑わせ，肺静脈還流異常，房室中隔欠損，Ebstein奇形などの鑑別が必要となる．また，修正大血管転位では解剖学的に洞結節から房室結節までの距離が長くなるためPR時間が延長する．乳幼児で房室ブロックがみられたら修正大血管転位症を鑑別する必要がある．学童期以降では迷走神経緊張によりしばしばPR延長をみることがあり，0.24秒以内であれば正常と考えてよい．

3）Q波

「異常Q波」とは，通常存在しない誘導（V_1, V_2）に存在するQ波，深さが0.5 mVを超えるもの，幅が0.04秒を超えるものを指す[2]．通常Q波は心室中隔の興奮過程を表しており，左室側から右室側へ伝搬するため，左室が存在する側の胸部誘導で認められる．したがって，$V_5 \cdot V_6$誘導でQ波が存在すれば左室は左側に存在し（D-loop），$V_1 \cdot V_2$誘導に存在するときは右側に存在する（L-loop）[3]．以上より，下記の点について留意しながら鑑別を進める．

(1) 右側胸部誘導の異常Q波が存在する場合もしくは左側胸部誘導にQ波がない場合

　(a) 修正大血管転位症（L-loop）

　(b) B型WPW症候群（副伝導路が右室側に存在し右室側中隔から興奮が始まる）

(c) 強度の右室肥大（強度の時計軸回転のため中隔ベクトルが左を向く）
(d) 強度の左室肥大（強度の反時計軸回転のため中隔ベクトルが左を向く）
(e) 心臓位置異常
(f) 左脚本幹ブロック（通常の心室中隔興奮が生じない）
(g) 右室前壁虚血
(2) 左側胸部誘導の幅広いQ波：肥大型心筋症（心室中隔の肥厚）
(3) 左側胸部誘導の深いQ波：僧帽弁閉鎖不全，大動脈弁閉鎖不全などの左室容量負荷

深く幅広い（0.04 秒以上）Q波は心筋肥大や虚血心筋の存在を示唆するが，この場合はST異常を伴っていることが多い．小児では成人と異なり，虚血性Q波の頻度は低い．

4）QRS

a）平均電気軸

異常な血行動態を反映して心室の平均電気軸が変化する．左室肥大をきたす場合は平均電気軸が左上方へ偏位するため左軸に，右室拡大・肥大をきたす疾患では右下方へ引っ張られるために右軸に偏位する傾向があるが，いずれも両心室の起電力のバランスによって変化するため必ずしも一定の傾向は認められない．

右軸偏位は心房中隔欠損，肺動脈弁狭窄，Fallot四徴症，（総）肺静脈還流異常症などの右心負荷疾患で認められるが，右室負荷が顕著になると右脚ブロックや右室成分の高電位を伴ってくる．右軸偏位は正常変異のことも多く，単独では必ずしも異常とはいえない．

顕著な左軸偏位は左脚前枝ブロックで生じる．小児では左軸偏位の心電図をみた場合は房室中隔欠損症（心内膜床欠損症）や右室低形成を伴う三尖弁閉鎖症を念頭において検査を進める．

b）波形の異常

QRSはHis束からPurkinje線維を経て心室筋に至る電気的興奮を表しており，QRS時間の延長は心室筋刺激伝導障害，心室肥大で生じる．胸部誘導の心室興奮伝導時間(VAT: ventricular activation time；QRSの始点からR波の頂点までの時間）の延長はその誘導の直下の心筋肥厚を表す．肢誘導のQRS電位はその誘導が向かう方向の心室筋の起電力を，胸部誘導のQRS電位はその誘導直下の心室筋の起電力を表しており，心筋肥大の判定に用いられる．近年では心室肥大の診断には年齢・性別によってスコア化された判定基準（表1）が用いられているが，臨床では簡略化した目安（表2）を用いることも多い[4]．右室肥大では右側胸部誘導の高いR波と左側胸部誘導の深いS波を（図1），左室肥大では逆に右側胸部誘導の深いS波と左側胸部誘導の高いR波を示す（図2）．

脚ブロックを生じるとQRS波形に変化をきたす．典型的には右脚ブロックでは右側胸部誘導で「M型」(rsR', rR')，左脚ブロックでは左側胸部誘導で「M型」(RR')となる．右脚ブロック単独では異常でない場合も多いが，左脚ブロックは注意を要する．

表1 スコアによる心室肥大判定基準（文献2より，一部改変）

●右室肥大判定基準

点数	所見	0〜7日	8〜30日	1カ月〜2歳	3〜11歳	12歳以上 男	12歳以上 女
5点	(1) 右側胸部誘導パターン ①V₄R，V₃R，V₁のいずれかでqRs，qRまたはR型 ②V₁のT波が陽性でかつR>ISI	+ ＊	+ +	+ +	+ ＊	+ ＊	+ ＊
3点	(2) 右側胸部誘導の高いR ①RV₁ ②V₁がR<R'でかつR'V₁ ③V₁がR>ISIでRV₁	≧2.5 mV ≧1.5 mV ＊	同左 同左 ＊	≧2.0 mV 同左 ＊	同左 ≧1.0 mV ≧1.5 mV	同左 同左 ≧1.5 mV	≧1.5 mV 同左 ≧1.0 mV
2点	(3) 左側胸部誘導の深いS ①ISV₆I ②V₆がR≧ISIでかつISV₆I	≧1.0 mV ＊	同左 ＊	同左 ≧0.5 mV	同左 同左	同左 同左	同左 同左
	(4) 右側胸部誘導のVAT延長：VATV₁	≧0.035 sec	同左	同左	同左	同左	同左
1点	(5) 右軸偏位：QRS電気軸	＊	＊	≧135°	≧120°	同左	同左

注1) WPW症候群や完全右脚ブロックがあれば，右室肥大の判定は困難である
　2) ＊印はその年齢群ではとりあげない項目
　3) 第(4)項は不完全右脚ブロックパターンがある時はとりあげない
　4) 各項の亜項は重複しても加算しない

「判定　5点以上：右室肥大，3〜4点：右室肥大疑，1〜2点：心電図上は右室肥大と判定しない」

●左室肥大判定基準

点数	所見	0〜7日	8〜30日	1カ月〜2歳	3〜11歳	12歳以上 男	12歳以上 女
5点	(1) 左側胸部誘導のST-T肥大性変化	+	+	+	+	+	+
3点	(2) 左側胸部誘導の高いR　①RV₆ 　　　　　　　　　　　②RV₅	≧1.5 mV ≧2.5 mV	≧2.0 mV ≧2.5 mV	≧2.5 mV ≧3.5 mV	≧3.0 mV ≧4.0 mV	同左 同左	≧2.5 mV ≧3.5 mV
	(3)「右」側胸部誘導の深いS ①ISV₁I+RV₆ ②ISV₁I+RV₅ ③ISV₁I	＊ ＊ ≧2.5 mV	＊ ＊ ≧2.0 mV	≧4.0 mV ≧5.0 mV ＊	≧5.0 mV ≧6.5 mV ＊	同左 ≧6.0 mV ＊	≧4.0 mV 5.0≧mV ＊
	(4) 左側胸部誘導の深いQ　IQV₅I<IQV₆IでかつIQV₆I	＊	＊	＊	≧0.5 mV	同左	同左
2点	(5) Ⅱ・Ⅲ・aVF誘導の高いR ①RⅡおよびRⅢ ②RaVF	＊ ＊	＊ ＊	≧2.5 mV ≧2.5 mV	同左 同左	同左 同左	同左 同左
	(6) 左側胸部誘導のVAT延長V₅またはV₆	＊	＊	≧0.04 sec	≧0.05 sec	≧0.06 sec	同左
1点	(7) 右軸偏位：QRS電気軸	＊	＊	＊	≧0°	≧−30°	同左

注1) ST-Tの肥大性変化：V₅またはV₆で，高いR波を認め，T波が陰性または2相性（−〜+型）のもの
　　　ST区間は下り坂ないし水平のことが多い
　2) WPW症候群や左脚ブロックがあれば，左室肥大の判定は困難である
　3) ＊印はその年齢群ではとりあげない項目
　4) 各項の亜項は重複しても加算しない

「判定　5点以上：左室肥大，3〜4点：左室肥大疑，1〜2点：心電図上は左室肥大と判定しない」　　　　　（次頁につづく）

表1 （つづき）

●両室肥大判定基準

- 両室肥大
    1) 左室・右室ともにおのおのの肥大判定基準が 5 点以上のもの
    2) 一方の心室の肥大判定基準が 5 点以上で，他の心室の同基準が 3～4 点のもの
- 両室肥大疑
    左室・右室ともにおのおのの肥大判定基準が 3～4 点のもの

表2 小児心電図心室肥大判定の目安（生後 30 日以下は除く，文献 2 より）

	右室肥大の目安		左室肥大の目安
右室肥大の目安	右室肥大 　1) 右側胸部誘導の右室肥大パターン 　　　①V_1（V_4R および V_3R）で qRs，qR，R パターン 　　　②V_1誘導の T 波が陽性で，かつ R＞S（3 歳未満） 　2) 高い RV_1 と深い SV_6* 右室肥大の疑い 　高い RV_1 と深い SV_6* ＊高い RV_1 と深い SV_6 とは下記の条件のいずれかを満足するもの ・高い RV_1：①$RV_1≧2.0$ mV 　　　　　　　　（12 歳以上の女児は $≧1.5$ mV） 　　　　　　②V_1誘導で R＞ISI で，$RV_1≧1.5$ mV 　　　　　　　（3 歳以上，12 歳以上女児$≧1.0$ mV） 　　　　　　③V_1誘導で R＜R' で，R'$V_1≧1.5$ mV 　　　　　　　（3 歳未満，3 歳以上$≧1.0$ mV） ・深い SV_6：①$|SV_6|≧1.0$ mV，②V_1誘導で R≦ISI で，$|SV_6|≧0.5$ mV 　　　　なお，V_6誘導の深い S 波の所見は心臓の回転異常の場合にもみられる	左室肥大の目安	左室肥大 　1) 左側胸部誘導（V_5またはV_6誘導）ST-T の変化 　2) 高い V_6，大きな（ISV_1I+RV_6），および深い QV_6 のうち 2 つ以上の所見 左室肥大の疑い 　高い RV_6，大きな（ISV_1I+RV_6），または深い QV_6 のいずれか 上記所見の内容は下記のとおりである 1) 左側胸部誘導の ST-T の肥大性変化 　　V_5または V_6 誘導で高い R 波を認め，T 波が陰性または 2 相性（－～＋型） 2) 高い R 波 　　3 歳以上 $RV_6≧3.0$ mV．3 歳未満および 12 歳以上の女児は $RV_6≧2.5$ mV 3) 大きな ISV_1I+RV_6 　　3 歳以上は $ISV_1I+RV_6≧5.0$ mV．3 歳未満および 12 歳以上の女児は $ISV_1I+RV_6≧4.0$ mV 4) 深い Q 波 　　$IQV_5I＜IQV_6I$ でかつ $IQV_6I≧0.5$ mV（3 歳以上）
両室肥大の目安	両室肥大 　1) 両心室の肥大 　2) 一方の心室肥大と他の心室肥大の疑い 両室肥大の疑い 　両心室の肥大の疑い		注1) WPW 症候群や完全右脚ブロックがあれば心室肥大の判定は困難である 2) 3 歳以上 6 歳未満では，V_1誘導 T 波が陽性でかつ R＞S であれば右室肥大の可能性が強い 3) V_1 の VAT 延長や強い右軸偏位があるときは右室肥大に留意する 4) 深い SV_6 だけの症例には回転異常などがあるので右室肥大疑と判定するには慎重でなくてはならない 5) Ⅱ・Ⅲ・aVF誘導の高い R 波（2.5 mV 以上），V_6誘導の VAT 延長や左軸偏位があるときは左室肥大に留意する

Chapter 3 ◆ 異常波形の見分け方

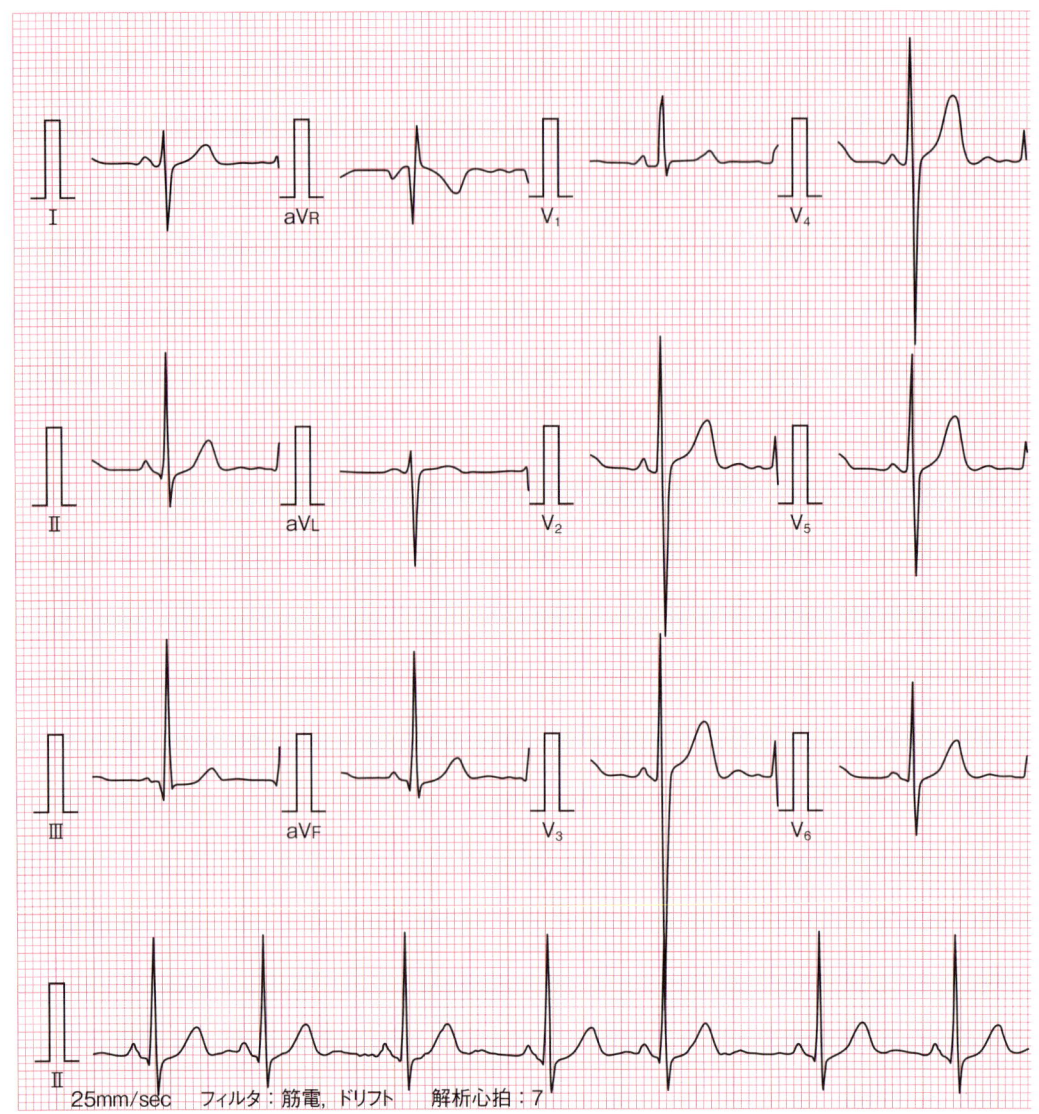

図1 右室肥大（肺動脈弁狭窄症, 3歳・女児）
右軸偏位, V₁誘導でRsパターンとT波の陽転, V₅誘導の深いS波を認める.

5）ST

　STの変化は心筋虚血・壊死, 炎症, 心室肥大, 電解質異常により認められる. 小児では心筋虚血に伴うST異常は稀であるが川崎病性冠動脈病変による冠動脈閉塞, Bland-White-Garland（BWG）症候群（左冠動脈肺動脈起始症）で認められることがある. STは一般的に0.2 mV以上の上昇, 0.1 mV以上の下降を異常と判断するが, QRSやT波の異常を伴わない軽度のST上昇や, J点が低下し右肩上がりになってT波に移行する接合部型のST低下は病的意義に乏しい. 一方, 水平型や下降型のST低下は異常であることが多い（図3）.

　小児で比較的よくみられる異常所見は心室肥大に伴うST低下（下降型）, ジギタリス効果による

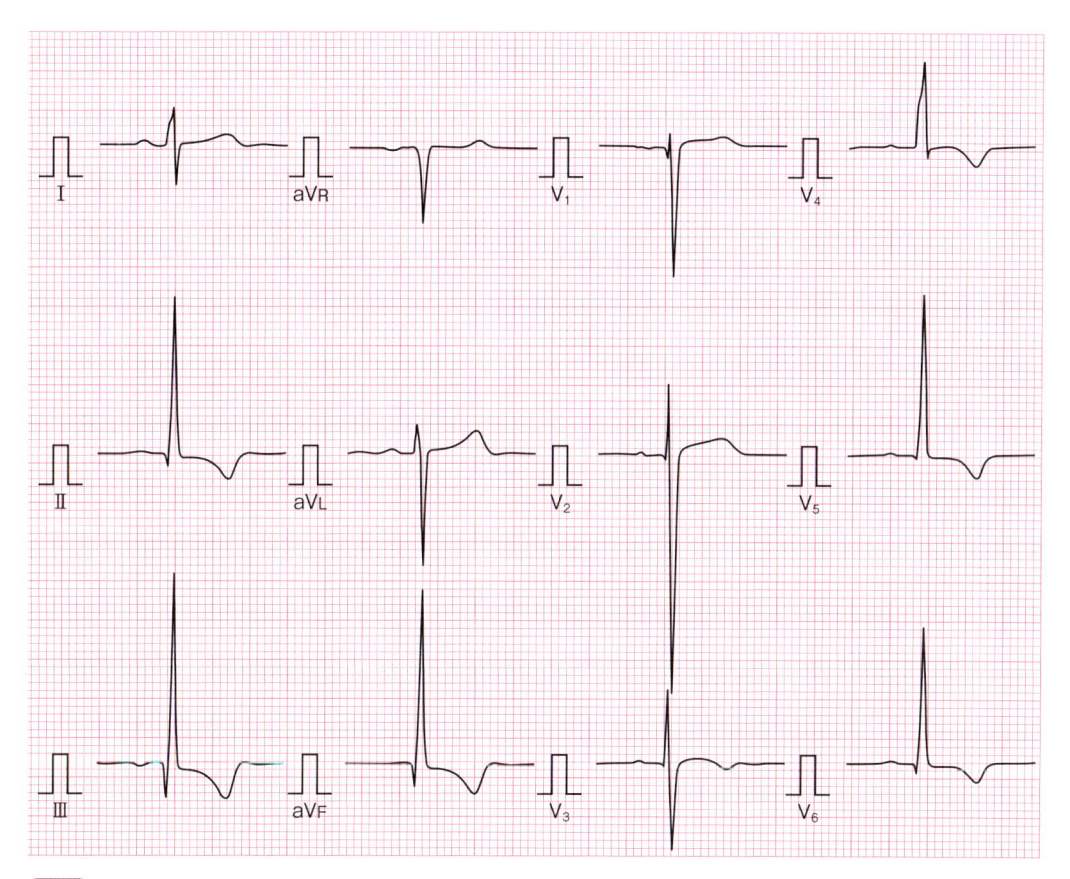

図2 左室肥大（閉塞性肥大型心筋症，15歳・男性）
V_1の深いS波，V_5・V_6の高いR波とⅡ・Ⅲ・aVF誘導および左側胸部誘導でstrain patternを認める．

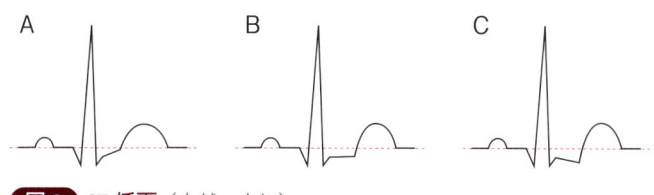

図3 ST低下（文献5より）
A：接合部型，B：水平型，C：下降型

STの盆状低下である．心不全の乳児で異常Q波を伴う虚血性ST変化をみた場合はBWG症候群を疑って精査を進める．

6）T波（U波）
a）電解質異常に伴うT波の変化

T波の形態異常は主に血清カリウム値の異常に伴って認められる．高カリウム血症では先鋭で高電位のテント状T波が，低カリウム血症では顕著なU波を伴った平坦なT波がみられる（図4）．低カ

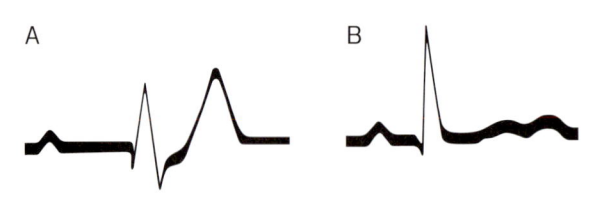

図4 T波異常（文献6より）
A：高カリウム血症．高電位のテント状T波を認める．
B：低カリウム血症．T波の平坦化と顕著なU波を認める．

ルシウム血症ではQT時間が延長する．

b）心室肥大に伴うT波の変化

乳幼児では右側胸部誘導のT波は通常陰性であるが，右室肥大が生じるとV_4R〜V_1誘導のT波が陽転する（図1）．また，顕著な心筋肥大が生じると下降型ST低下を伴ったT波の陰転化（strain pattern）を認める（図2）．

7）RR

RR間隔の周期的な変化は呼吸に伴う洞性不整脈であり，小児でよくみられるが生理的な変化である．不規則なRRは不整脈であり上室性・心室性の鑑別を要する．

3. 血行動態異常に伴う心電図の変化

血行動態に異常を生じると心房・心室に容量負荷や圧負荷が生じ，特徴的な心電図変化をきたす[7]．

1）心房負荷

(1) 右房負荷：P波の電位が高くなり，特にⅡ・V_1誘導で0.25 mVを超える尖鋭なP波（肺性P波：pulmonary P）が出現する．
　疾患：肺静脈還流異常，三尖弁閉鎖不全，肺高血圧など
(2) 左房負荷：Ⅱ誘導で幅の広い（0.10秒以上）2峰性のP波，V_1誘導で後半の陰性成分が大きな2相性のP波（僧帽性P：mitral P）がみられるようになる．
　疾患：僧帽弁狭窄，僧帽弁閉鎖不全，高度な大動脈弁狭窄など
(3) 両方負荷：右房負荷・左房負荷の両方の所見が認められる（図5）．
　疾患：房室中隔欠損症（心内膜床欠損症）など

2）右室圧負荷

QRSは右側胸部誘導（V_4R-V_2）で高いR波がみられR，Rs，qRパターンとなることが多い．V_1誘導でVAT（ventricular activation time）が延長する．T波は右室圧が上昇すると右側胸部誘導で陽性となる（図1）．さらに圧負荷が顕著になるとST低下を伴う陰性T波（strain pattern）やV_5・V_6誘導での深いS波がみられるようになる．右室拡張末期圧が上昇すると右房の圧負荷を生じて肺性P

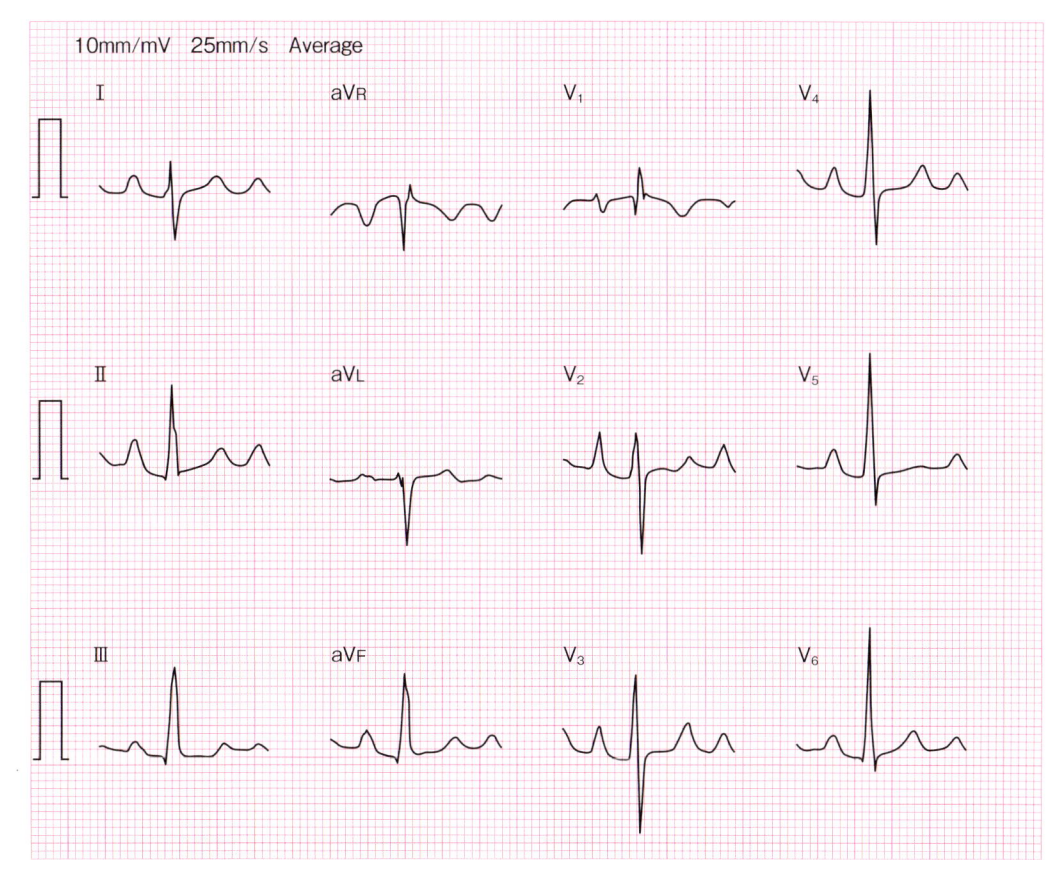

図5　両房負荷（心房中隔欠損症，12歳・女児）
P波は幅広くV₁で2相性．Ⅱ・V₂誘導で高電位となっている．

波が出現する．
　　疾患：肺動脈狭窄症，Fallot四徴症，肺動脈性肺高血圧，Eisenmenger症候群など

3）右室容量負荷

　右室の拡大に伴い，V₄R-V₂誘導でQRSはrsR'，RSR'などの右脚ブロックパターン（図6）やqR型を呈しやすくなり，右軸偏位を伴う場合もある．右心房の容量負荷を合併すれば肺性PやPR延長を伴う．
　　疾患：心房中隔欠損症，肺静脈還流異常症，三尖弁閉鎖不全，肺動脈弁閉鎖不全など

4）左室圧負荷

　V₅・V₆誘導で深いQ波，高いR波とT波を認めVATも延長する．左室圧が上昇し左室肥大が顕著となるとV₅・V₆誘導でST低下とT波の陰転化（strain pattern）がみられるようになる（図2）．左室拡張末期圧が上昇すると僧帽性P波がみられるようになる．
　　疾患：大動脈縮窄，大動脈弁狭窄，閉塞性肥大型心筋症，体高血圧など

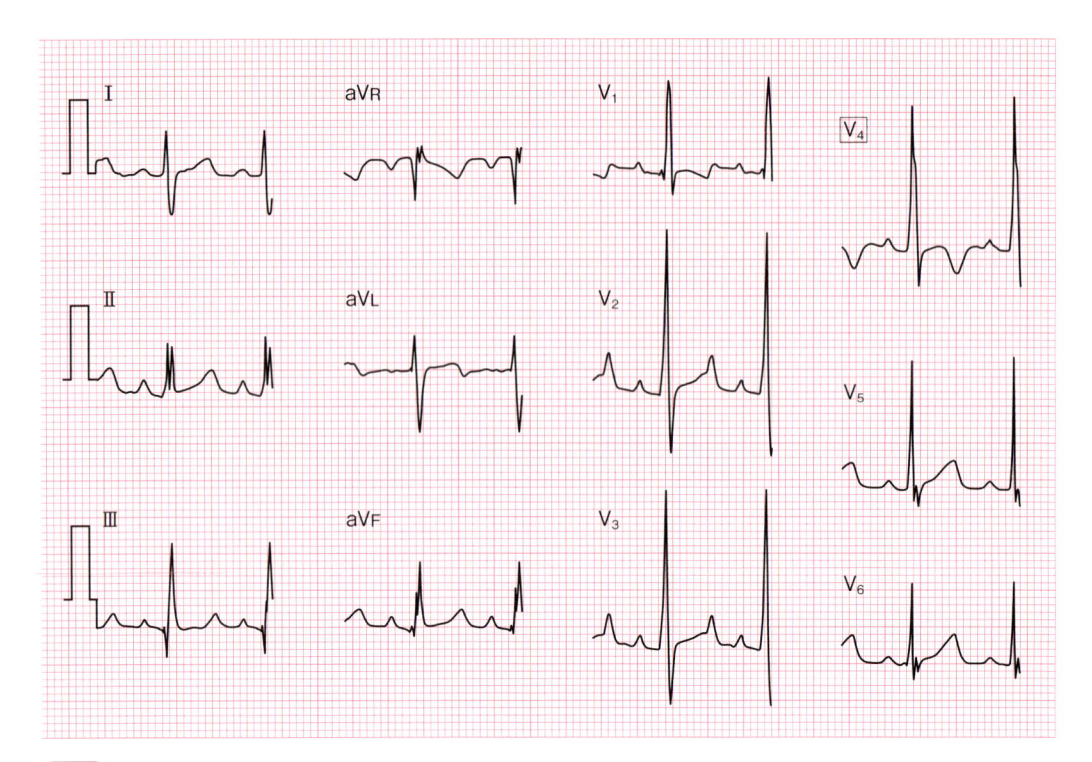

図6　心房中隔欠損症（5歳・女児）
不完全右脚ブロック．V₄誘導の孤立性陰性T波を認める．

5）左室容量負荷

aV_F，V₅・V₆誘導でR，Tが増高し，Q波も深くなる．左房負荷を伴うと僧帽性P波がみられることがある（図7）．

　　疾患：心室中隔欠損症，動脈管開存症，僧帽弁閉鎖不全，大動脈閉鎖不全など

6）両室負荷

右側胸部誘導（V₄R-V₂）で高いR（R，qR）を認めると同時にV₅・V₆誘導でも高いR波と深いQ波（0.5 mV以上）を示す．

　　疾患：高肺血流性肺高血圧を伴う短絡の多い心室中隔欠損症・動脈管開存症など

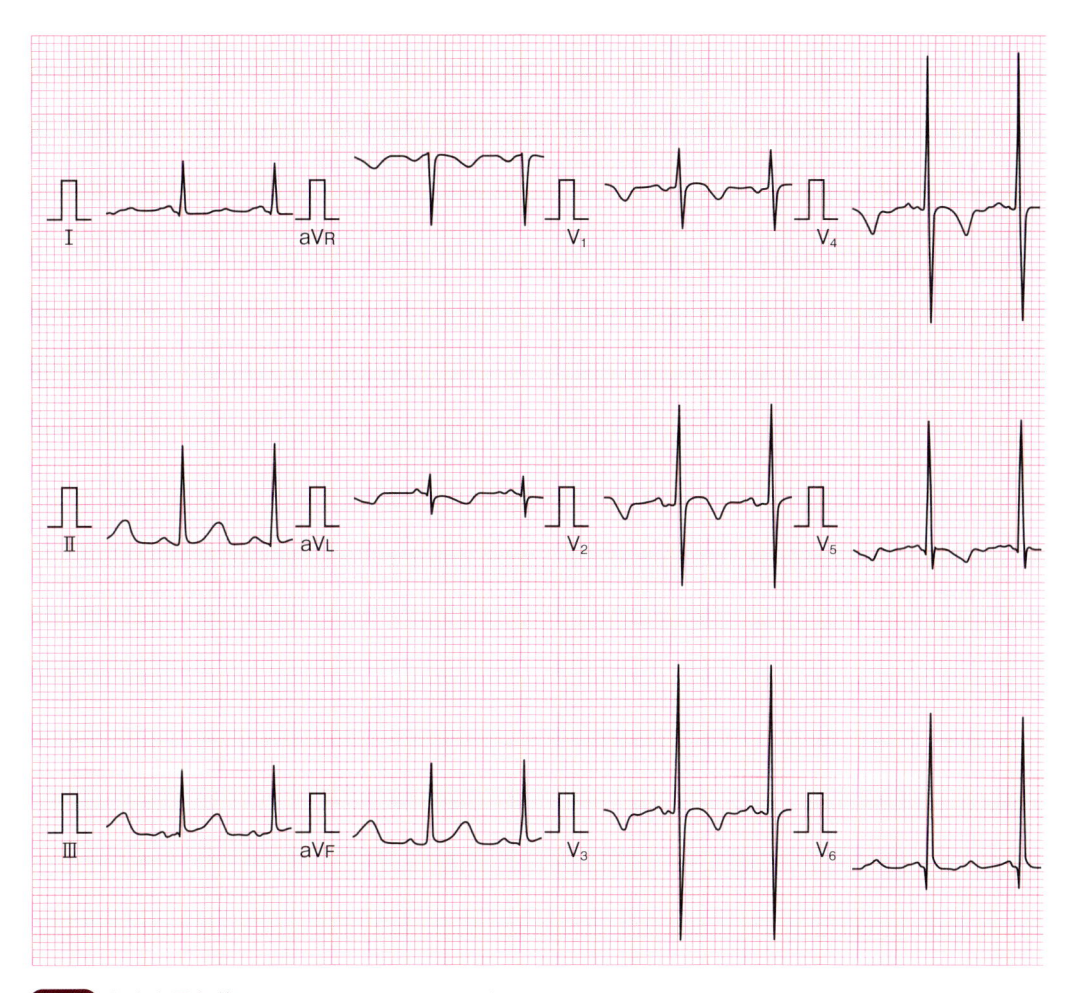

図7 左室容量負荷（動脈管開存，9カ月・女児）
V$_5$・V$_6$誘導の高いR波，V$_6$誘導の深いQ波，V$_1$誘導の陰性部が優位な幅広いP波（僧帽性P）とRSパターンを認める．

4. 特徴的な心電図所見を呈する先天性心疾患

　先天性心疾患の一部では上記の血行動態異常に伴う心電図変化に加えて，形態異常に伴う心電図所見を呈するものがある．下記の疾患は特徴的な所見の組み合わせを呈するので覚えておくとよい．

- 心房中隔欠損症（ASD，図6）：右軸偏位，右脚ブロック，V$_4$の孤立性陰性T波
- 房室中隔欠損症（AVSD，図8）：左軸偏位，右脚ブロック，PR延長
- 修正大血管転位症（c-TGA，図9）：PR時間延長（房室ブロック），Q波異常（V$_1$・V$_2$誘導に存在し，V$_5$・V$_6$誘導で欠損），左軸偏位
- 三尖弁閉鎖症（TA，図10）：左軸偏位，左室肥大（左室優位）

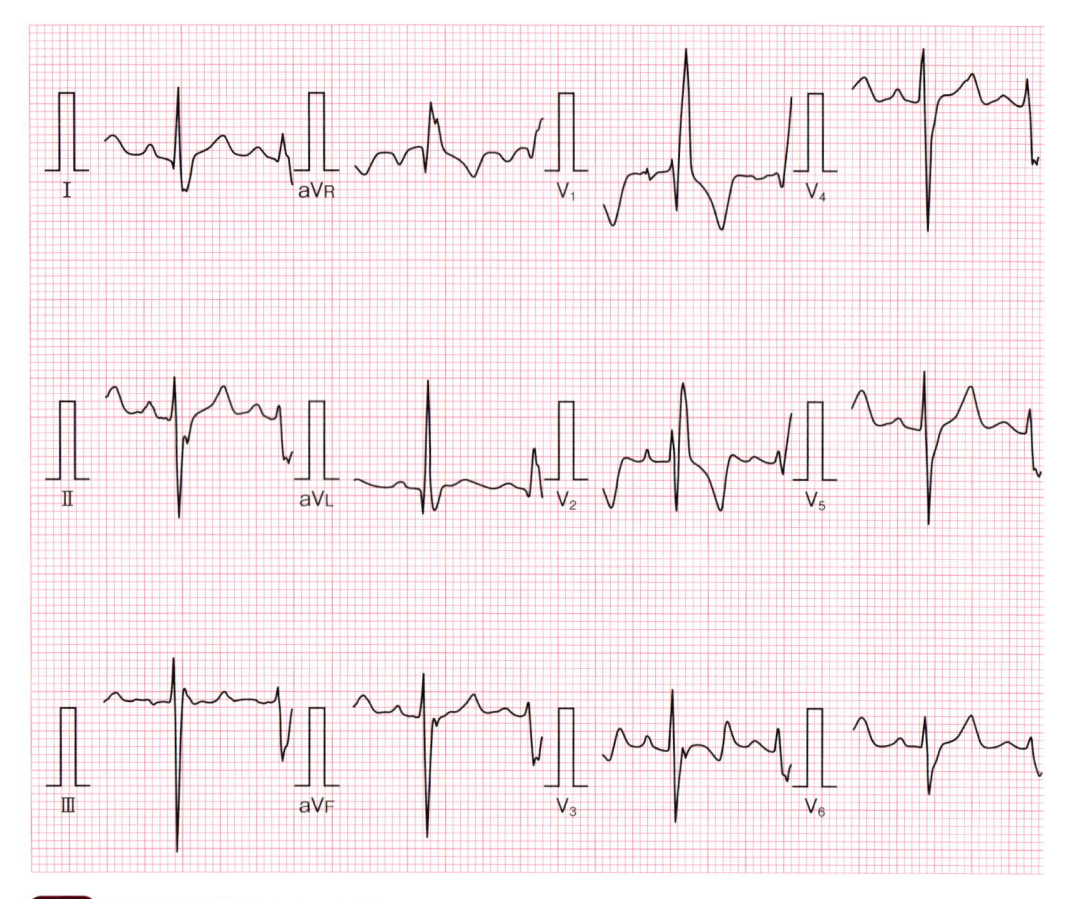

図8 房室中隔欠損症（6歳・女児）
左軸偏位と右脚ブロック（V₁・V₂誘導でrSR'）を認める.

おわりに

　はじめに述べたように心電図異常の判別は正常心電図を基準にしたパターン認識である．どの部分が異常で何を疑うかを明確にできれば病態診断に大きく寄与できる．最後に提示する心電図（図11）の問題点と対処法がすぐにわかれば心電図読影の基礎は確立していると考えてよい（解答は章末）.

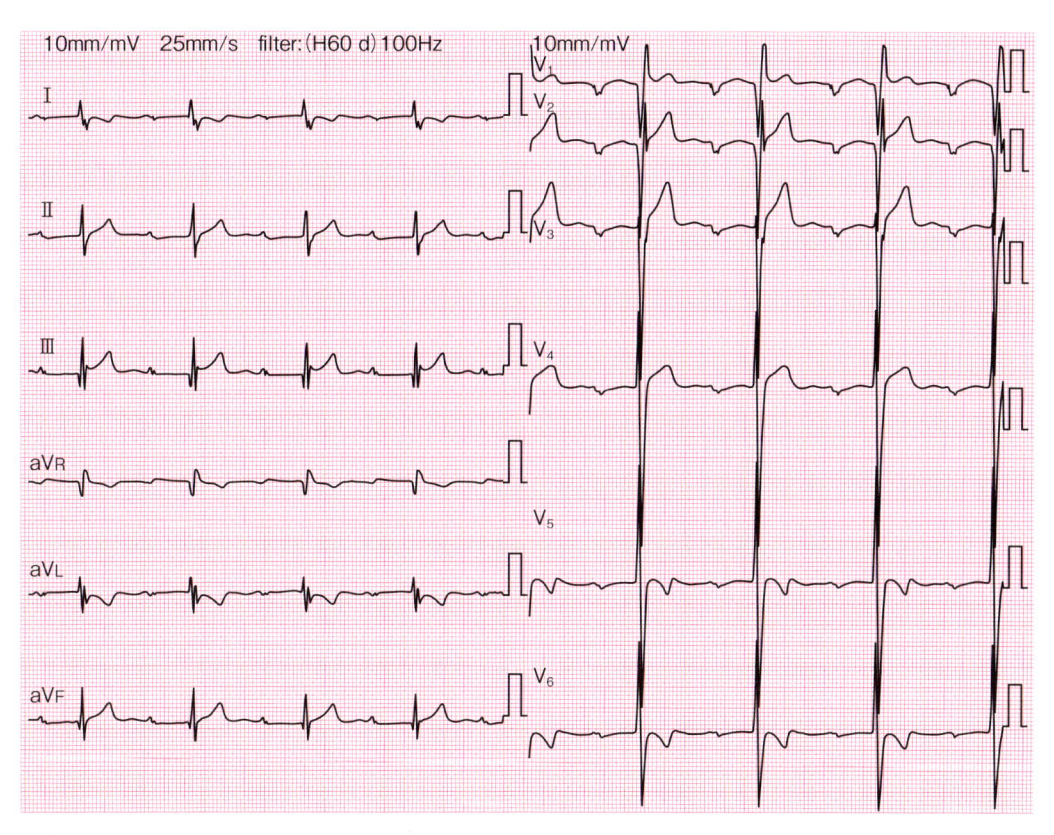

図9 **修正大血管転位症**（31歳・男性）
顕著な PR 延長（Ⅰ度の房室ブロック），V_1・V_2誘導の異常 Q 波を認める．
V_5・V_6誘導には中隔性 Q 波がみられない．

[コラム] 心電図自動解析は信頼できるか

　最近の心電図記録装置には自動解析機能が搭載されているものが多く，臨床の現場や学校検診でも広く使われるようになってきている．特に近年の新しい装置では解析精度が随分よくなってきており，その解析結果はかなり信頼できるものとなってきているが，完璧ではない[8]．筋電図や体動が混入した記録ではきちんと解析できないケースがみられるし，解析ソフトウエアが小児の診断基準に対応していないものもある．補正 QT 時間（QTc）に関しては一般的に用いられることが多い Bazett の補正式（RR の二乗根による補正）は心拍数の多い小児では不正確となりやすく，Fridericia の補正式（RR の三乗根による補正）を用いた解析が必要となることがあるため，どちらの補正式を用いているか確認が必要である．また，小さい振幅や曖昧な形の波形の計測は苦手で不正確な解析に陥りやすい．一方，電位の計測は精度が高く，心筋肥大の判定には信頼がおける．人間の目による判断のようなバラつきがなく，再現性の高い結果が得られるのも長所である．つまり，(1) 体動やノイズが少なく，(2) 小児用の解析ソフトが搭載してあり，(3) 年齢・性別が正確に入力されて適切な解析方法が用いられている―条件下では，かなり正確な解析結果を得ることができると考えてよいが，これらを確認する意味でも人の目によるオーバーリードが必要である．

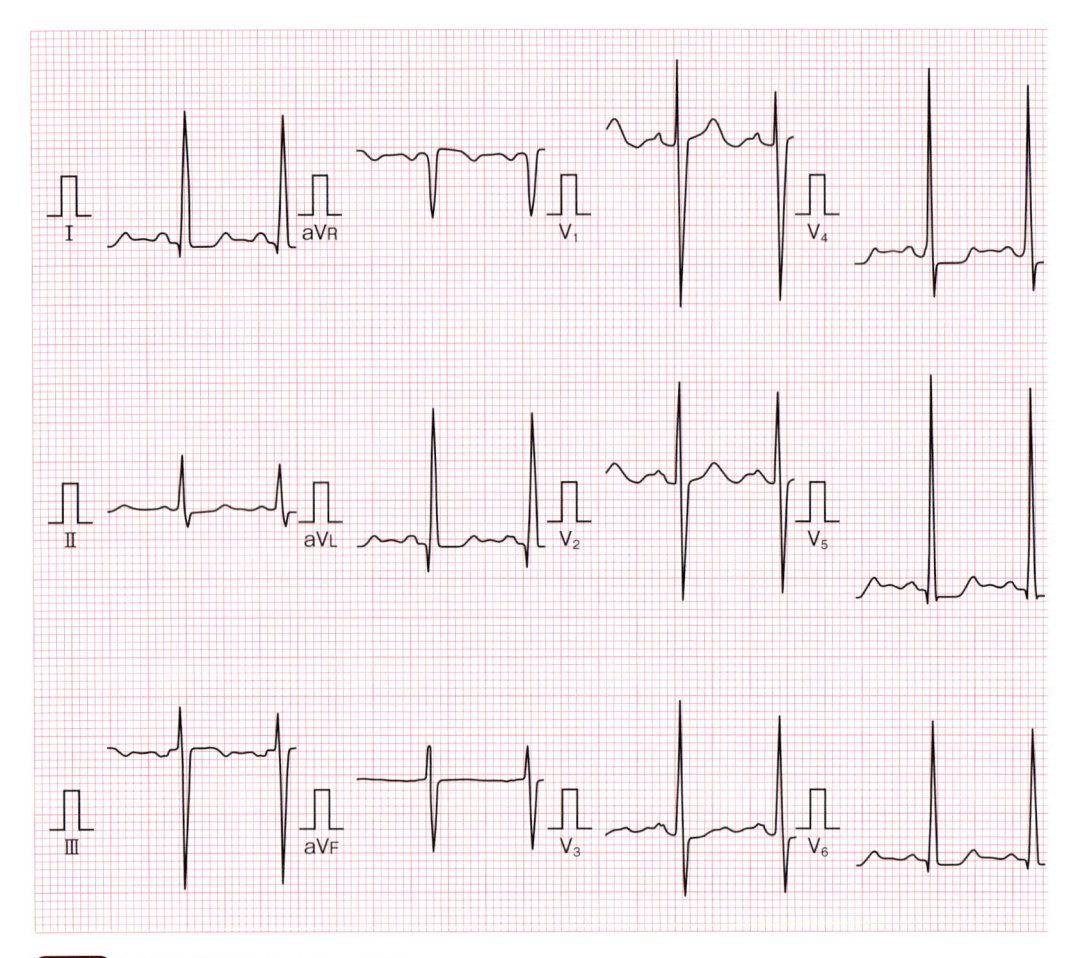

図10 三尖弁閉鎖症（6 カ月・男児）
左軸偏位と左側胸部誘導の高い R 波・ST 低下を認める．

●**文献**●

1) 日本小児循環器学会学校心臓検診研究委員会．学校心臓検診　二次検診対象者抽出のガイドライン（2006 年改訂）．日本小児循環器学会雑誌．2006; 22: 69-79.
2) 柴田利満．系統的な心電図の読み方．小児内科．2008; 40: 929-35.
3) 高橋良明．学校検診で見つかる心電図異常をどのように管理するか．小児科診療．2005; 68: 25-35.
4) 先天性心疾患の診断，病態把握，治療選択のための検査法の選択ガイドライン．Circ J. 2009; 73 Suppl. Ⅲ: 1115-86.
5) 三浦 大．小児心電図「超」入門．小児科診療．2009; 72: 785-93.
6) 岩本眞理．ST 部分と T 波のみかた．小児科診療．2009; 72: 815-23.
7) 津田淳，新村一郎．In: 発達心電図．東京: 診断と治療社; 1990. p.151-7.
8) 長嶋正實．心電図自動解析の限界．小児内科．2008; 40: 955-62.

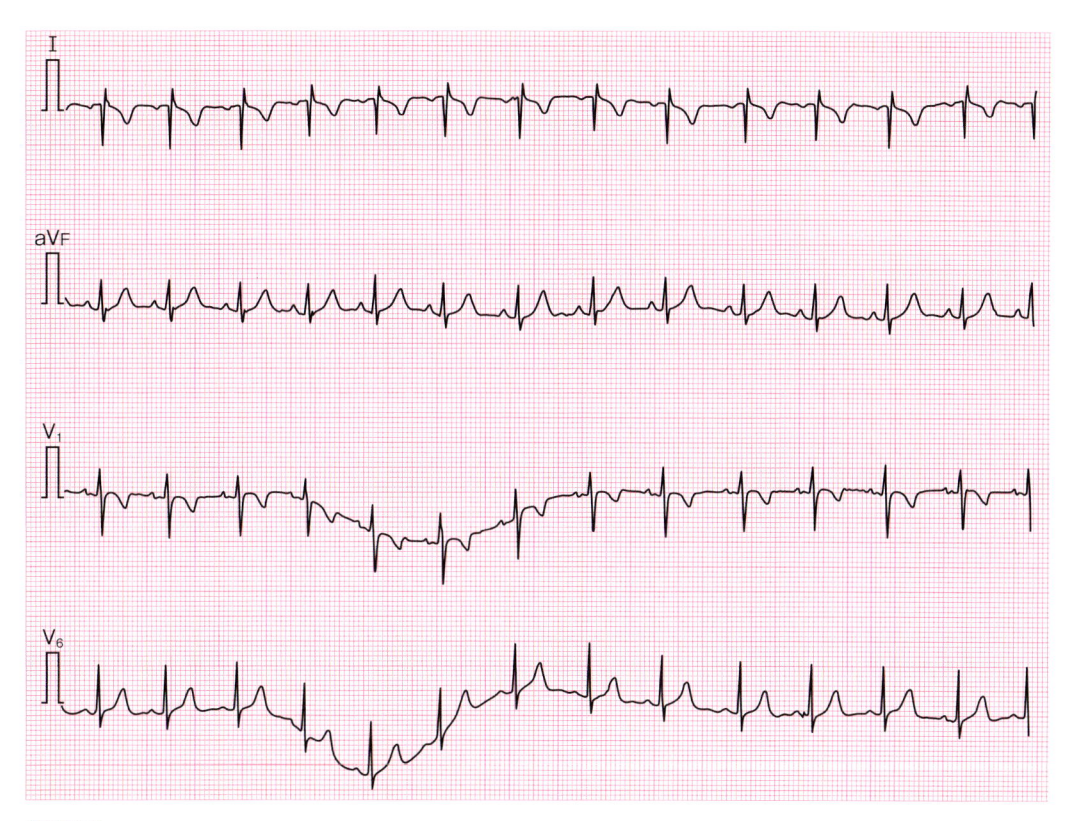

図 11 学校検診での心電図（7歳・男児）……Q：何が異常で何が問題か？
何が異常で何が問題なのかを明確にできれば対処法がわかる．

（解答）　Ⅰ誘導は上下が正常の鏡面像（平均電気軸が左から右へ向いている）となっており内臓逆位を疑わせるが，胸部誘導は正常のパターンを示している．肢誘導電極の左右の着け間違い．再検査を行い正常であることを確認．

＜手島秀剛＞

Chapter 4 期外収縮: その考え方と治療

【定義】
　洞調律周期よりも早期に心房・房室接合部および心室の異所性興奮により引き起こされる収縮である．この点で洞調律周期より遅く出現する補充収縮と明確に区別される．不整脈の中で最も頻度の多いものであり[1-3]，健常人でも Holter 心電図による検査では 50％に観察されることが知られている．多くのものは無害で治療対象とならないが，一部は致命的な不整脈に移行する危険性を伴っており，両者の鑑別と適切な対応は重要である．

【発生機序】
　心房・房室結節・心室ともに，①異所性自動能の亢進，②triggered activity，③リエントリーが想定されている．器質的疾患がない場合，これらのうちのどの発生機序により期外収縮が惹起されているかは不明であることが多い．一方，虚血，炎症，薬物，電解質異常などがあれば，これらが①〜③の誘因となり期外収縮が生じる．一般的に小児では成人と異なり基礎心疾患のない特発性が多い．

【分類】
　発生部位により心電図波形は特徴的な所見を示すため，部位ごとの分類がなされる．部位としては，①心房由来，②房室接合部由来，③心室由来の3つに大別される．しかし，その発生機序や心電図波形の類似性から心房由来＋房室接合部由来を上室性期外収縮として一括して扱い，心室性期外収縮と2つに大別することも多い．
　以下では，上室性期外収縮と心室性期外収縮に分けて述べていく．

1. 上室性期外収縮（premature atria contraction：PAC）

　心房内もしくは房室接合部から起こる洞調律周期より早い異所性興奮による収縮である．健康小児でもしばしばみられ，学校健診では心室性期外収縮に次いで頻度が多い不整脈[3]．

1）心電図所見
　典型的なものは，洞調律とは形・PR 間隔が異なる P 波が先行し，その直後には通常は洞調律同様の narrow QRS を伴う．P 波の電気軸・形は期外収縮の発生部位をある程度反映するとされているが，あくまで目安であり厳密に発生部位を決定することはできないことも多い．通常先行洞調律（P）と期外収縮（P'）との間では，先行洞調律 R 波から期外収縮 P' までの間隔と P' から期外収縮 R' 波出現

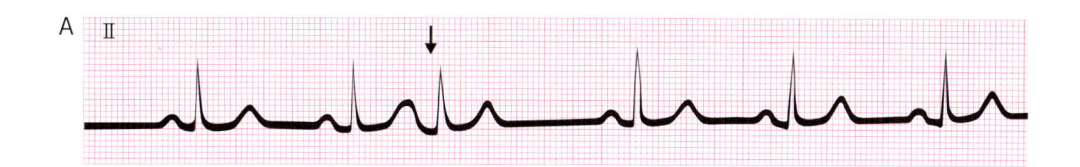

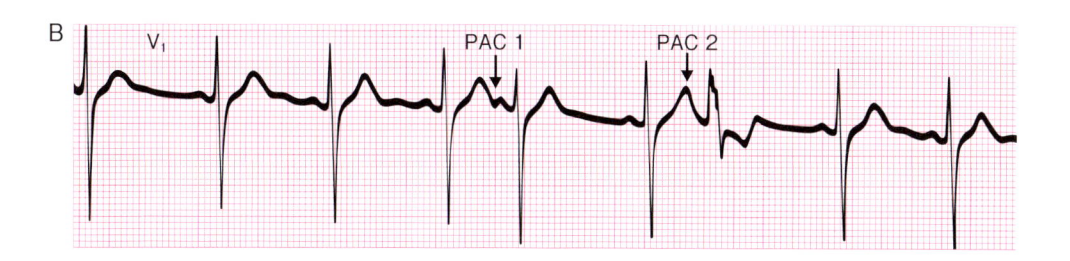

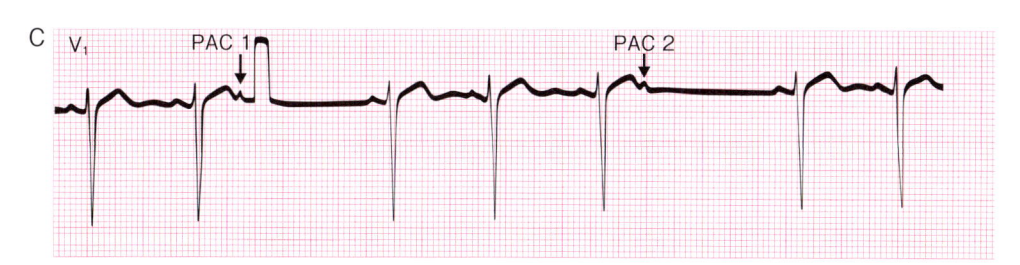

図1 様々なパターンの上室性期外収縮（文献2より）

A：先行P波を伴わないnarrow QRSが洞調律直後に観察される．QRSの後半にノッチがありP波の存在が疑われる．
B：PAC1は房室結節以下を通常伝導して洞調律と同じnarrow QRSを呈しているが，PAC2では心室の伝導障害により右脚ブロックとなっている．
C：PAC1・PAC2ともに房室結節でブロックとなり心室レートは83/分から45/分へ減少している．

間隔に，逆相関関係が成立するとされている[1]．すなわち，先行洞調律との連結期が短く房室結節の相対不応期に一致してP'が出現すると期外収縮のP'R'間隔は延長し，房室結節の絶対不応期に一致すると期外収縮の伝導は途絶してPAC with blockになる．

また，一般に洞調律とPACの連結期が長ければ診断は容易であるが，短い場合期外収縮のP波は先行洞調律のT波に重なり同定が困難となる．このような例では，複数の誘導波形の観察・比較が不可欠である．先行洞調律との連結期が変動することによりWenckebach型2度房室ブロックと間違われる場合も出てくる（図1）．また，洞調律へのPACの伝導の関係により間入性PACと代償性PACなどに区別される（図2）．

また，期外収縮が心室内伝導系の相対不応期に一致した場合には，心室内変行伝導によりwide QRSとなる．右脚のほうが左脚より不応期が長いことから，右脚ブロックを呈することが多い．これはwide QRSの波形が上室性か心室性かの鑑別に役立つ指標の一つである．

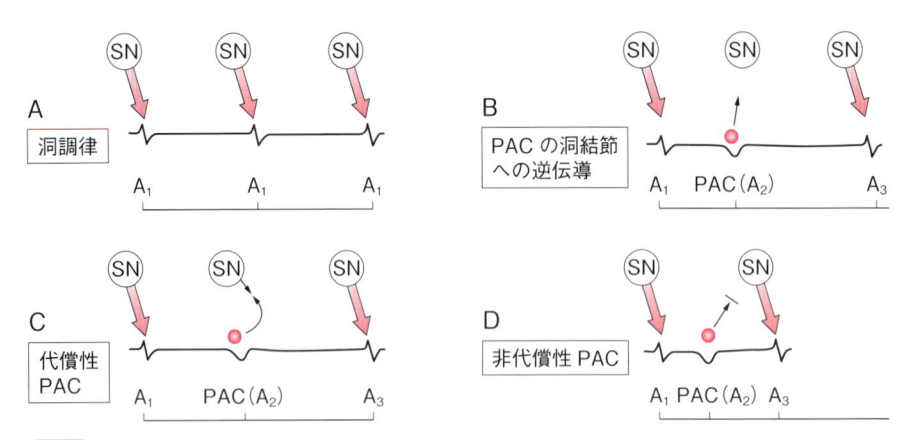

図2 上室性期外収縮と洞調律の関係（文献1より）
A：洞調律では洞結節の興奮に合わせてP波は同じ間隔，同一波形で出現する．
B：PACが先に起こり洞結節の興奮前に逆伝導するとsinus node resetとなり次の洞調律の出現がPAC前の周期よりも長くなる．
C：PACと洞結節の興奮がそれぞれ起こった場合には，A_1-A_3の間隔は通常洞調律の2倍となる（代償性APC）．
D：APCが心房内の不応期に重なった場合には，洞結節へ伝導されず洞調律周期は変化を受けない．

2）臨床的意義

器質的心疾患および不整脈の誘因となりうる全身性疾患を合併しておらず自覚症状がない散発性の上室性期外収縮では，血行動態に影響が出ることはないため原則として運動制限や治療は不要である．しかし，頻発により頻拍症を呈する症例や逆にブロックを伴い心室レートが落ちて血行動態に影響が出る症例については，Holter心電図・運動負荷心電図などの検査を行った上で治療を行う．

3）治療

基礎疾患があれば，その治療が不整脈への治療にもなるため，小児の治療は2011年小児循環器学会の不整脈治療ガイドライン[5]が示されており，それに従えば基礎疾患の有無・心機能低下の有無に着目して治療薬剤・治療法を選択することになり，図3のようなアルゴリズムから治療法を選択する．

2. 心室性期外収縮（premature ventricular contraction：PVC）

洞周期よりも早期に心室での異所性興奮が生じたもの．小児・成人いずれでも最も頻度の多い不整脈であり，小児では基礎心疾患がなければ無症状のことが多い．一般的に先行RRが長いときにみられることが多く，洞調律の心拍数が増加してRR間隔が短くなると消失する．最も多く観察される図5Aのようなパターンでは，PVC-洞調律の連結期は洞調律周期よりさらに長くなる．

このため，PVCは出現しやすい状況となり，洞調律-PVCの繰り返しになっている現象が2段脈である．

```
                        上室期外収縮
                            │
                         治療の適応
              ┌──────┬────┴────┬──────┬──────┐
             なし                   あり
              │                      │
          経過観察   基礎心疾患なし  基礎心疾患あり  基礎心疾患あり  基礎心疾患あり
                    自覚症状強い    心機能正常    軽度心機能低下   中度以上の
                                                              心機能低下
```

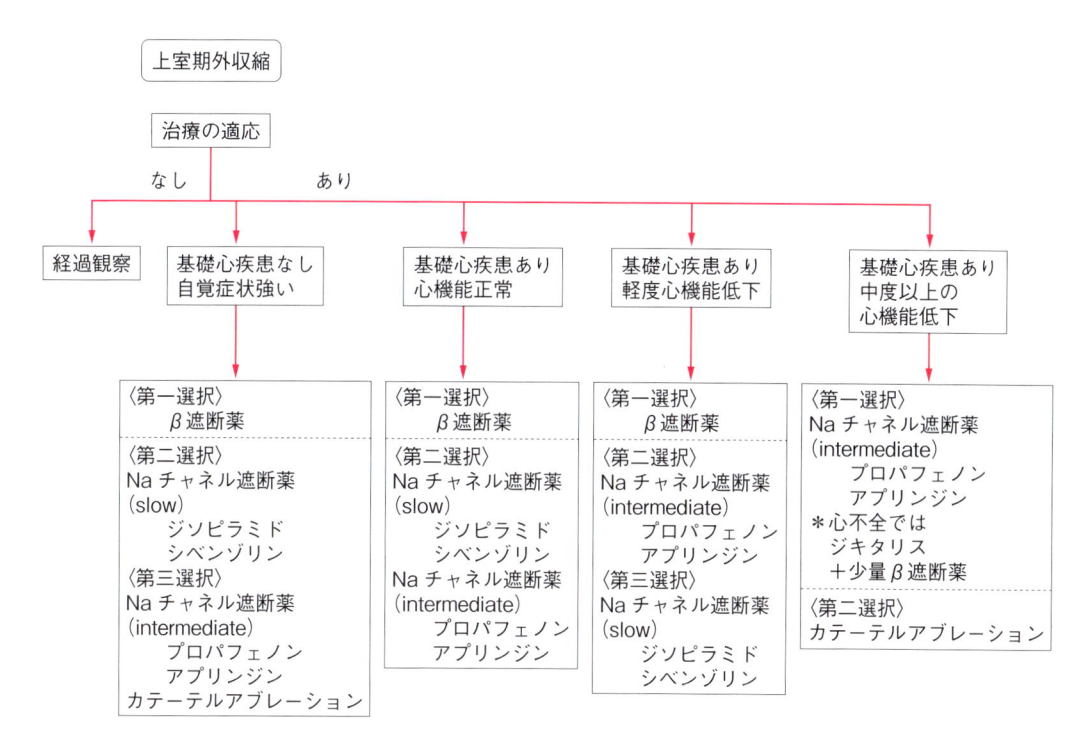

	〈第一選択〉	〈第一選択〉	〈第一選択〉	〈第一選択〉
	β遮断薬	β遮断薬	β遮断薬	Naチャネル遮断薬 (intermediate) プロパフェノン アプリンジン *心不全では ジキタリス ＋少量β遮断薬
	〈第二選択〉 Naチャネル遮断薬 (slow) ジソピラミド シベンゾリン 〈第三選択〉 Naチャネル遮断薬 (intermediate) プロパフェノン アプリンジン カテーテルアブレーション	〈第二選択〉 Naチャネル遮断薬 (slow) ジソピラミド シベンゾリン Naチャネル遮断薬 (intermediate) プロパフェノン アプリンジン	〈第二選択〉 Naチャネル遮断薬 (intermediate) プロパフェノン アプリンジン 〈第三選択〉 Naチャネル遮断薬 (slow) ジソピラミド シベンゾリン	〈第二選択〉 カテーテルアブレーション

図3 上室性期外収縮治療のアルゴリズム（文献5より）

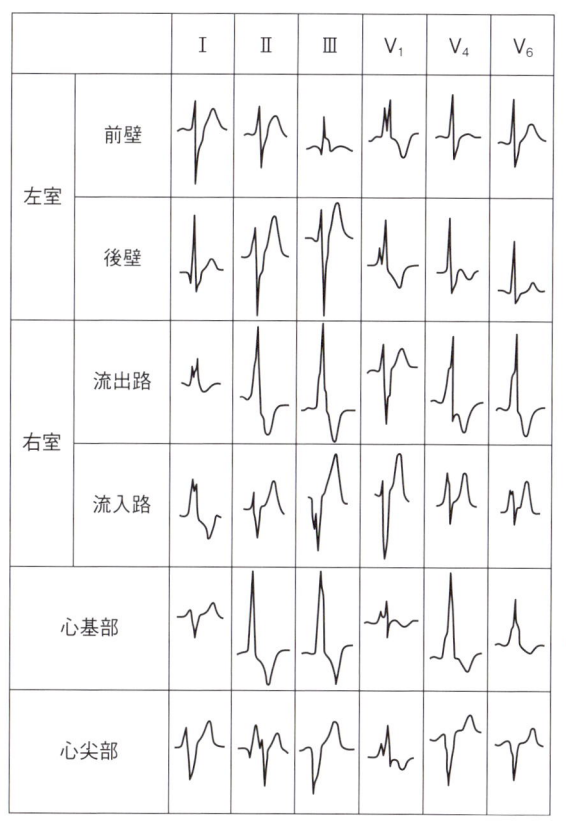

図4 簡潔な PVC 起源部位の推測法（心室中隔起源に関しては推測不能）（文献3より）

基本としては，右室起源であればQRSは左脚ブロック型となり，左室起源であれば右脚ブロック型となる．心基部起源であれば，肢誘導は上から下に伝導しⅡ，Ⅲは陽性になり，心尖部では逆にⅡ，Ⅲは陰性を呈する．

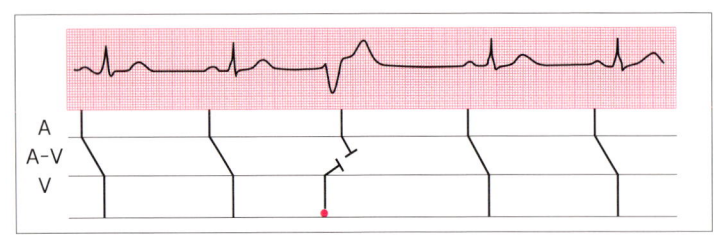

A：PVC が房室結節まで逆伝導し，洞調律は房室結節の不応期に重なり伝導されない（代償性 PVC）．

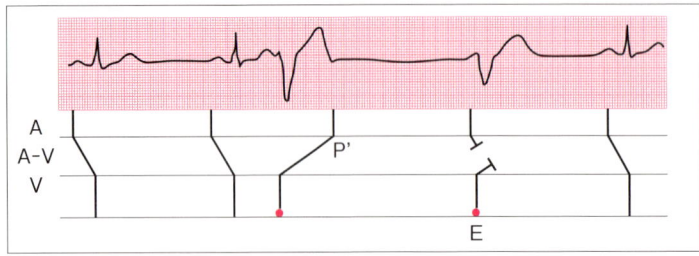

B：PVC が洞調律まで逆伝導し QRS の後ろに逆行性 P 波を形成する．洞調律は P' でリセットされ，次の洞調律までの間が空いたところに E（補充収縮）が心室から起こり遅れた洞調律の伝導をブロックしている．

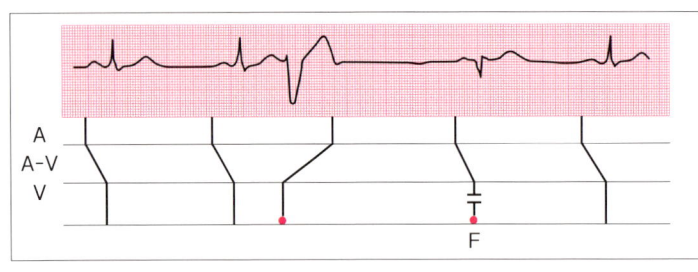

C：洞調律と PVC が心室内で重なり F（癒合波）を形成する．

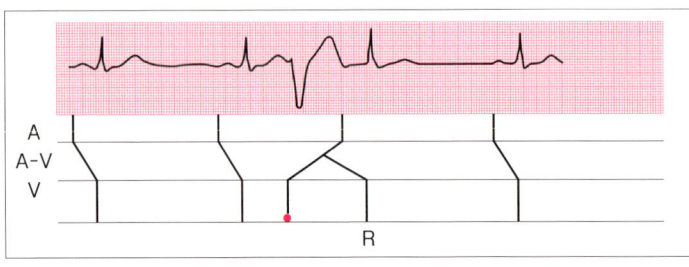

D：PVC は房室結節−洞結節へ逆伝導するとともに房室結節から再度正常伝導で narrow QRS を形成．

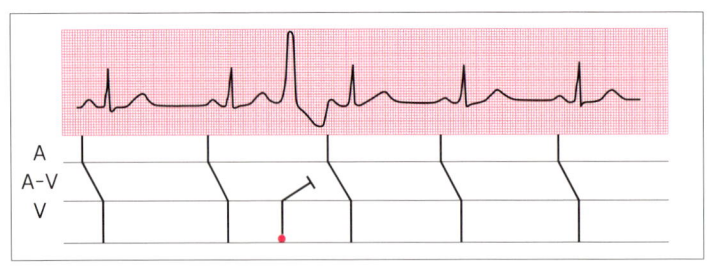

E：PVC は房室結節の不応期に重なり，それより上流には伝導しないため，洞調律は影響を受けない（間入性 PVC）．

図5 PVC と洞調律の関係（文献 1 より）

1）心電図所見

先行 P 波を伴わない 120 msec を超える幅広く大きな QRS と，それとは逆向きの T 波からなる．観察される QRS 波形とその電気軸は，大まかではあるが心室内興奮部位の推定には有用である（図4）．先行洞調律との連結期は一定であることが多く，洞調律 RR 周期の間に入る形の間入性 PVC と洞調律の伝播を抑制し，PVC 前後の RR 間隔が洞調律周期の 2 倍になる代償性 PVC に大別される（図5）．

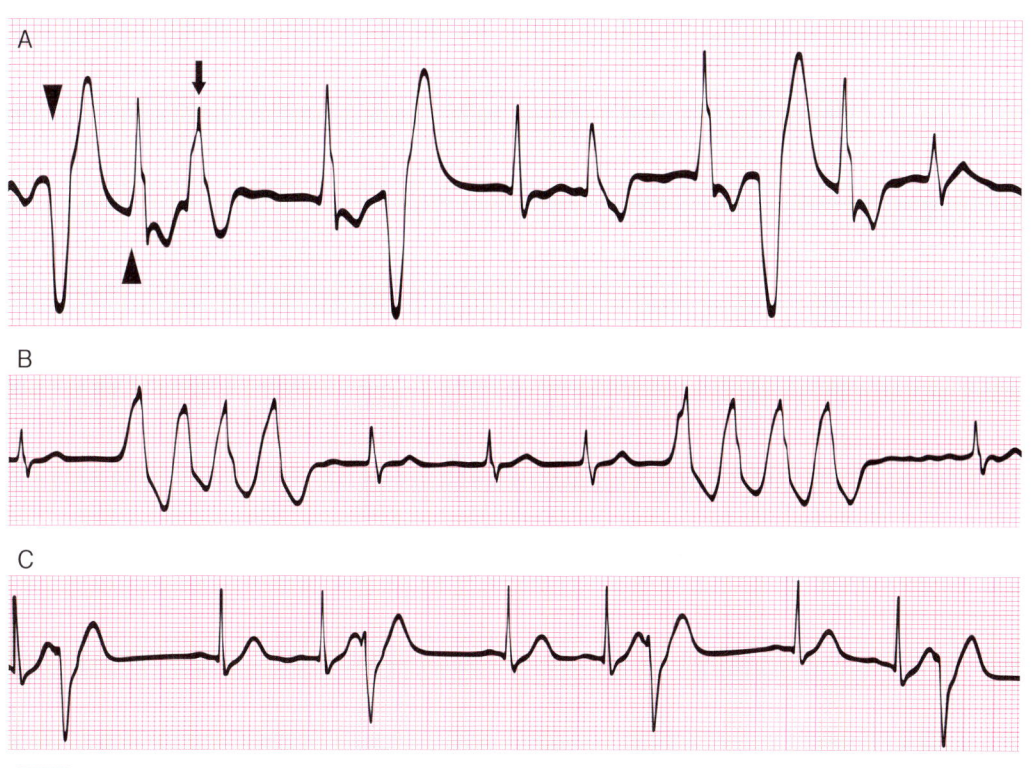

図6 様々なパターンのPVC（文献2より）
A：多形性PVC．少なくとも3種類のPVCが観察される．
B：PVC short-run．左脚ブロック型PVCが4連発認める．
C：R on T．先行洞調律から280 msecと非常に短い連結期でPVCが出現しており，洞調律のT波とPVCが重なって観察される．

表1 Lown分類（1974）

Grade 0： 期外収縮なし
1： 散発性期外収縮（30/時間以下）
2： 多発性期外収縮（30/時間以上または1/分以上）
3： 多形性期外収縮
4： 反復性期外収縮
4A……2連発（couplets）
4B……心室頻拍
5： 早期性の強い心室性期外収縮（R on Tを示す）

今日ではグレードと重症度の関連は乏しいことが知られているが，期外収縮概要を整理するには有用（文献4より）

　また，PVCの波形で分類するといつも同じ形である単形性（monomorphic PVC）が多く，複数の形のPVCが観察される多形性（polymorphic PVC）は少ないが，心筋の易刺激性を反映していると考えられ注意を要するPVCである（図6）．
　重症度を心電図所見より分類したものとして古くよりLown分類[6]が臨床では利用されてきた．重症度を必ずしも正確に反映しないところもあるが，わかりやすく分類されており便利である（表1）．

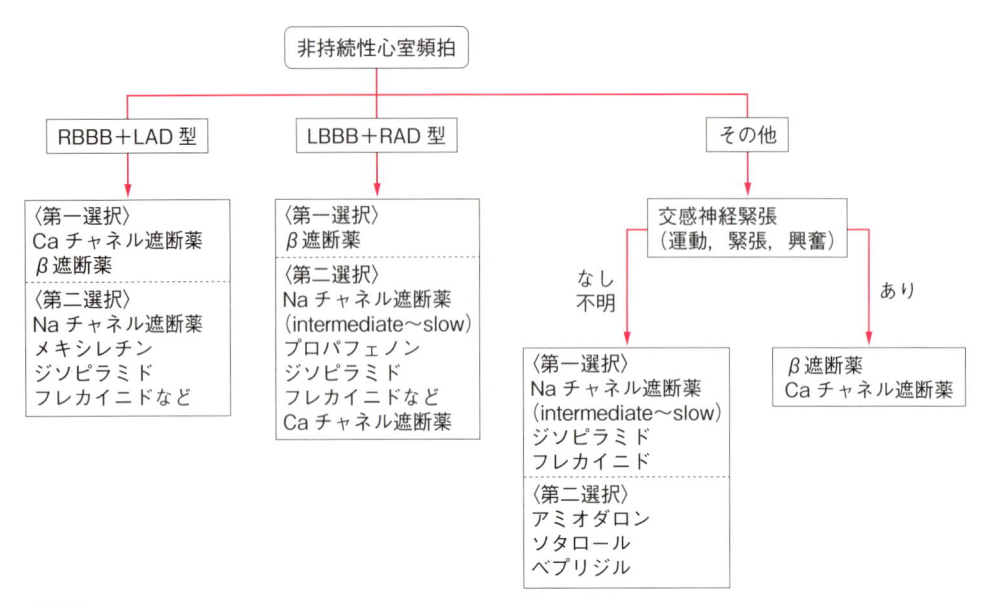

```
                        ┌─────────────────┐
                        │  非持続性心室頻拍  │
                        └─────────────────┘
          ┌──────────────────┼──────────────────────┐
   ┌─────────────┐    ┌─────────────┐        ┌─────────────┐
   │ RBBB＋LAD 型 │    │ LBBB＋RAD 型 │        │   その他     │
   └─────────────┘    └─────────────┘        └─────────────┘
          │                  │                      │
                                              ┌──────────────┐
                                              │ 交感神経緊張   │
                                              │(運動，緊張，興奮)│
                                              └──────────────┘
                                             なし/不明      あり
```

〈第一選択〉
Ca チャネル遮断薬
β 遮断薬

〈第二選択〉
Na チャネル遮断薬
メキシレチン
ジソピラミド
フレカイニドなど

〈第一選択〉
β 遮断薬

〈第二選択〉
Na チャネル遮断薬
(intermediate～slow)
プロパフェノン
ジソピラミド
フレカイニドなど
Ca チャネル遮断薬

〈第一選択〉
Na チャネル遮断薬
(intermediate～slow)
ジソピラミド
フレカイニド

〈第二選択〉
アミオダロン
ソタロール
ベプリジル

β 遮断薬
Ca チャネル遮断薬

図7 非持続性心室頻拍治療のアルゴリズム（文献 5 より）

2）臨床的意義

　PVC 自体は頻度の多い不整脈であり，基礎疾患のない健常者では小児・成人ともに長期観察でも経過とともに予後良好であり，小児では経過とともに消失ないし減少することが多い[7,8]．

　明らかな家族歴および基礎疾患がなく小児学校心臓検診でみつかった場合には，継時的な観察と運動負荷による心拍増加に対する反応が重要であり，多くの場合は運動で心拍数が増加すると PVC は消失ないし減少し正常洞調律になる．このような場合には学校生活上の管理は E-可（部活動も運動制限不要）で管理する．他方，運動負荷で PVC が頻発，多形性，連発性，心室頻拍がみられれば，Holter 心電図，心エコー，心筋シンチ，心臓カテーテル検査などを行い器質的疾患の検出を行い，治療管理方針を決めることが必要である．

　基礎疾患（先天性心疾患の術後，心筋症，心筋炎など）や不整脈の家族歴がある場合には，それぞれの状況に応じた注意深い観察と検討が必要である．

3）治療

　CAST study[4]が発表されて以降，PVC に対する治療の適応については厳密に検討することが一般的になっている[9,10]．しかし，頻発により頻拍症を呈する症例や自覚症状が強い場合には無治療では心機能の低下や心事故を起こす可能性の指摘があり，適切な治療を考慮することになる．その場合には非持続性心室性頻拍に準じた治療方針で臨むことになり[9,10]，小児循環器学会のガイドライン[5]に従い PVC の波形に着目して図7のようなアルゴリズムから治療法を選択する．

● **参考文献** ●

1) Olgin J, Zipes DP. In: Braunwald' Heart disease. 9th ed. Elsevier; 2012. p.771-6, p.796-8.
2) 五十嵐正男, 山科 章. 期外収縮. In: 不整脈の診かたと治療. 第5版. 東京: 医学書院; 1998. p.52-77.
3) 新村一郎, 長嶋正貫, 柴田利満. In: 心電図セルフトレーニング. 東京: 診断と治療社; 1999. p.169-71. p.196-8.
4) Rogers WJ, Ebstein AZ, Arciniegas JG, et al. Preliminary report: Effect of encainide and flecainide on mortality in a randomized trial of arrhythmia suppression after myocardial infarction. N Engl J Med. 1989; 321: p.406-12.
5) 岩本眞理, 住友直方, 牛ノ濱大也, 他. In: 日本小児循環器学会, 編. 小児不整脈の診断と治療ガイドライン. 2011. p.1-2, p.11-2.
6) Jelinek MV, Lohrbauer L, Lown B. Antiarrhythmic drug therapy for sporadic ventricular ectopic arrhythmias. Circulation. 1974; 49: 659-66.
7) Tsuji A, Nagashima M, Hasegawa S, et al. Long-term follow-up of idiopathic ventricular arrhythmias in otherwise normal children. Jpn Circ J. 1995; 59: 654-62.
8) Kakavand B, Ballard HO, Disessa TG. Frequent ventricular premature beats in children with a structurally normal heart: a cause for reversible left ventricular dysfunction? Pediatr Cardiol. 2010; 31: 986-90.
9) Ng GA. Treating with ventricular ectpic beats. Heart. 2006; 92: 1707-12.
10) Svendsen JH, Goette A, Dobreanu D, et al. Outpatient evaluation and management of patients with ventricular premature beats or non-sustained ventricular tachycardia. Europace. 2012; 14: 294-6.

〈田代克弥〉

Chapter 5 房室回帰性頻拍（AVRT），房室結節回帰性頻拍（AVNRT）

はじめに

　小児の上室性頻拍はAVRT（atrioventricular reciprocating tachycardia；房室回帰性頻拍），AVNRT（atrioventricular nodal reentrant tachycardia；房室結節回帰性頻拍），EAT（ectopic atrial tachycardia；異所性心房頻拍），MAT（multiple atrial tachycardia；多形性心房頻拍）などがある．この章ではAVRT，AVNRTについて述べる．これらの頻度は年齢により変化し，1歳以下ではAVRT 90％，AVNRT 10％以下，2～10歳ではAVRT 60％，AVNRT 30％，10歳以上ではAVRT 70％，AVNRTN 20％といわれている[1]．いずれの頻拍とも房室結節が電気刺激のリエントリー形成に係わっているので，房室結節の伝導を抑えることが治療の主眼になるので2つの不整脈で共通している部分が多い．

1. AVRT（atrioventricular reciprocating tachycardia；房室回帰性頻拍）

　AVRTは副伝導路と通常の刺激伝導系との間で電気刺激のリエントリーを生じるため起こる．AVRTの多くはWPW症候群でありKent束が副伝導路となっている．この副伝導路は胎生期の心臓形成過程で心室と心房の分離が不十分であるためにできるといわれている．それらは心筋線維なので電気刺激がそれを介して房室結節より早く心筋に到達するためΔ波を形成する．正常房室結節伝導が早いと副伝導路との伝導時間の差が少なくなるのでΔ波は小さくなる．心拍数が速い新生児時ではΔ波がわかりにくいが成長とともに脈拍が遅くなるとはっきりしてくる[2,3]．この頻拍の多くは心房→房室結節→心室→副伝導路（逆伝導）→心房のように電気刺激が心臓を心房，心室と大きく回る．副伝導路を逆伝導する（順行性）ものは正方向性房室回帰性頻拍（orthostatic）とよばれる（図1）．電気刺激が副伝導路を順行し，房室結節を逆行する頻拍は逆行性房室回帰性頻拍（antidromic）とよばれるが，頻度は少ない．この場合は正方向性と違ってQRS幅が広くなることがあり，心室頻拍などとの鑑別が必要になる．WPW症候群を合併しやすい疾患はEbstein anomaly，修正大血管転位症，心筋症，心内膜線維弾性症といわれている．潜在性WPW症候群では副伝導路の電気刺激が心室から心房へと逆伝導しか伝わらないため発作間欠期にΔ波が認められない．副伝導の順行性伝導が間欠的に認められるものは間欠的WPW症候群とよばれΔ波が出たり消えたりする．そのため症状はないのに心電図が突然wide QRSに変わる箇所があるため，びっくりすることもある．

　Kent束の位置はV₁誘導のQRS波形から推定することができる[4,5]（図2）．A型はRパターンで左側側壁（左心室），B型はrSパターンで高位右心房，C型はQSもしくはQRパターンでHis束，冠状

Chapter 5 ◆ 房室回帰性頻拍(AVRT), 房室結節回帰性頻拍(AVNRT)

正方向性房室回帰性頻拍
電気刺激は副伝導路を逆行性に正常伝導路を順行性に流れる．
QRS波形は正常である．

逆行性房室回帰性頻拍
電気刺激は副伝導路を順行性，正常伝導路を逆行性に流れる．
QRS波形はwideになる．
頻度は少ない．

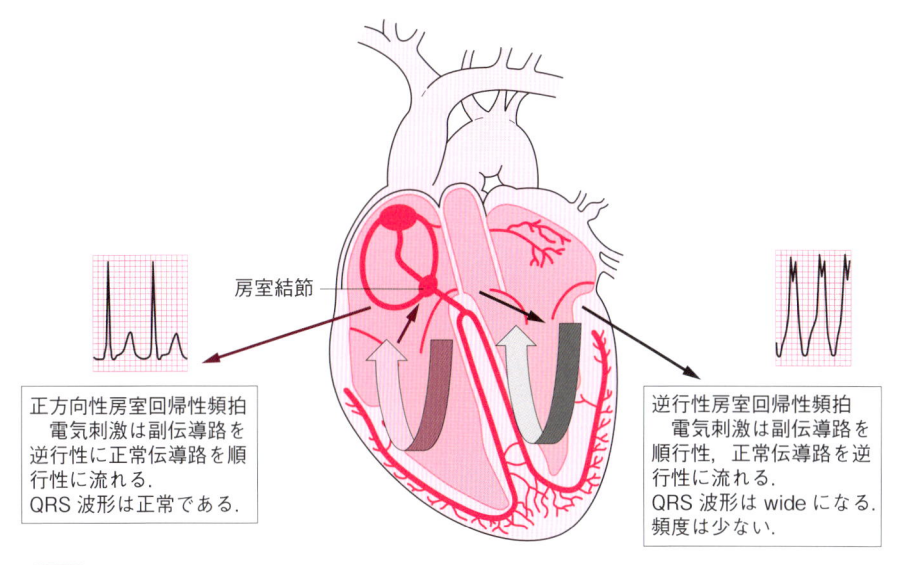

図1 房室回帰性頻拍：正方向性，逆行性について

B型
rSパターン
高位右心房

洞結節
右心房
房室結節
刺激伝導系
右心室
左心房
左心室

A型
Rパターンで左側側壁
(左心室)

C型
QSもしくはQRパターンでHis束，冠状静脈洞近傍

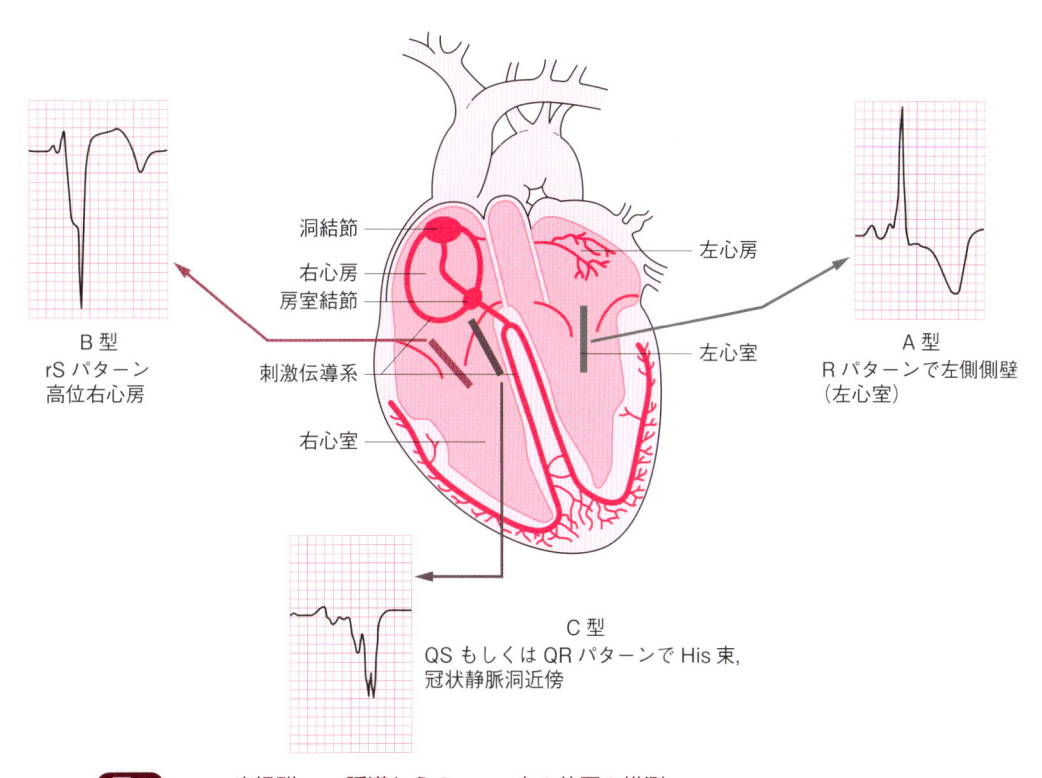

図2 WPW症候群：V₁誘導からのKent束の位置の推測

静脈洞近傍にKent束があるといわれている．Δ波の存在を知るにはV₄誘導がわかりやすいといわれている．Kent束が右房や中隔にあるB型，C型がA型よりリエントリー回路が短くなるので頻脈発作時の心拍数は早い傾向がある．副伝導路が1つではなく複数が存在する症例もあるのであてはま

ないこともある．

2. AVNRT（atrioventricular nodal reentrant tachycardia；房室結節回帰性頻拍）

　AVNRT は房室結節の心房側で小さなリエントリーを形成することによって生じる．コッホの三角の中で冠静脈洞と三尖弁輪の間を延びる slow fiber を順行性に伝導し，通常の伝導路である fast fiber を逆伝導して通常型（common type）のリエントリーを形成する[6]．発作時の P 波は QRS に重なるか直後に陰性 P 波がみられる．それに対して稀有型（uncommon type）は電気刺激が fast fiber を順行に，slow fiber を逆行するリエントリーとなる．この場合は QRS 波の直前に陰性 P 波が出現するので long RP' 型頻拍とよばれる．鑑別が必要になる上室性頻拍は異所性心房頻拍，洞性頻拍，遅い副伝導路を逆行する persistent junctional reciprocating tachycardia（PJRT）などがあげられる．通常頻拍発作時の心拍数は AVNRT では 180/分以下，AVRT では 180/分以上のことが多い．また，頻拍発作時に発作の心拍数が突然変化するのはリエントリー回路の心室の左脚，右脚が変化するため伝導時間が変化するため生じる現象で，これが認められれば AVRT の可能性が高くなる．

3. LGL（Lown-Ganong-Levine）症候群

　心電図で PR 時間が 0.12 未満と短縮しているが，Δ波を伴わない正常 QRS 波形を示す[7]．発作性上室性頻拍を起こす．心房と房室結節下部もしくは His 束を結ぶ副伝導路（James 束）のためといわれていた．最近は房室結節の伝導促進か房室結節の低形成の関与などが推測されている．最近の報告例は少なく，複数の成因が考えられている．

4. 心電図の見方

1）頻拍発作に出会ったら

　新生児ほど心拍数が早いので頻脈が病的な不整脈かどうか迷うこともある．とくに発熱は洞性頻脈になるが，頻脈発作の誘因にもなるので判断に難しいときもある．循環不全がなく状態に猶予があるときにはクーリングや解熱剤などを使用して少し変化をみてみる．リエントリーで起こる AVRT，AVNRT は突然始まり，突然停止して改善する．啼泣，体動などでも頻拍の心拍数は変動が少ない．洞性頻脈では心拍増加時と改善するときの心拍数はゆっくりした変動があり，啼泣や入眠などでも心拍数は変動する．発作の開始時，停止時の心電図波形が参考になる．心房性期外収縮により頻拍が始まる，もしくは停止する，房室ブロックが起きて頻拍が停止するなどは房室結節が不整脈に関与している所見となる．AVNRT の開始は心房性期外収縮で始まり，uncommon type の AVNRT は心室性期外収縮で始まるといわれている．不整脈の緊急対応が必要かどうかは循環不全の有無による．PALS（pediatric advanced life support）では初期評価として意識レベルの低下，呼吸障害，皮膚色不良など末梢循環不全が認められれば緊急事態であるのですぐに対応が必要としている．

2）頻拍発作に重要なのは P 波の同定である

　正常心臓では洞性 P 波の極性は Ⅱ，Ⅲ，aVF で上向きである．

Chapter 5 ◆ 房室回帰性頻拍(AVRT), 房室結節回帰性頻拍(AVNRT)

表1 上室性頻拍の鑑別診断

種類	P波形	頻拍時心拍数	頻拍の出現・消失	房室ブロック/ATPによる停止様式
房室回帰性頻拍（AVRT） 房室結節を順伝導 副伝導路を逆伝導	QRS波の後に明瞭な逆伝導によるP波を確認できる.	一定	突然	ATPによりAVブロックで停止する. 頻拍中房室ブロックが出現し頻拍が持続することはない.
房室結節回帰性頻拍（AVNRT）	通常型の場合：QRS波とP波は重なり確認しづらい. 稀有型の場合：long RP頻拍となる.	一定 AVRTに比較し遅い	突然	ATPによりAVまたはVAブロックで停止する. 頻拍中房室ブロックが出現しても頻拍が持続することがある.
異所性心房頻拍（AT） 機序 自動能亢進 トリガードアクティビティー マイクロリエントリー	P波形が正常洞調律時と異なる. 通常long RP頻拍を呈するが, PR時間の延長を伴う場合はlong PR頻拍となる.	変動あり	徐々に warm-up cool-down	頻拍中房室ブロックが出現しても頻拍は持続する. ATPで停止：稀

（牛ノ濱大也. 小児不整脈の診断・治療ガイドライン. 日本小児循環器学会別冊. 2010[8]より）

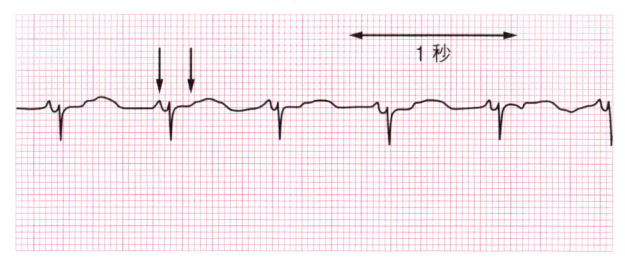

心電図 25mm/s

PAC with blockの症例.
倍速でP波がわかりやすくなる

倍速心電図 50mm/s

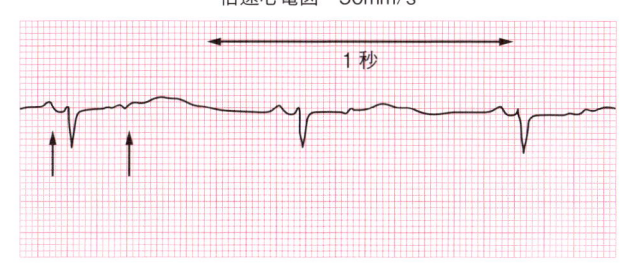

図3 心電図1. 心電図の倍速記録

　心電図を読むときにはP波の確認が必要な事項である. 小児循環器学会の小児不整脈の診断・治療ガイドラインによる上室性頻拍の鑑別診断の表を示す（表1）[8]. P波がQRS波の後ろに確認できれば正方向性のAVRTであり, P波が確認できないときはAVNRTの可能性が高い. 心電計には記録速

度や感度を上げる機能が備わっているので，その機能を利用するとP波が判別しやすくなることがある．具体的には心電図の記録速度を通常の25 mm/sから50 mm/sにして記録速度を早くする，感度を10 mm＝1.0 mVから20 mm＝1.0 mVにあげて記録する（図3）．心電図がデジタルファイルであれば電子カルテ上での画面操作で可能である．正常P波の極性も1つの誘導では判断できないように，不整脈を診断するにはできる限り12誘導心電図を，せめて肢誘導など複数の誘導の心電図を記録することが重要である．また，食道誘導を使用するとP波の判別がしやすくなるといわれている．QRS間隔が規則的か不規則であるかは，心拍数が速くなるとわかりにくくなるが，不規則であれば心房細動の可能性が高くなるのでよく確認する必要がある．過去の心電図があれば，それと比較することは診断にとても重要な情報となる．

5. AVRT，AVNRT症例

8歳のWPW症候群の男児の初回の頻拍発作時の心電図である（図4）．下校途中で動悸があり，改善しないため救急外来を受診した．学校健診の心電図でWPW症候群を指摘されていた．P波はQRSの後ろにあり，WPW症候群の頻拍発作と診断した．この症例では肢誘導より胸部誘導でP波が確認しやすい．顔面冷水刺激による迷走神経反射で頻拍発作は停止した．非発作時の心電図ではΔ波を認めた（図5）．

次は10歳男児の頻拍発作時の心電図（図6）である．学校の授業中に動悸を感じて，頻拍を指摘さ

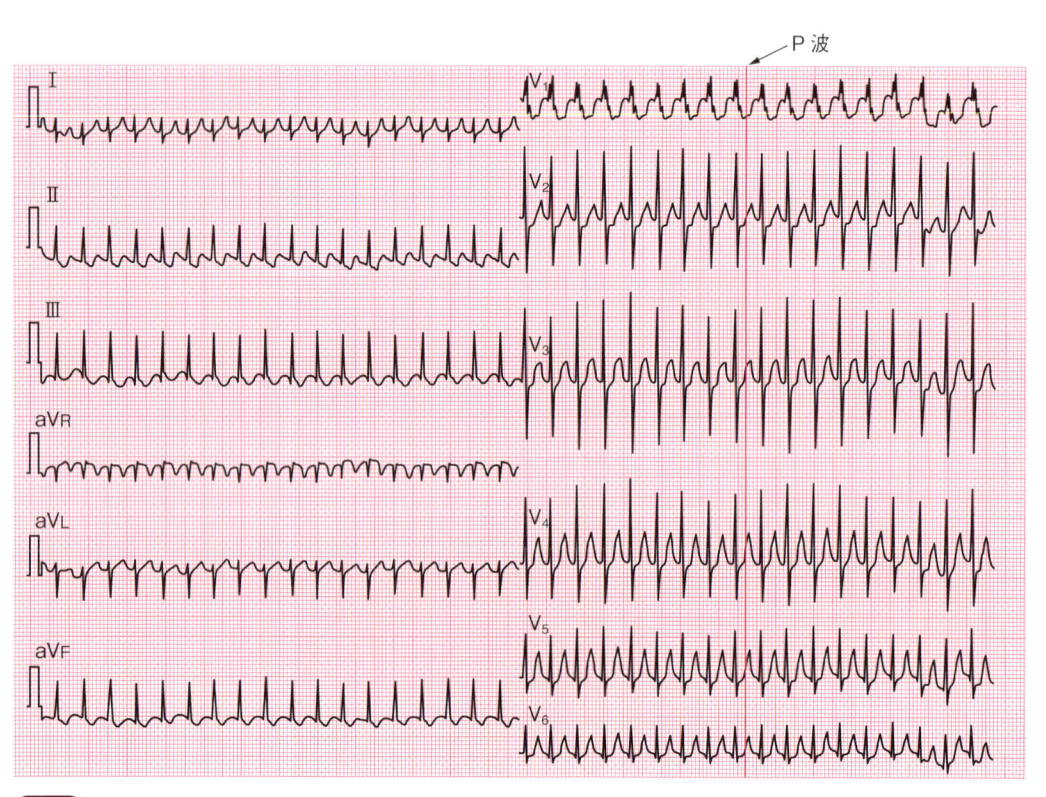

図4 心電図2．8歳男児　WPW症候群頻拍発作

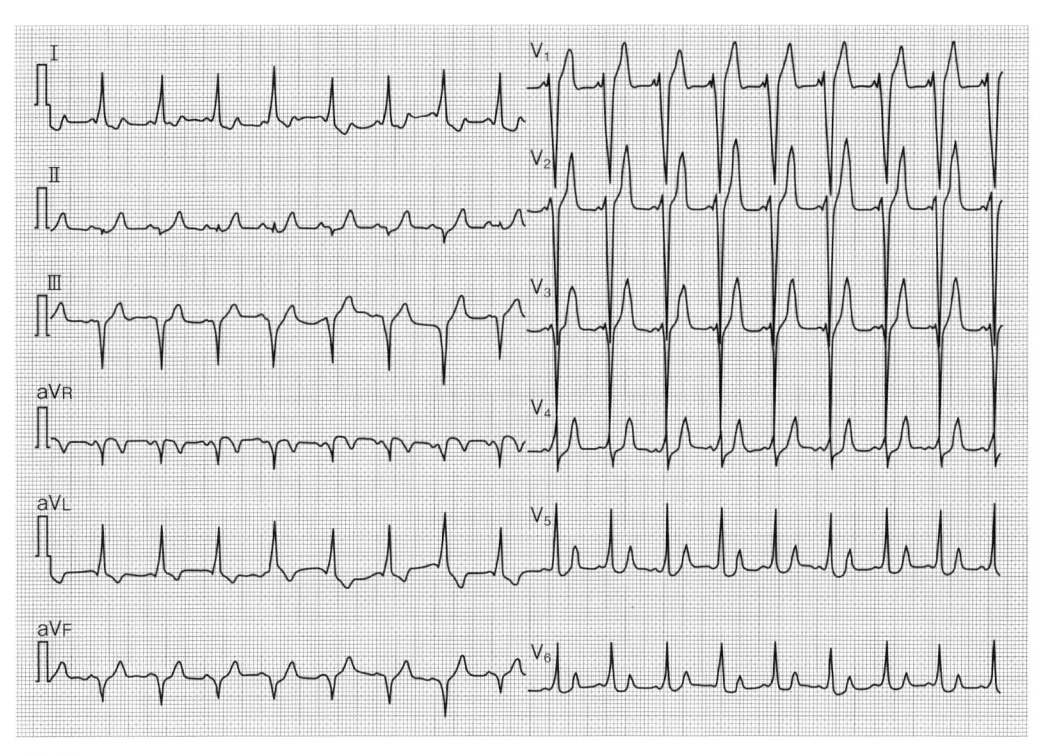

Chapter 5 ◆ 房室回帰性頻拍（AVRT）, 房室結節回帰性頻拍（AVNRT）

図5 心電図 3. 8歳男児　WPW症候群（B型）非発作時

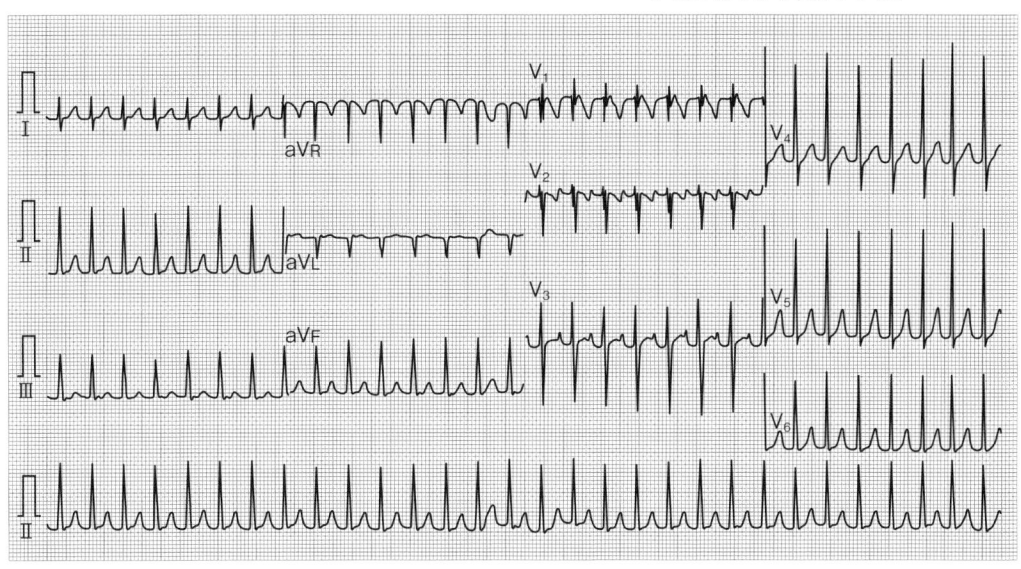

P波がはっきり判別できない

図6 心電図 4. 10歳男児　AVNRTの頻拍発作時

Δ波は認められない

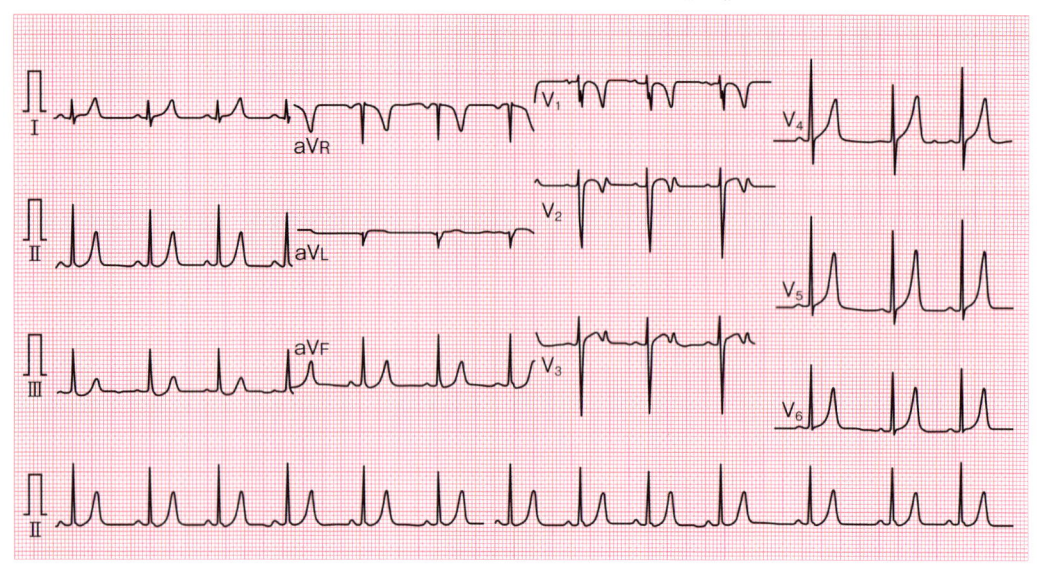

図7 心電図 5. 10 歳男児　AVNRT の非発作時

れ当院受診となった．頻拍発作時の心電図では P 波ははっきり判読できず AVNRT と考えられた．迷走神経刺激では停止しなかったので，静脈路を確保して ATP の急速静注を行い停止した．非発作時の心電図でΔ波は認めなかった（図 7）．

6．治療について─頻拍発作時の対応

　AVRT，AVNRT ともに房室結節が頻拍発作に関与しているので発作時の治療はほとんどで共通している．初回の発作であれば治療前に基礎疾患のチェックは重要である[9]．頻度は少ないが拡張型心筋症や劇症型心筋炎で心不全が強いときに著しい洞性頻脈になっていることがあり，そのような症例に ATP（ATP や心機能を低下させる不整脈薬）を使用すると心停止に至る可能性もある．そのため，情報がない症例の頻脈の治療を開始する前には超音波検査などで基礎疾患をスクリーニングする必要がある．頻拍の治療前に基礎疾患の可能性を家族に伝えておくことでトラブルになることが防げる．図 8 に対応のフローチャートを示した．意識レベルの低下，呼吸障害など循環不全が強ければ緊急事態であるので電気的除細動を検討する．

1）迷走神経刺激（ice bag 法，顔面冷水刺激法，咽頭刺激法）

　氷水で満たしたビニール袋で顔面を圧迫する ice bag 法，治療に協力的であれば氷水に顔を浸水させる顔面冷水刺激を行って迷走神経を刺激する．それにより房室結節の伝導を遅らせてリエントリー回路を切断できれば頻拍は停止する．これらは自宅でもできるので子どもたちに外来受診時などに繰り返し伝える．病院で治療するときには心電図をモニターしながら行う．新生児，乳児には舌圧子を用いた咽頭刺激も可能である．舌圧子を舌根部から咽頭前壁を強く，嘔吐が誘発するくらい強く刺激

Chapter 5 ◆ 房室回帰性頻拍(AVRT), 房室結節回帰性頻拍(AVNRT)

```
                              ┌─────────┐
                              │  頻拍   │
                              └────┬────┘
                    ┌──────────────┴──────────────┐
                    ▼                             ▼
        頻拍発作 QRS幅 0.09秒より広い        頻拍発作 QRS幅 0.09秒以下
          心室頻拍の可能性
          逆行性房室回帰性頻拍              ※循環不全があればすぐに
          脚ブロックがある上室性頻拍          電気的除細動
                                              初回 0.5～1 J/kg,
                                              2回目 1～2 J/kg
```

1. 迷走神経刺激
   ice bag, 顔面冷水刺激
   嘔吐反射誘発など

2. ATP 0.1～0.3mg/kg 初回 0.1mg/kg 急速静注
   （新生児でも使用される）

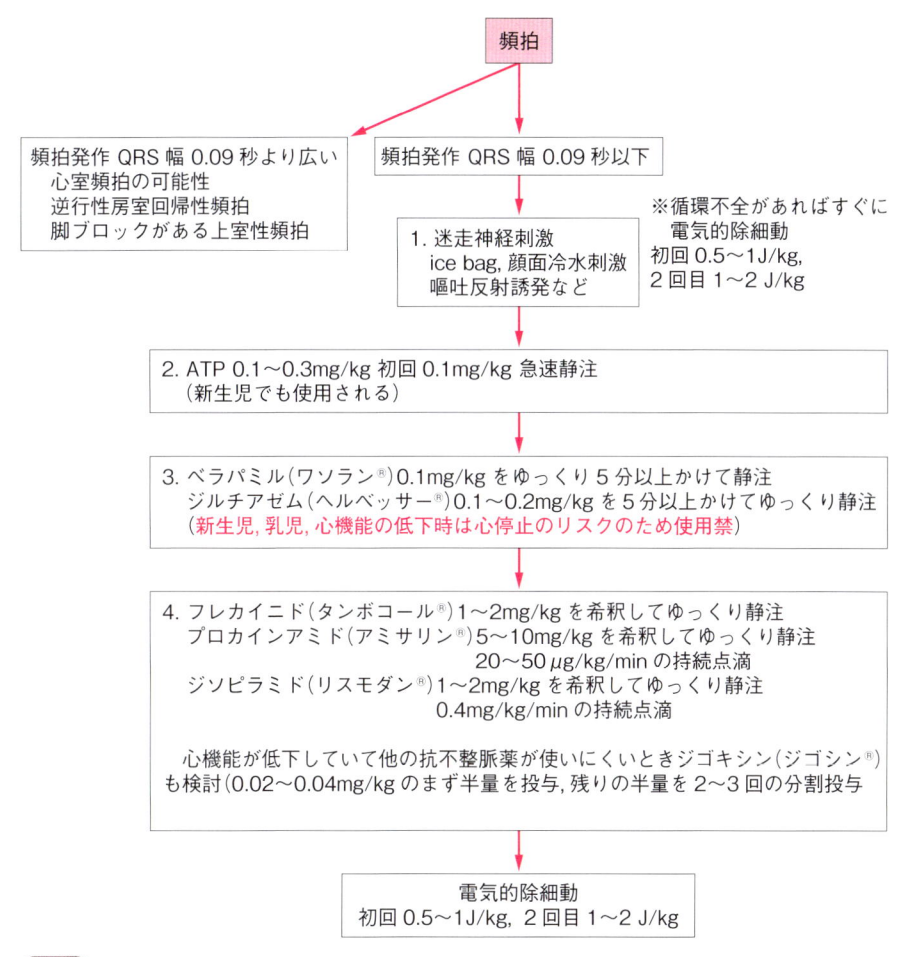

3. ベラパミル(ワソラン®)0.1mg/kg をゆっくり5分以上かけて静注
   ジルチアゼム(ヘルベッサー®)0.1～0.2mg/kg を5分以上かけてゆっくり静注
   （新生児, 乳児, 心機能の低下時は心停止のリスクのため使用禁）

4. フレカイニド(タンボコール®)1～2mg/kg を希釈してゆっくり静注
   プロカインアミド(アミサリン®)5～10mg/kg を希釈してゆっくり静注
      20～50μg/kg/min の持続点滴
   ジソピラミド(リスモダン®)1～2mg/kg を希釈してゆっくり静注
      0.4mg/kg/min の持続点滴

   心機能が低下していて他の抗不整脈薬が使いにくいときジゴキシン(ジゴシン®)
   も検討(0.02～0.04mg/kg のまず半量を投与, 残りの半量を2～3回の分割投与

   電気的除細動
   初回 0.5～1 J/kg, 2回目 1～2 J/kg

図8 上室性頻拍の治療
(牛ノ濱大也. 小児不整脈の診断・治療ガイドライン. 日本小児循環器学会別冊. 2010. より)

する. ただし, 哺乳直後や意識レベルが低下しているときには, とくに吐物による誤嚥に注意する. 嘔吐に備えて吸引の準備をしておく. 点滴確保に難渋する乳児には有効である.

2）ATP（アデホス-L コーワ注®）

（使用量 0.1～0.3 mg/kg, 初回 0.1 mg/kg, 効果なければ倍量投与）

体内ですぐに失活するので薬剤が速やかに心臓に到達するように生理食塩水でATPを一気に後押しする. 薬剤の効果で房室伝導が抑制され一過性房室ブロックになり数秒間極端な徐脈になる. 徐脈時には頭痛, 吐き気のため気分不良になる. 年長児にはあらかじめそのことを伝えておき, 静注時に声かけしながら行うと患児もびっくりさせずにすむ. 徐脈に備えて事前に酸素を投与しておいてもよい. 副作用で気管支攣縮を生じることもあるといわれているので注意する. ATPの効果で一過性の徐脈になったときに心室性期外収縮から R on T になり心室細動に進展する可能性や回復期に心拍が速い心房細動になりショックに陥る危険性もある. これらが発生する可能性は低いが常に緊急対応がで

きるようにアンビューマスク，除細動器などの準備をしておくことは重要である．ベラパミルなどすでに不整脈薬が投与されているときに ATP を使用する場合には徐脈の時間が長くなることがあるので注意を要する．

　この薬剤は体内での失活が早いので繰り返し使用できるが再発予防効果はない．再発するときには内因性カテコールアミンを減らすために鎮静剤を追加投与したり，他の薬剤を検討する．薬剤を静注しても房室ブロックがまったく認められないときには心臓に薬剤が到達していない可能性があるので ATP の量，点滴もれがないか静脈路の確認，生食の後押し量を確認する．

3）電気的除細動

　意識レベルの低下など循環不全症状が強ければすぐに電気的除細動を行う．上室性頻拍の場合の出力は 0.5〜1.0 J/kg で効果なければ 1〜2 J/kg へ増量する．この場合は同期を選択する．もし，心室細動になれば除細動器の同期は解除して使用する．

4）抗不整脈薬

　ATP の急速静注が効果なければベラパミル，フレカイニド，プロカインアミド，ジソピラミドなどの抗不整脈薬を検討する．それぞれの薬剤を持続点滴するかどうかは発作のコントロール状況などから判断する．ベラパミルは新生児，乳児および心機能が低下している症例では心停止となることがあるので原則使用しない．ジギタリスについては成人と小児では異なる意見もある．AVNRT に対しては使用されるが，WPW 症候群では房室結節の伝導を抑制し，副伝導路へ誘導するので使用しないとされていることが多い．しかし，他の不整脈薬と違って心機能を低下させないので新生児，心機能低下がある症例でも使いやすく，効果のある症例も存在するので実際には基礎疾患のある WPW 症候群には使用されることもある．

7. 非発作時の管理，治療

　運動により頻拍発作が誘発されれば運動制限が必要になる．そのため，運動負荷試験や Holter 心電図を行う[10]．Holter 心電図では夜間の徐脈時に房室伝導が遅くなり，Δ波がはっきりすることもある．また，間欠的 WPW 症候群がみつかることもある．症状はないのに心電図が突然 wide QRS になるときは間欠的 WPW 症候群も鑑別の一つとなる．Holter 心電図を装着しているときには安静だけでなく色々の環境での心電図を観察したいので走ったり，階段を上がったりして体を動かしてもらうことも説明する．

　発作時に極端な頻脈となり突然死の可能性がある場合や発作の頻度が多く頻回の病院受診が必要であるときは予防内服を検討する．発作の頻度が数カ月に 1 回程度で，発作時の循環も保たれている場合の予防内服は行わず，頻拍時の対応法を教えて経過観察とする．外来受診については発作停止直後と数カ月後では心電図が変化していることがあるので心電図の経過観察を続ける．

　アブレーション治療の適応は基礎疾患や年齢により変わる．小児不整脈の診断・治療ガイドライン，日本循環器学会のガイドラインによると無症候性 WPW 症候群，5 歳未満で薬剤コントロールができ

ている患者についてはアブレーション適応はなしとされている．WPW症候群の突然死予防に対する意見は分かれている．心房細動が合併すると偽性心室頻拍となり心室細動に移行して突然死を起こす．心房細動になる機序として洞調律時の心室性期外収縮が副伝導路を逆行して心房の受攻期にかかる，房室回帰性頻拍中に心房性期外収縮が入って心房細動になることなどが推測されている[11]．若年者でも頻度は低いが突然死を起こす可能性があるといわれているが，その予防に対するアプローチは議論されているが結論は出ていない．

　社会経済的な面ではアブレーションも手術に準じる処置になるため18歳までは自立支援医療の育成医療が適用になることが多い．18歳以上になると育成医療の対象外になること，この時期は高校卒業し，親元を離れての生活が始まる時期でもあるため，決断の考慮の1つとなる．

●文献●
1) Ko JK, Deal BJ, Strasburger JF, et al. Supraventricular tachycardia mechanisms and their age distribution in pediatric patients. Am J Cardiol. 1992; 69: 1028-32.
2) 中村好秀．WPW症候群．小児科診療．2009; 159(5): 931-9.
3) 豊原啓子．WPW症候群と早期興奮症候群．小児内科．2008; 40: 979-83.
4) Ueda H, Nameki C, Tsuzuku A, et al. Further studies on the W. P. W. syndrome (pre-excitation syndrome) with special reference to the intracardiac and esophageal lead. Jpn Circ J. 1957; 21: 361-75.
5) 春見建一，後藤　晃．WPW症候群の分類とその変遷．日本臨牀．1977; 35(7): 2334-42.
6) 五十嵐正男，山科　章．発作性上室性頻拍．In: 不整脈のみかたと治療，第5版．東京: 医学書院; 1997. p.179-202, p.218-9.
7) 五十嵐正男，山科　章．LGL症候群．不整脈のみかたと治療，第5版．東京: 医学書院; 1997. p.218-9.
8) 牛ノ濱大也．上室頻拍，心房頻拍．In: 小児循環器学会「小児不整脈の診断・治療に関する検討委員会」，編．小児不整脈の診断・治療のガイドライン．日本小児循環器学会別冊．2010. p.5-11.
9) 渡辺まみ江，城尾邦隆．専門医の紹介すべき不整脈．小児内科．2008; 40: 999-1005.
10) 牛ノ濱大也．WPW症候群と早期興奮症候群．小児内科．2008; 40: 1009-13.
11) 杉　薫，中江武志．早期興奮症候群 致死性不整脈の予防と対策．日本臨牀．2002; 60(7): 1395-400.

<本村秀樹>

Chapter 6 心房頻拍

はじめに

　この章においては，小児の心房頻拍に代表される異所性心房頻拍（EAT）について，また多源性心房頻拍（MAT），不適切洞性頻脈（IST）についても述べる．いずれも頻拍の持続により頻脈誘発性心筋症を発症することもあるため注意が必要な不整脈である．年長児では動悸や気分不良などが主な症状であるが，時には失神することもあり得る．また，動悸を訴えられない新生児，乳幼児においては哺乳不良や活動性低下，体重増加不良をはじめとした心不全症状が出現するまで発見されないこともある．また，胎児期に不整脈にて気づかれることもあり得る．

　詳細については後述するが，narrow QRS 頻拍からの診断アルゴリズムを示す（図1）．

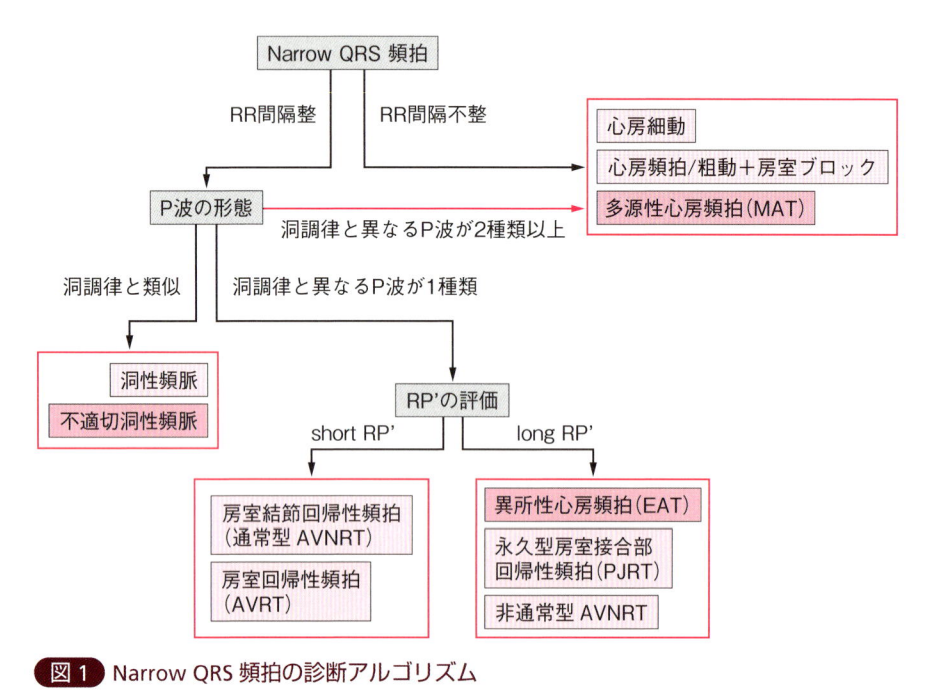

図1 Narrow QRS 頻拍の診断アルゴリズム

1. 異所性心房頻拍（ectopic atrial tachycardia：EAT）

1）疫学

成人においては上室性頻拍のうち 2～3％と稀であるが，小児ではおよそ 15％を占め[1]，副伝導路を介する房室回帰性頻拍や房室結節回帰性頻拍などの発作性上室頻拍に次いで多い頻拍である．健康幼稚園児では1万人当たり0.12人の頻度で検出され，小児期の上室性頻拍のうち乳児で40％，幼児で30％，学童で20％にみられる．

基礎心疾患を有さない特発性のものが最も多いが，先天性心疾患，心筋疾患に合併してみられることもある．特発性以外の原因疾患としては心筋炎，慢性心筋症，弁逆流性疾患，心房拡大疾患，心房腫瘍，心房操作を含む心臓手術（Senning手術やFontan手術，その他）などが報告されている[6]．

2）症状

年長児では動悸や気分不良などが主な症状であるが，心不全症状が出現するまで無症状で経過することもある．もちろん新生児，乳幼児においては哺乳不良や活動性低下，体重増加不良をはじめとした心不全症状が出現するまで発見されないことも多い[2]．Salernoらは3歳未満（23％）に比べ，3歳以上（63％）では有意に症状を認めることを報告している[9]．

3）病態

EATは，生理的に想定されるよりも高い心拍数で異所性のP波が先行し，幅の狭いQRS波が追従する頻拍であり，洞結節とは別の心房筋の局所から生じる頻拍であり，自動能亢進によると考えられている．局所からの刺激が心房，心室へ伝導し，早い心拍数を呈し，頻拍維持回路内には房室結節，心室を含まない頻拍である（図2）．

4）診断へのアプローチ

12誘導心電図を記録し，P波の同定を試みる．P波はQRSの前に明瞭に認められることもあるが，心拍数が多くなると先行心拍のT波と重なり不明瞭になることもある．通常の12誘導心電図でP波

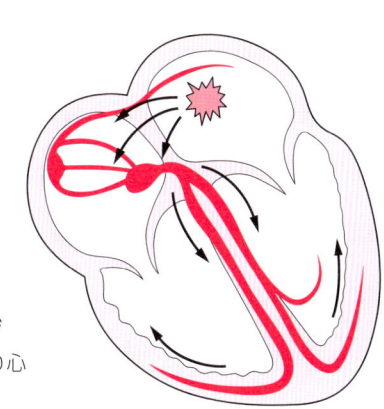

図2 異所性心房頻拍のイメージ
心房筋の局所（異所性）の発火により心房，心室に刺激が伝導する．

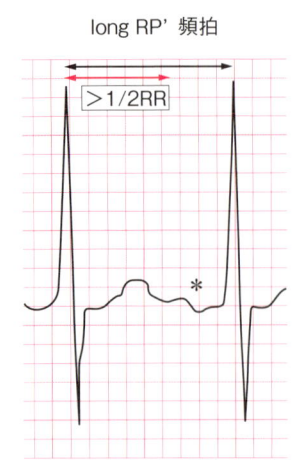

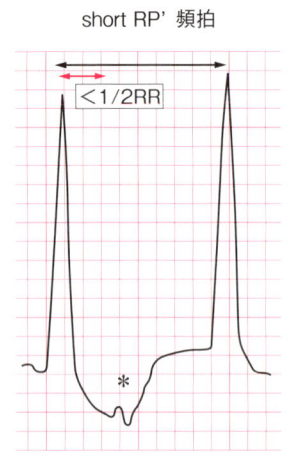

図3 QRSとQRSの間の半分より後ろにP波を認めるものをlong RP'頻拍（左），半分より前にP波を認めるものをshort RP'頻拍（右）

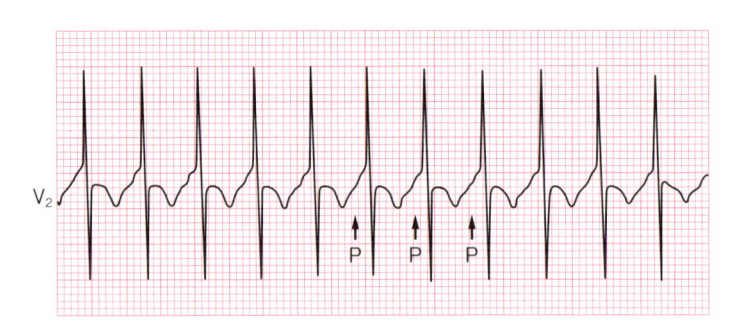

図4 心房頻拍におけるP波の位置

が明瞭でない場合，食道誘導心電図が有用なこともある．頻拍中のQRSとP波の関係を同定する（図3）[1]．

EATの多くがlong RP'頻拍（QRSとQRSの間の半分より後ろにP波を認める頻拍）の形態をとることが多い．そのため，非通常型房室結節回帰性頻拍（uncommon AVNRT）や永久型房室接合部回帰性頻拍（permanent form of junctional reciprocating tachycardia：PJRT）との鑑別が必要となる（図4）．

Uncommon AVNRT，PJRTは房室結節を含む頻拍であり，これはlong RP'頻拍の中でのEATの鑑別に役立つ点である．つまり上室性頻拍の頻拍停止を目的とした薬剤投与（ATP急速静注，Caチャネル遮断薬，β遮断薬）により，房室伝導興奮を抑制してもEATには無効であることが多い．EATは房室ブロックをきたすことも多く，房室ブロックが起こっても心房の頻拍は持続することが特徴である（図8, 9参照）．これは，EATが房室結節を含まない頻拍であり，心房拍数が増えることによって（房室結節の不応期を超える頻拍であると）生理的な房室ブロックを起こすことによると思われる．逆にいうと，房室ブロックをきたした上室性頻拍は心房頻拍，心房粗動の可能性が高く，この場合心

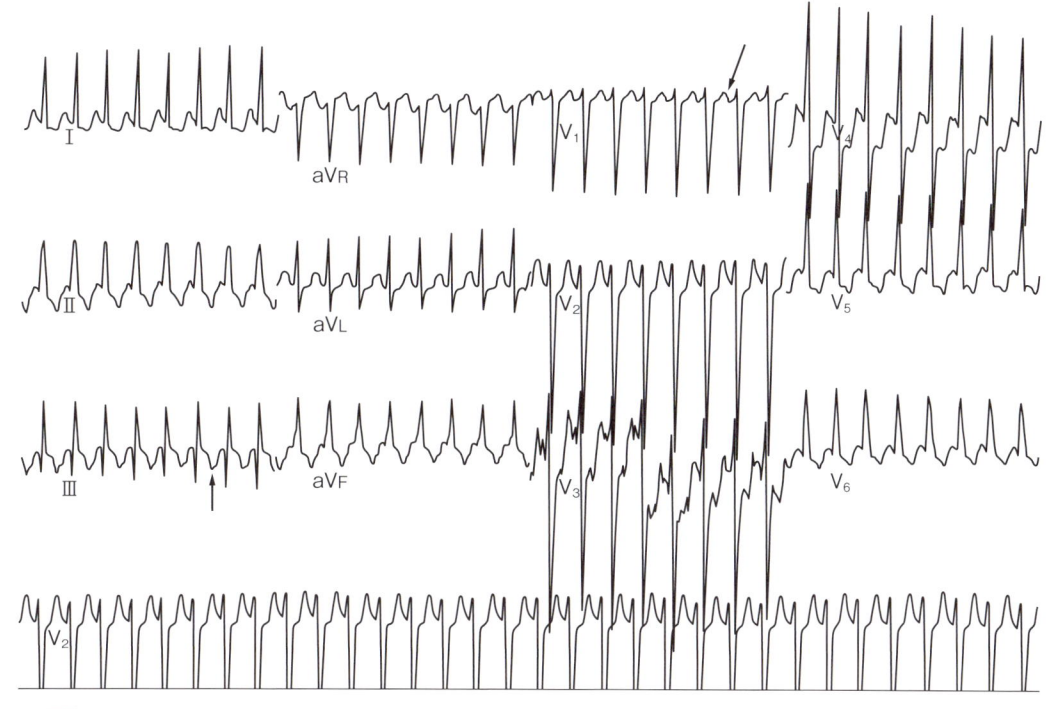

図5 EAT頻拍発作時の12誘導心電図

房粗動との鑑別が必要である．ただし，小児期における器質的心疾患を伴わない心房粗動は稀であり，さらにほとんどが胎児期・新生児期・乳児期に認めるものであることが診断の助けになる．EATの頻拍発作時の代表的な12誘導心電図を示す（図5）．

自動能亢進による上室性不整脈の特徴として，一般に頻拍中の周期は一定でなく，自律神経の影響を受けやすいため，体動，発熱，薬物などのβ受容体刺激が頻拍の引き金となることがあげられ，イソプロテレノール投与や運動負荷で頻拍が誘発されることがある．トリガーとなるものには呼吸器感染症（マイコプラズマ，ウイルスなど）も知られている．心房拍数は90～330/分と多様であり，同一症例でも脈拍数の変動が著しく，頻拍の開始時には心拍数が徐々に増加（warm-up）し，停止前には心拍数が徐々に減少（cool-down）する．抗頻拍ペーシングや直流通電では頻拍は停止しない特徴を有する[3]．

平均頻拍数は乳児期で230～250/分，幼児期で180～200/分，学童期で160～170/分と加齢とともに減少を示す．EATは慢性的に持続する傾向があり，頻脈誘発性心筋症を惹起することがあるため注意が必要である．2歳以上の小児においては心室拍数150/分以上，乳児においては180～200/分以上でその可能性が高いといわれている．

近年，電気生理学的検査の分野においてはelectroanatomical mapping system（CARTO system）やensite systemといったマッピングシステムの進歩により局在診断が可能となっている．

しかし日常の臨床において，focal心房頻拍に関しては，P波の極性からの局在診断がある程度可能である．2006年のKistlerら[7]による報告では，カテーテルアブレーションに成功した心房頻拍の局

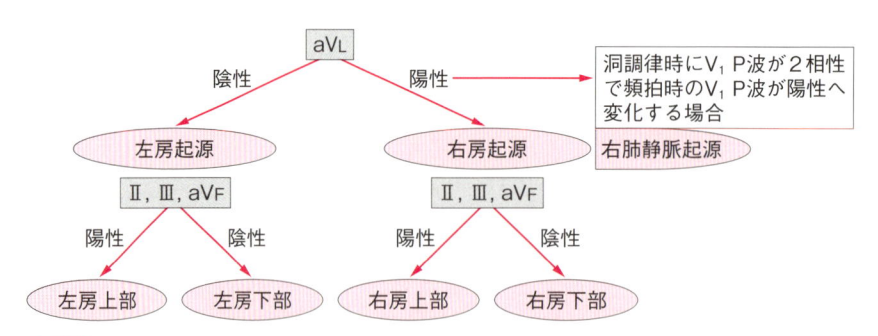

図6 心房頻拍の起源を頻拍時の12誘導心電図のP波から予測する

在診断からは，63％が右房起源，37％が左房起源であった[4]．また，発作時12誘導心電図のV₁誘導のP波が陰性または＋/－の2相性である場合は右房起源が疑われ，V₁誘導のP波が陽性または－/＋の2相性である場合は左房起源が疑われると報告している．さらに彼らは発作時12誘導心電図のP波によるアルゴリズムも作成しており，心房頻拍のP波による局在診断が93％において可能性があるとしている．また，1995年，Tangら[8]も，発作時12誘導心電図において，aV_LのP波の極性からのアルゴリズムを提唱している（図6）．

5) 自験例

【症例1　5歳女児】

それまで心電図異常の指摘なく，5日前から感冒症状あり，顔色不良が出現したため近医を受診し，頻脈を指摘されたため当科受診（図7, 8）．

図7は頻拍発作時の12誘導心電図で，HR 240/分のnarrow QRS頻拍となっている．P'波と思われる波形を図示するが，明らかではない．

AVRT，AVNRTを含めた上室性頻拍を疑い，種々の薬剤を投与した．ベラパミルを使用し，2：1の房室ブロックとなったときの12誘導心電図を示す（図8）．

心房の頻拍は持続しており，この頻拍の回路内に房室結節は関与していないことから心房頻拍と判断．aV_LのP波が陽性であり，Ⅱ，Ⅲ，aV_Fでも陽性であることから右房上部起源の心房頻拍が疑われる．KistlerのアルゴリズムからもRight起源，特に分界稜（crista terminalis）もしくは三尖弁輪，右心耳起源のEATが疑われる．

【症例2　11歳女児】

数カ月前からの小労作時の嘔気，めまいがあり，バレーボール後に気分不良，動悸が出現したため受診され，心房拍数166/分で2：1の房室ブロックを認めたため，EATと判断した（図9）．

Tangらの報告から，aV_LのP'波が陽性で右房起源が疑われ，Ⅱ，Ⅲ，aV_Fで陽性であることから右房上部起源が疑われた．また，KistlerらのアルゴリズムからV₁のP波が陽性であり，ⅡのP波が2峰性でないことから分界稜（crista terminalis）もしくは右肺静脈（右房起源）が疑われた．心房頻拍が持続したままの状態でCARTOシステムを用いて右房内のマッピングを行い，crista terminalis

図7 症例1：5歳女児．頻拍発作時

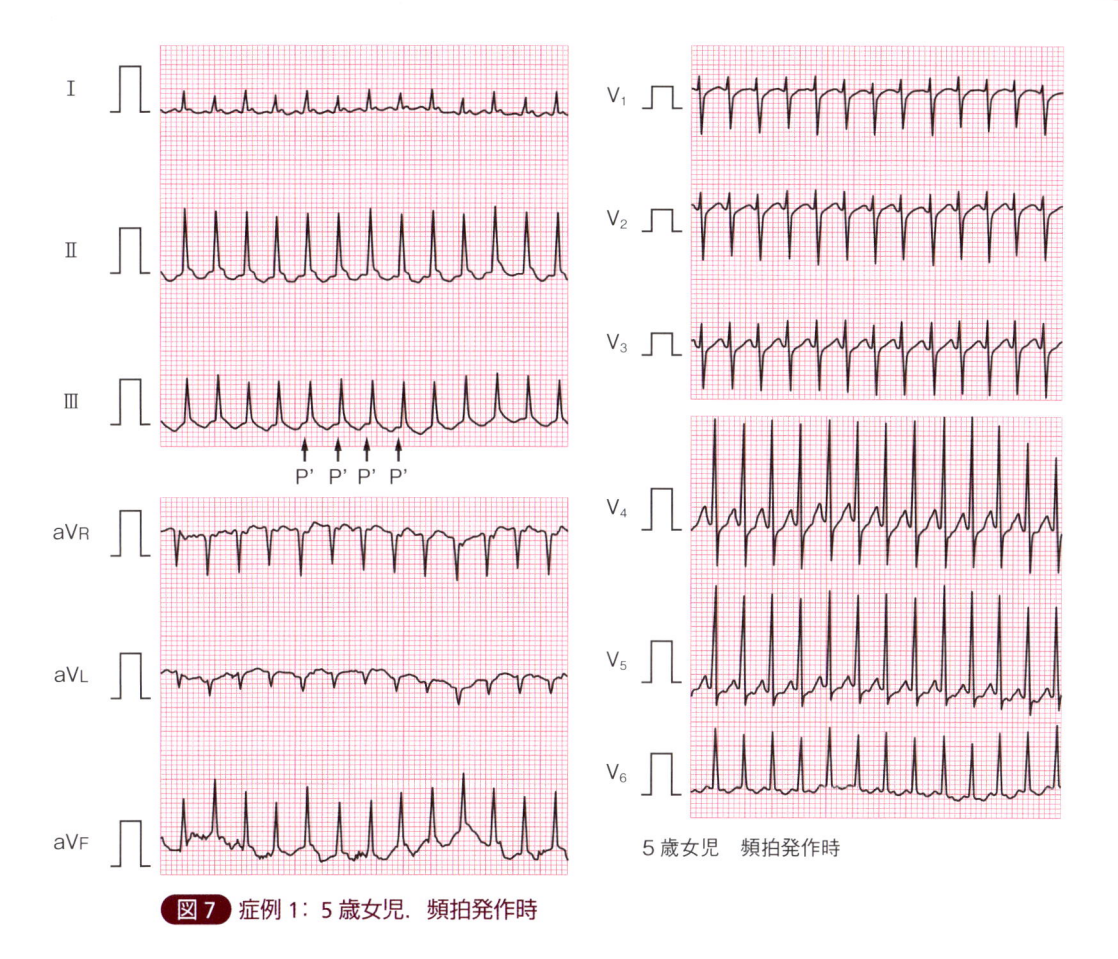

5歳女児　頻拍発作時

上縁に最早期興奮部位を認め，同部位の通電にて速やかに洞調律に復帰．その後も洞調律を維持している．

2. 多源性心房頻拍（multiple atrial tachycardia：MAT）

1）疫学

　新生児や乳児に比較的多い不整脈で，MATを呈した小児のほとんどは基礎疾患を有しておらず，基礎疾患としては，心房中隔欠損症，肥大型心筋症，心内膜弾性線維症，先天性心疾患術後，心筋炎と多岐にわたる．また，呼吸器疾患が関与するものも報告されている．成人においては慢性閉塞性肺疾患に続発することが多いが，小児では特発性が多い[3]．

2）症状

　心室拍数が高くなければ無症状のこともあるが，症状としては，突然始まる動悸や胸部不快感が多い．ただしそれらを訴えられない新生児，乳幼児では哺乳不良や体重増加不良といった心不全症状で気づかれることもある．

Chapter 6 ◆ 心房頻拍

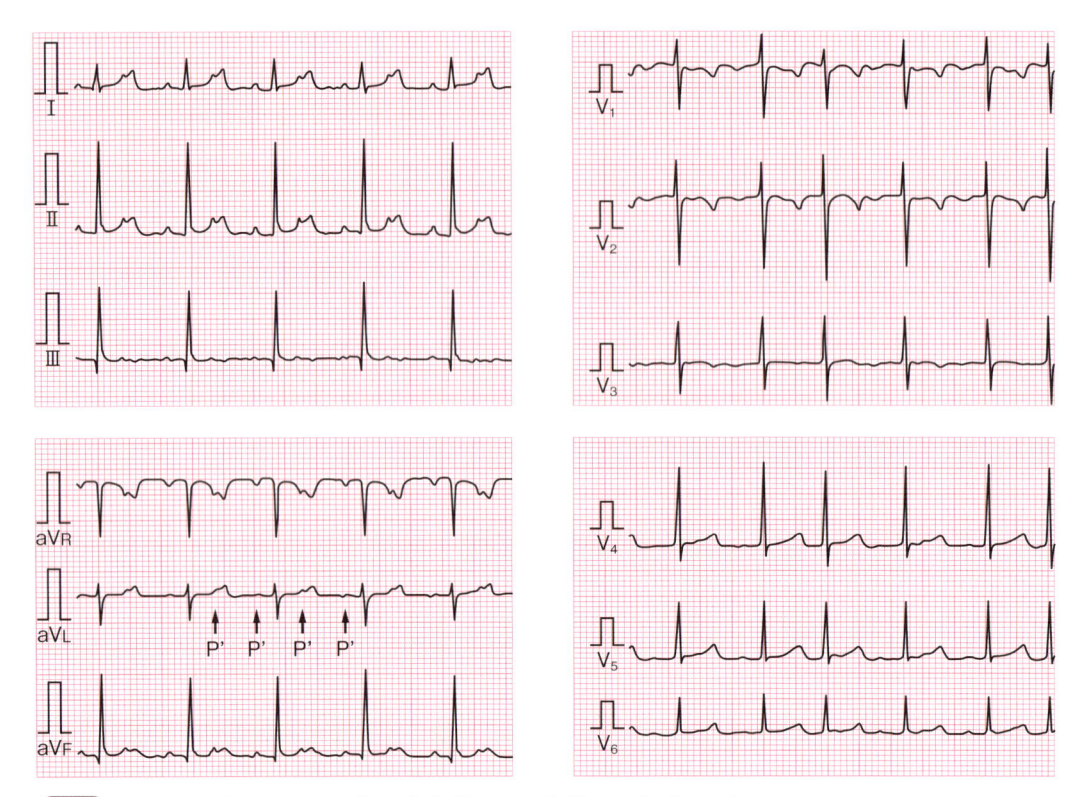

図8 症例1：5歳女児．ベラパミル投与後　2：1伝導の房室ブロック

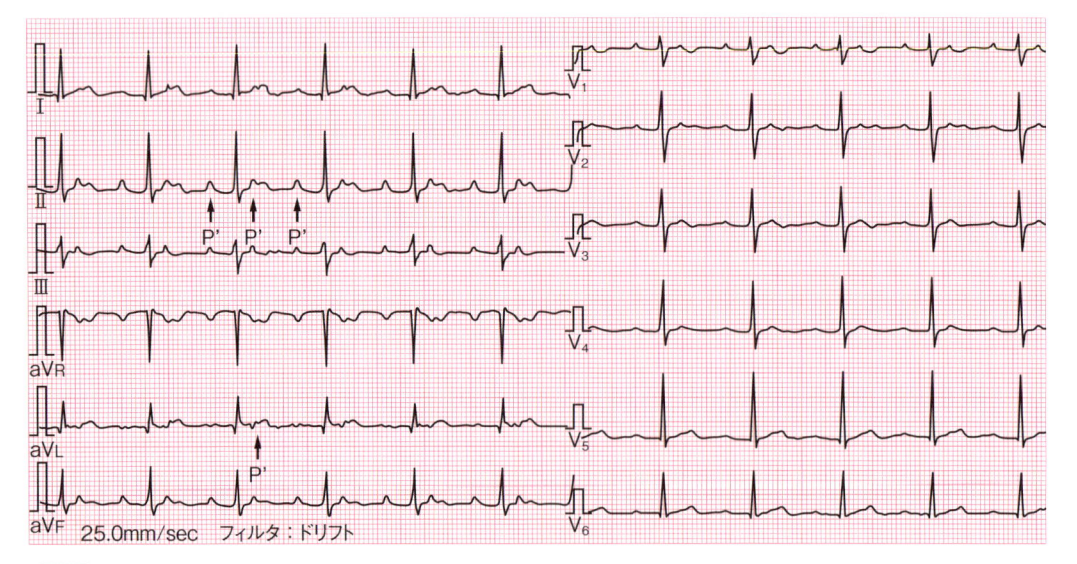

図9 症例2：11歳女児．心房拍数166/分　2：1伝導の房室ブロック

表1 MATの診断基準

① 3個以上のP波の起源（洞性P波と異なる）をもつ
② PP間隔，RR間隔は不整で変化に富む
③ P波間には等電位の基線が存在する

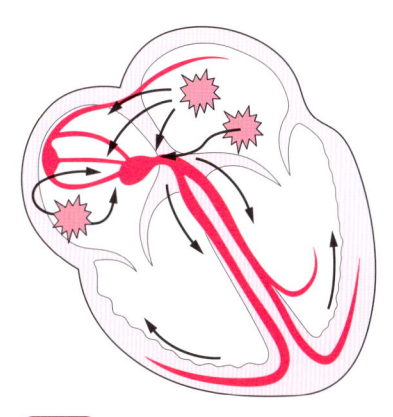

図10 多源性心房頻拍のイメージ
3個以上の心房筋の局所の発火により心房，心室に刺激が伝導する．

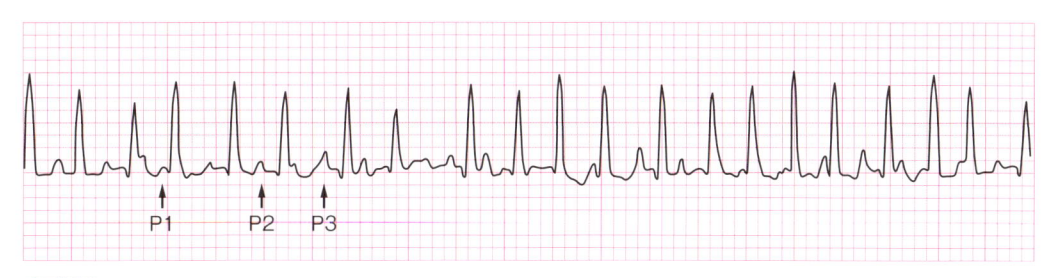

図11 多源性心房頻拍（Ⅱ誘導）

3）病態

機序ははっきりしていないが，心房の洞結節と異なる複数部位での自動能亢進が最も有力な仮説である（図10）．

表1に診断基準を示す．

心房細動と間違われることもあり，心房の興奮にあわせて心室拍数が多くなり，しかも長期間接続すると頻脈誘発性心筋症を生じることがある．

4）診断へのアプローチ

少なくとも3つ以上の異なったP波形が認められる不規則で早い心房拍動である（新生児や乳児は200～500/分となる）（図11）．

時に房室結節または心室で変行伝導し，幅広いQRSがみられる（心室性不整脈との鑑別が必要）．隣り合うP波とP波との間には明らかな基線があり，PP時間，PR時間，RR時間は不規則である．直流通電は無効であり，速い心房頻拍は持続性の場合も反復性の場合もある．基礎疾患として慢性の肺疾患が存在する場合，肺性P波を示すこともある．また，心房細動，心房粗動，異所性心房頻拍などのほかの心房頻拍を併せ持つこともあり，鑑別診断において重要である．Holter心電図は頻拍の全体を把握するうえでは欠かせない[2]．自験例を図12, 13に示す．

Chapter 6 ◆ 心房頻拍

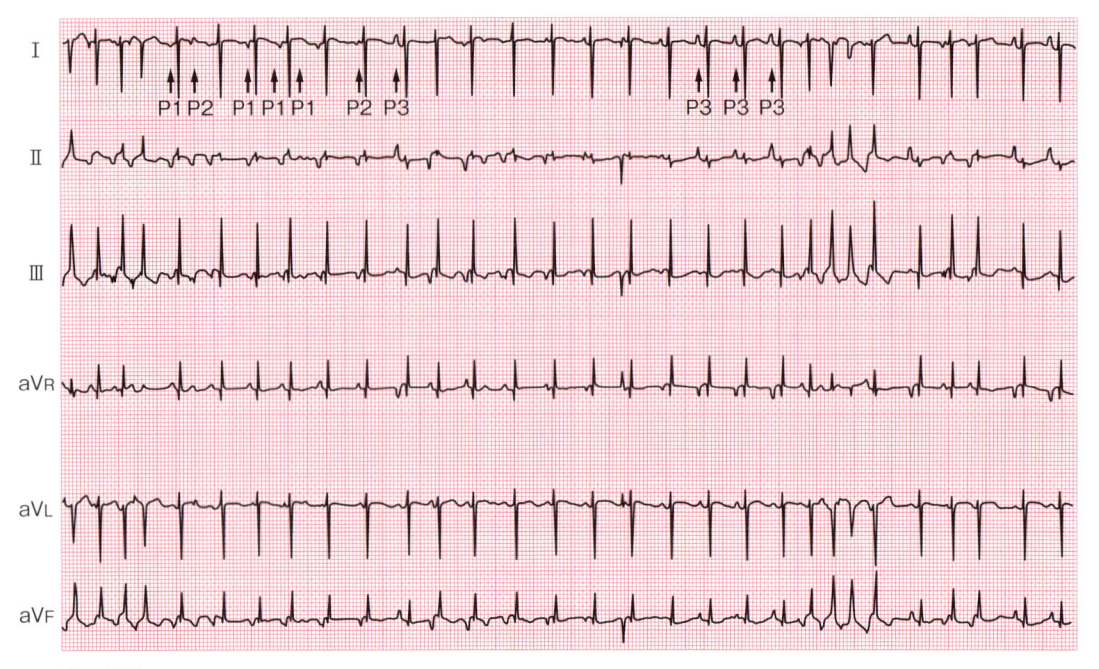

図12 心筋肥大を伴うNoonan症候群の新生児例

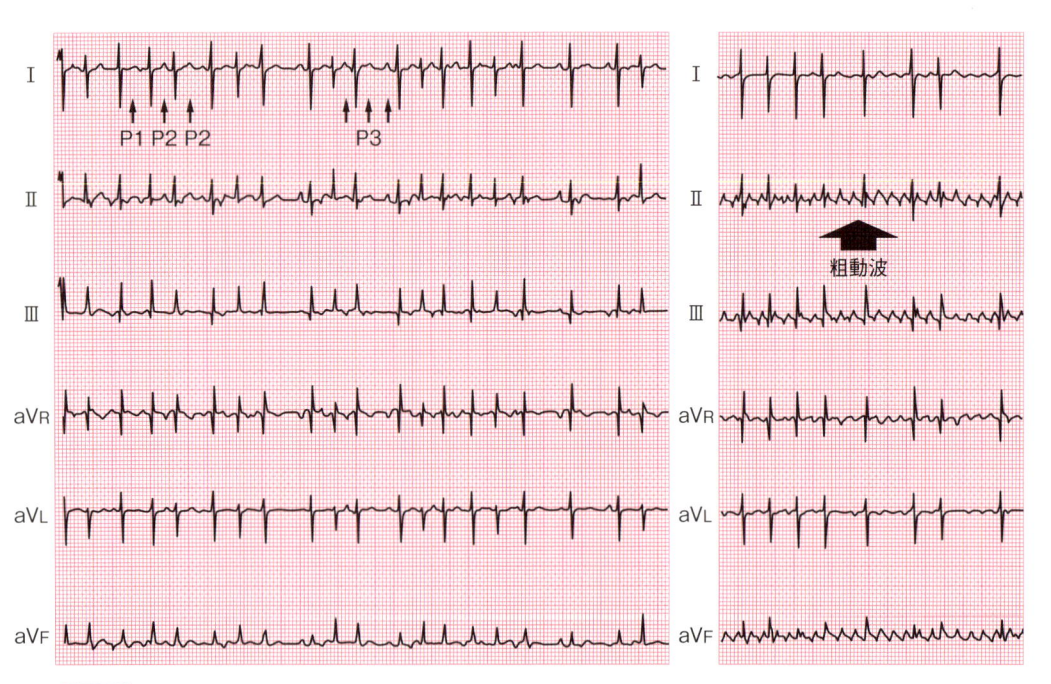

図13 心内構造異常を有しない乳児例（心房粗動の合併も認める）

表2 Inappropriate sinus tachycardia の特徴

① 12誘導心電図におけるP波が正常洞調律のそれと類似している
② P波の高さが正常洞調律の2倍程度ある（特にⅡ，Ⅲ，aVF において）
③ 自動能の特徴をもつ（warm-up し，cool-down すること）
④ 安静時，小労作時に正常心拍数の範囲を超えた頻拍である
⑤ その他の上室性頻拍や2次性洞性頻拍（発熱，貧血，甲状腺機能亢進症，過緊張など）が除外できる

　新生児・乳児症例は心不全をきたさなければ50％以上の症例は1歳までに洞調律化を認めることが期待されるので無症状で頻拍誘発性心筋症や症状がなければ注意深く経過観察されることもある．心拍が速い場合には頻脈誘発性心筋症となり，心不全をきたす可能性があるので薬物治療が必要である．また，治療は容易ではなく基礎疾患があれば，まずその治療（呼吸状態の改善など）を行うことが重要である[10]．

3. 不適切洞性頻脈（inappropriate sinus tachycardia：IST）

　上述した EAT，MAT 以外にも乳幼児で元気がない，不機嫌などのいわゆる not doing well を呈する頻拍の中に IST という疾患もある．安静時だけでなく，小労作時にもそれに見合わないような異常な洞性頻拍をきたす臨床症候群で，洞結節，あるいは洞結節にきわめて近い部位の自動能亢進，交感神経活動の亢進，交感神経受容体の感受性亢進，副交感神経活動の低下の関与が指摘されている．小児では稀であるが，心房頻拍の中の鑑別の一つとして考慮して心電図を判読する必要があり，Holter心電図が有用である．成人における IST の診断基準を表2に示す．

● **文献** ●
1) 住友直方，岩本眞理．小児不整脈の診断・治療ガイドライン．小児循環器学会誌．2010；1-62．
2) 住友直方．上室頻拍．In：長嶋正實，他編．小児不整脈．改訂第2版．東京：診断と治療社；2012．p.88-103．
3) 髙木純一，布井博幸．多源性心房頻拍．新領域別症候群シリーズ．2007；8：429-31．
4) 藤木 明．自動能性心房頻拍．新領域別症候群シリーズ．2007；8：342-5．
5) 安田東始哲，長嶋正實．In：不整脈診療のコツと落とし穴．東京：中山書店；2004．p.68-9．
6) Park MK. In：How to read pediatric ECGs. 4th ed. Texas：Mosby；2006. p.130.
7) Kistler PM, Roberts-Thomson KC, Haqqani HM, et al. P-wave morphology in focal atrial tachycardia. J Am Coll Cardiol. 2006；48：1010-7.
8) Tang CW, Scheinman MM, Van Hare GF, et al. Use of P wave configuration during atrial tachycardia to predict site of origin. J Am Coll Cardiol. 1995；26：1315-24.
9) Salerno JC, Kertesz NJ, et al. Clinical course of atrial tachycardia is age-dependent：results and treatment in children＜3 or＞or＝3 years of age. J Am Coll Cardiol. 2004；43：438-44.
10) Bradley DJ, Fischbach PS, et al. Clinical course of multifocal atrial tachycardia in infants and children. J Am Coll Cardiol. 2001；38：401-8.

＜原田雅子，髙木純一＞

Chapter 7 心室頻拍

1. 定義・分類

心室頻拍（ventricular tachycardia：VT）は，心室レートが100～120/分以上のHis束以下で発生する3連発以上続く頻拍である．発作時のQRS波形は幅広く（100～120 ms以上），洞調律時のQRS波形とは異なるwide QRS tachycardiaを呈する．100～120/分未満の心室調律は，促進固有心室調律（accelerated idioventricular rhythm：AIVR）とよばれる．

心室頻拍は，発作時の心電図の特徴から様々なタイプに分類されている．QRS波形が一定の場合は，単形性心室頻拍（monomorphic VT）とよばれ，QRS波形が刻々と変化する場合は，多形性心室頻拍（polymorphic VT）とよばれる．2種類以上の単形性心室頻拍を認める場合は，複数単形性心室頻拍（pleomorphic VT）とよばれる．

30秒以上持続するか，血行動態が破綻し停止を余儀なくされるものを持続性心室頻拍（sustained VT），30秒未満で自然停止するものを非持続性心室頻拍（non-sustained VT）と定義している．なお，停止しても容易に再開し，絶え間なく生じるものは反復性心室頻拍（incessant VT）とよばれる．

また，器質的心疾患のないものを特発性心室頻拍（idiopathic VT），心筋梗塞，心筋症，弁膜症，先天性心疾患などの器質的心疾患に伴うものを2次性（secondary VT）とよぶ．

病因，発生機序，予後および治療が各タイプで異なることがあるので，タイプの鑑別は重要である[1,2]．

2. 小児の心室頻拍の特徴

小児の心室頻拍は，虚血性心疾患や高血圧性心疾患などの器質的疾患に合併することが多い成人の心室頻拍とは異なった特徴を有する．

新生児・乳児期の心室頻拍はQRS幅が120 ms以下であることが多く，特発性が多いとされる．重篤な症状を呈することは比較的少なく，予後も良好なことが多い．

幼児期以降の心室頻拍は非持続性のものが多く，多型性はまれである．成人に比べ重篤な症状を伴うものは少ない．器質的心疾患を伴わず，単形性で症状のない例，運動負荷で消失する例は予後良好と考えられ，半数が自然に消退するとの報告もある[3]．しかしながら，小児においても器質的疾患に伴う心室頻拍の予後は不良であり，適切な管理と治療が必要である．基礎疾患の検索を行うとともに運動負荷心電図，Holter心電図を行い，心室頻拍の重症度を判定することが大切である．

3. 病因・機序

心室頻拍には心筋症，心筋炎，心筋梗塞，先天性心疾患，電解質異常，アシドーシス，薬物中毒など，様々な原因がある（表1）．心室頻拍をみたらこれらの原因の有無を確認し，是正できるものは速やかに是正することが大切である[4]．

心室頻拍の発生機序は，リエントリー，自動能，撃発活動（triggered activity）に分類される．器質的心疾患に伴う心室頻拍は，リエントリーを機序とするものが多いといわれている．自動能は正常自動能と異常自動能に分けられる．正常自動能とは，固有の自動能を有する洞結節，房室接合部，His-Purkinje系などの刺激伝道系から発生するものをいう．異常自動能とは，細胞の障害，電解質異常などにより，刺激伝道系の自動能亢進や，通常は自動能をもたない固有心筋に出現する自動能をいう．刺激により生じる撃発活動は，活動電位の再分極終了前に認めるものは早期後脱分極（early after depolarization：EAD），再分極終了後に認められる後電位は遅延後脱分極（delayed after depolarization：DAD）とよばれる．早期後脱分極の代表的なものとしてはtorsades de pointesがあり，遅延後脱分極の代表的なものとしてジギタリス中毒があげられる．

自動能とリエントリーを鑑別することは必ずしも容易ではないが，overdrive pacingによる反応が異なる．正常自動能の場合は頻拍が抑制され，異常自動能では，頻拍が促進される．リエントリーの場合は，頻拍が連続的にリセットされるentrainment現象を示すか，頻拍が停止するか，回路の短縮による頻拍促進が認められる．また，頻拍の開始時，異常自動能の場合は頻拍周期が減少するwarm-up現象を認め，頻拍の停止も徐々に停止するのに対して，リエントリーの場合は頻拍周期は一定である．なお，自動能の場合には，頻拍開始の1拍目は，頻拍中と同波型を呈する[5]．

表1 心室頻拍の原因

急性の原因	慢性の原因
低酸素	先天性心疾患
アシドーシス	Fallot四徴症
高K血症	冠動脈起始異常
低K血症	心筋症
低Ca血症	不整脈源性右室心筋症
低Mg血症	肥大型心筋症
低血糖	拡張型心筋症
心筋虚血	拘束型心筋症
心筋炎	チャネル異常
心臓手術後	QT延長症候群
リウマチ熱	Brugada症候群
抗不整脈薬	カテコラミン誘発多形性心室頻拍
薬物中毒	心臓腫瘍
	心臓手術後

4. 心室頻拍に対してどのように検査を進めるか

基礎疾患の有無や，Adam-Stokes発作の有無などにより重症度，治療，予後が異なるため，不整脈診断のみならず基礎疾患の検索，心機能評価も重要である．そのためには，問診，身体所見，胸部X線，心臓超音波検査などを行う．さらに基礎心疾患の詳細な評価が必要であれば，CT，MRI，心臓核医学検査，心臓カテーテル検査も行う．運動耐容能，BNP値などを含めた心不全の評価も重要である．さらに心疾患のみならず，甲状腺疾患やサルコイドーシス，膠原病などの全身疾患の鑑別，投与されている薬剤などにも注意する．

運動負荷心電図は，診断のためのみならず，運動制限や薬物治療，非薬物治療の要否を検討するた

めにも非常に重要な検査である．また，Holter 心電図により心室頻拍の頻度，レート，種類を定量的に把握することや自覚症状との関係を確認することは，病態解析，治療評価に有用である．より詳細な起源を推定したり，機序を解明したりするには電気生理学的検査が必要となる．さらに一部の心室頻拍では加算平均心電図や T-wave alternans もリスク評価に有用である．

5. Wide QRS tachycardia の鑑別

心電図上 wide QRS tachycardia を呈する不整脈には，①心室頻拍，②変行伝導を伴う発作性上室性頻拍，③変行伝導を伴う心房細動・心房粗動・心房頻拍，④逆方向房室回帰性頻拍，⑤偽性心室頻拍：副伝導路を順行性に伝導する心房細動・心房粗動・心房頻拍，⑥Mahaim 束を介したリエントリー性頻拍，の可能性がある．それぞれの不整脈で治療法が全く異なっているために，その診断ならびに治療には細心の注意が必要である．

まず，基礎疾患の有無を確認する．病歴や以前の心電図から心筋症や心筋梗塞が疑われる場合は心室頻拍の可能性をまず考慮し，基礎疾患がない場合や，弁膜症または過去に心房細動を指摘されている例では変行伝導を，また WPW 症候群では変行伝導または副伝導路を介した頻拍をまず疑う．また，特発性心室頻拍は限局した部位から発生するので，その波形の基本的な特徴を理解しておくと鑑別に有用である[6]．

身体所見も鑑別の一助となる．上室性頻拍の場合は，頸静脈波（P 波に対応）と脈拍（QRS 波に対応）が 1：1 に対応している．また，心房と心室の収縮するタイミングが一定なので，房室弁が閉じる音である I 音は一定である．心室頻拍では，通常洞調律が心房興奮頻度をコントロールしている．したがって，頸静脈波は脈拍より遅く，また心房と心室の収縮するタイミングがバラバラなので I 音の強度が変化し，時に大きな頸静脈波を認める（cannon 波）．しかし，心室頻拍でも逆行性伝導がある場合（成人では 30% とされる）は，頸静脈波と脈拍は 1：1 の関係を呈する．

12 誘導心電図による鑑別には，P 波と QRS 波の関係をみることと，QRS 波形をみることが大切である．頻拍時のみならず，洞調律時の心電図も重要な情報なので確認する．薬剤に対する反応も鑑別の助けになる．

1）P 波と QRS 波の関係による鑑別

12 誘導心電図による鑑別の際には，P 波と QRS 波の関係が非常に参考になる．房室解離（AV dissociation），融合収縮（fusion beat），心室捕捉（capture beat）のいずれかの所見がみられれば，ほぼ心室頻拍と診断される（図1）．房室解離がある場合は，洞調律や心房期外収縮が wide QRS 波形より早期に心室に捕捉されて正常波形を呈したり（心室捕捉），心室起源の QRS 波形と融合して融合収縮となったりする．これらの所見は鑑別の上で非常に重要であるが，心拍数が比較的遅く，かつ逆行性室房伝導がない場合にのみ認められる現象である．したがって，逆行性室房伝導がある症例では，ATP やベラパミルなどの薬剤を投与すると心室-心房の関係が途絶され，房室解離が明らかになる．

室房伝導のない心室頻拍が房室解離を呈するのに対して，発作性上室性頻拍（房室回帰性頻拍，房室結節回帰性頻拍）では，通常 P 波と QRS 波は 1：1 で対応している．心房粗動は F 波を認め，F 波

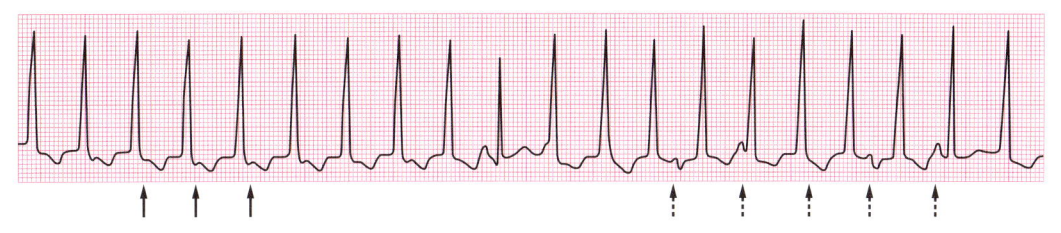

図1 心室頻拍でみられる逆行性P波と房室解離
前半部分で室房伝導による逆行性P波（矢印）を認めるが，ATPの投与で室房伝導を遮ると，房室解離が明らかとなる（点線矢印）．

とR波の関係は2：1であることが多い．心房細動の場合は，f波を認めR-R間隔は不規則である．

　心房興奮のP波は必ずしも明瞭でないことが多いので，T波の形に注目して，P波が隠れているかどうかを注意深く検討する必要がある．T波の形が一定でなく時々変化している場合は，T波にP波が融合している可能性がある．発作中の心電図でP波が同定できない場合は，食道誘導電極で心房電位を記録して心房興奮を確かめることができる．心臓手術後急性期の症例で心外膜に一時ペーシング電極が挿入されている場合も，心房電極を同様に使用して容易にP波を検出することができる[7]．

2）QRS波形による鑑別

　右脚ブロック型のwide QRS tachycardiaの場合は，①変行伝導を伴う上室性頻拍，②逆方向房室回帰性頻拍，③左室起源の心室頻拍の可能性がある（図2）．①変行伝導を伴う上室性頻拍の場合は，V_1のQRS波は後半のR'波が高いrsR'パターンをとる．変行伝導は心拍数に依存した機能的なもので一過性のことが多いが，恒常的なこともある．②逆方向房室回帰性頻拍は稀だが，V_1で前半のR波のほうが高いRsr'パターンをとり，ATPで停止する．洞調律時のQRS波形でδ波を認める．③左室起源の心室頻拍の場合は，V_1で前半のR波のほうが高いRsr'パターンをとり，房室解離などの所見がみられることがある．

　左脚ブロック型のwide QRS tachycardiaの場合は，①変行伝導を伴う上室性頻拍，②Mahaim束を介したリエントリー性頻拍，③逆方向房室回帰性頻拍，④右室起源の心室頻拍の可能性がある（図3）．①変行伝導を伴う上室性頻拍の場合は，QRS波の最初の立ち上がりが急峻であり，変行伝導は心拍数に依存して一過性のことも，恒常的なこともある．②Mahaim束を介したリエントリー性頻拍は，頻拍時のQRS波形からは①と鑑別が困難である．ATPの投与で停止し，洞調律時のQRS波形は正常である．③逆方向房室回帰性頻拍は稀だが，大きなδ波のためQRS波の立ち上がりは緩やかである．ATPで停止し，洞調律時のQRS波形でδ波を認める．④右室起源の心室頻拍の場合は左脚ブロック型のQRS波形となるが，厳密には頻拍の起源によりQRS波型がある程度異なる．

　右脚ブロック型でも左脚ブロック型でもないwide QRS tachycardiaは心室頻拍のことが多いが，稀に心房粗動が1：1伝導した際に，このようなQRS波形をとることがある．

V₁　　　　　　　　V₆

①変行伝導を伴う
　上室性頻拍

②逆方向
　房室回帰性頻拍

③左室起源の
　心室頻拍

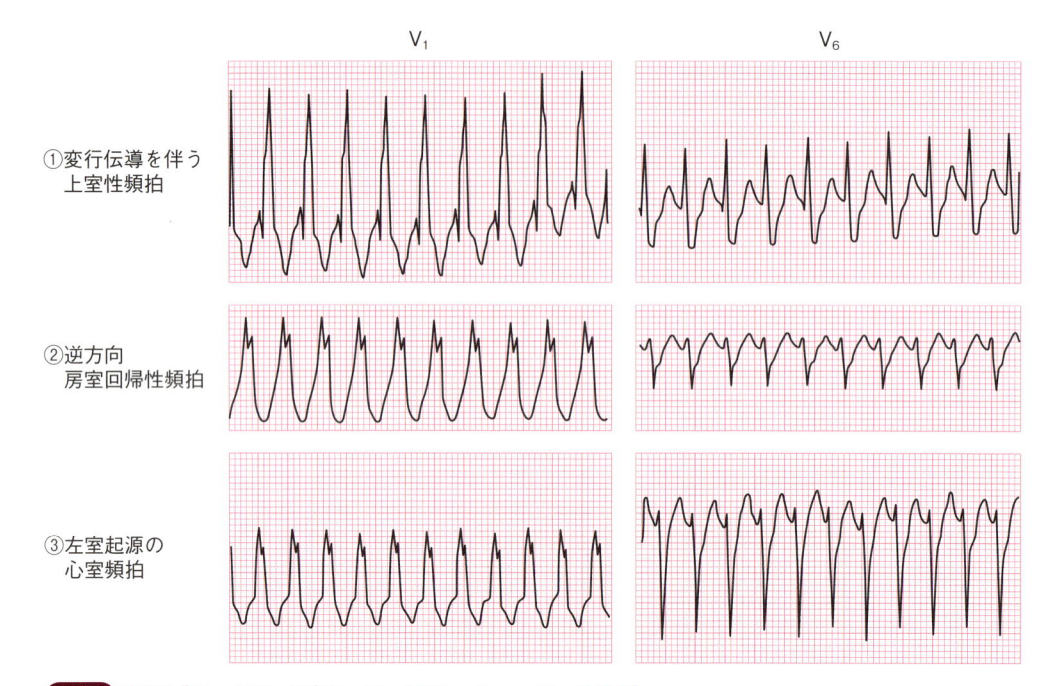

図2 右脚ブロックタイプの wide QRS tachycardia の鑑別
①変行伝導を伴う上室性頻拍の場合は，V₁の QRS 波は後半の R′波が高い rsR′パターンをとる．
②逆方向房室回帰性頻拍は V₁で前半の R 波のほうが高い Rsr′パターンをとる．
③左室起源の心室頻拍の場合も，Rsr′パターンをとる．

3）薬剤投与に対する反応による鑑別

　房室回帰性頻拍と房室結節回帰性頻拍は，ATP，ベラパミルなどの薬剤で停止する．これは，上記の頻拍が房室結節を旋回路の一部に含んでいる回帰性頻拍で，上記の薬剤が房室結節の伝導を途絶させる結果である．しかし，ベラパミルは左室起源の特発性心室頻拍を停止させ，ATP は右室流出路起源の特発性心室頻拍を停止させるので，停止効果のみでは上室性または心室性の確実な鑑別はできないことに注意が必要である．

　一方，ATP やベラパミルなどの薬剤は，頻拍における心房と心室の関係を確かめるのに有用である．心房頻拍や心房粗動の場合は，心房と心室の関係が 3：1 以上になると，心房波がより明瞭になる．また，心室頻拍で正常房室結節の逆行性伝導がある場合は，上記の薬剤で心室−心房の関係が途絶されると，房室解離が明らかとなる．副伝導路を順行する心房頻拍・心房粗動・心房細動（偽性心室頻拍）の場合は，ベラパミルやジギタリス投与により房室結節伝導が低下することに加えて，副伝導路の伝導が亢進することがあるので禁忌とされている．また，新生児・乳児は，Ca 拮抗薬の感受性が高く，ベラパミルの投与により徐脈，心停止となりやすいので原則禁忌である．

　従来，wide QRS tachycardia に対する診断的治療としてリドカインが用いられ，停止する場合は心室頻拍と診断されてきた．しかし，上室性頻拍，特に房室回帰性頻拍の約 30％がリドカインで停止するとの報告もあり，確実な鑑別とはならないので注意が必要である．

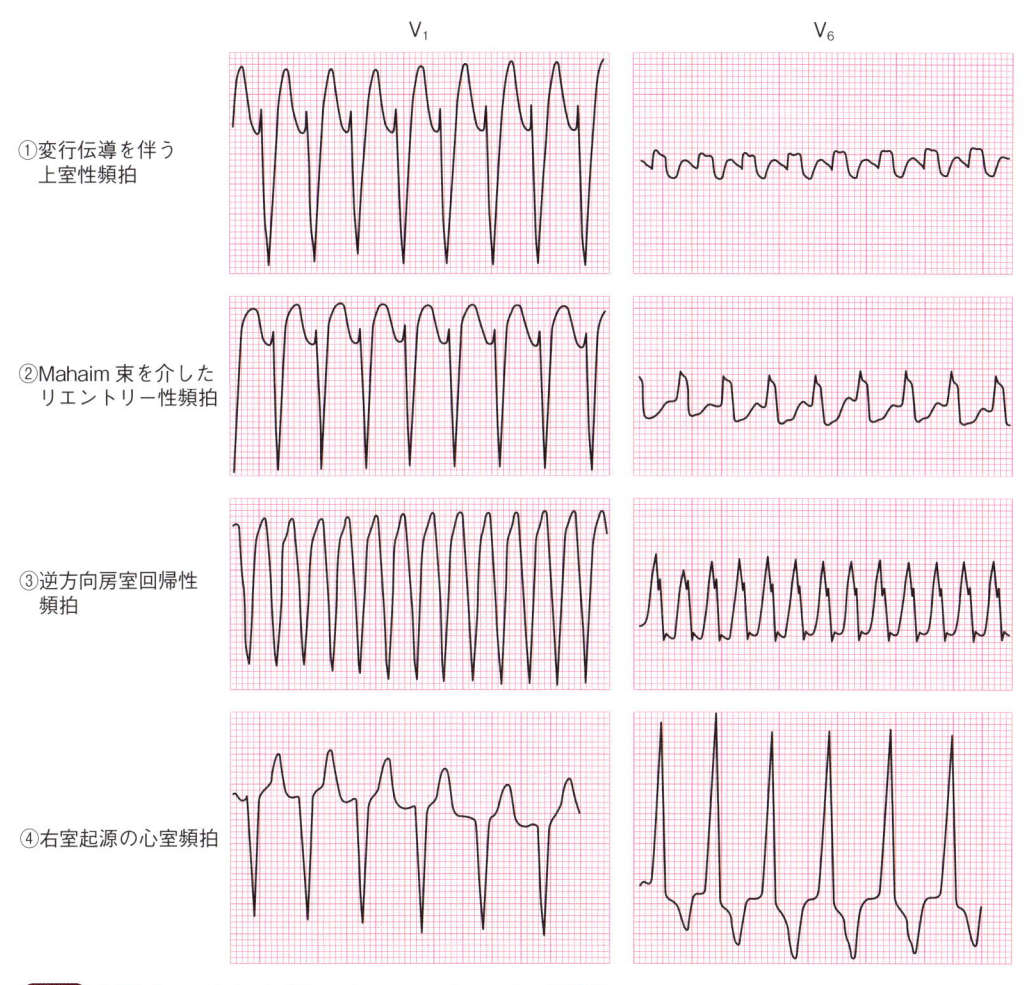

図3 左脚ブロックタイプの wide QRS tachycardia の鑑別
①変行伝導を伴う上室性頻拍の場合は，QRS 波の最初の立ち上がりが急峻である．
②Mahaim 束を介したリエントリー性頻拍は，頻拍時の QRS 波形からは①と鑑別が困難である．
③逆方向房室回帰性頻拍は，大きなδ波のため QRS 波の立ち上がりは緩やかである．
④右室起源の心室頻拍の場合も左脚ブロック型の QRS 波形となる．

6. 12 誘導心電図による頻拍の発生起源推定

　12誘導心電図から頻拍の発生源を推定することも可能である．特発性のものは発生部位により薬理学的な特徴を有し，これを知ることは治療薬の選択に有用である．また，非薬物治療，特にカテーテルアブレーションを施行するうえで，部位の推定は重要である．

　概していうと，四肢誘導のⅡ，Ⅲ，aVFで上向き（下方軸または右軸）だと心基部起源，Ⅱ，Ⅲ，aVFで下向き（上方軸または左軸）だと心尖部起源と考え，胸部誘導の右脚ブロック型の場合は左室起源，左脚ブロック型の場合は右室起源と考えるとわかりやすい．厳密には，実際の心臓の解剖学的な位置関係により少し複雑である．Ⅱ，Ⅲ，aVFで上向き（下方軸または右軸）を呈するのは，心室

の上方に位置する左右心室の流出路や左室前壁〜前中隔の基部と中央部起源であり，II，III，aVFで下向き（上方軸または左軸）を呈するのは，心室の下方に位置する心室流入路の部分や，左室後壁〜後中隔の基部〜中央部と心尖部起源であり，中間軸を呈するのは，両者の中央に位置する領域である．胸部誘導波形では，右脚ブロック型を呈していたらその頻拍は左室起源だと断言できるが，左脚ブロック型の場合は右室起源と左室中隔起源の両方を考える必要がある．

　心室頻拍起源が通常の刺激伝導系に近ければ，QRSの立ち上がりは早く，QRS幅も比較的狭くなる．それに対して，刺激伝導系から離れた作業心筋を起源とする場合は，QRSの立ち上がりは遅く，QRS幅も広くなる．His束に近ければ，12誘導心電図上QRS波形は正常QRSに近くなる．

7. 治療

1）治療の適応

　持続性心室頻拍で，頻拍が原因の症状（失神，めまい，心停止，頻拍誘発性心筋症など）または心不全を有するものや，心機能低下を認めるものは治療適応とされる．非持続性心室頻拍では，①症状のあるもの，②運動負荷で再現性をもって，心拍数200/分以上，数拍以上続く心室頻拍，または多形性心室頻拍が誘発されるもの，③運動とは無関係に心拍数200/分以上の非持続性心室頻拍が繰り返し起こるもの，④多形性心室頻拍が頻回にみられるものは治療適応とされる．基礎心疾患を伴う心室頻拍は，心拍数がこれより遅くても治療が必要となることがある．

2）急性期治療

　基礎疾患の有無を問わず，血行動態が不安定な場合は，薬物よりも直流通電（1〜2 J/kg）が第一選択である．血行動態が安定している場合は，できるだけ速やかに基礎疾患の有無を判断し，静注治療を開始する．その際，心電図と血圧のモニターは不可欠であり，異常があれば，直ちに直流通電に切り替える．

　血行動態が不安定でなければ，一般にはまず早い速度のNaチャネル遮断薬であるリドカイン0.5〜1 mg/kgの静注を行う．有効な場合は，必要であれば0.6〜3 mg/kg/hrでの持続静注を行う．電解質異常やアシドーシスなどの環境要因があれば速やかに是正する．

　QRS波形が右脚ブロック＋上方軸（左軸偏位や北西軸）の特発性心室頻拍の場合は，左脚後枝Purkinje線維内のCaチャネル依存性組織がリエントリー回路の緩徐伝導を形成していると考えられ，その停止にはベラパミル0.1 mg/kgの5〜10分の静注が有効である．無効な場合，Naチャネル遮断薬のslow drug（フレカイニド1〜2 mg/kgを10分で緩徐に希釈静注など）またはintermediate drug（プロカインアミド5〜15 mg/kgを5分以上かけて緩徐に希釈静注など）の投与を行う．Naチャネル遮断薬により頻拍は徐拍化されるが，停止できるかは個人差が大きい．

　QRS波型が左脚ブロック＋下方軸（多くは右軸変位）の特発性心室頻拍の場合は，右室流出路起源で，その機序は細胞内cyclic AMP（adenosine monophosphate）濃度の上昇が関与する撃発活動と考えられている．したがって，細胞内cAMP濃度を速やかに減少させるATP（adenosine triphosphate）0.1〜0.4 mg/kgのボーラス静注がその停止に有効であり，第一選択となる．細胞内へのCa流入を抑

制する薬剤，すなわちβ遮断薬（ランジオロール1〜15 μg/kg/min 持続静注など），ベラパミル，Naチャネル遮断薬（slow drug または intermediate drug）の静注が第二選択となる．

右脚ブロック＋下方軸を示す左室基部起源の特発性心室頻拍は，左脚前枝のCaチャネル依存性組織が関与するリエントリー性のものと，撃発活動によるものが含まれている．前者ではベラパミルが，後者では右室流出路起源VTに準じてATPなどが有効である．

器質的疾患に伴う持続性心室頻拍はリエントリー性のものが多く，Naチャネル遮断やKチャネル遮断薬が選択される．ただしNaチャネル遮断薬の中でも，slow drugは陰性変力作用が強いので注意が必要である．また，器質的疾患がある場合における薬剤の深追いは，難治性の incessant VT の誘発や心不全の増悪を招くことがある．1〜2種類の薬剤が無効であった場合は，静脈麻酔下で同期下直流通電を行うほうがより安全である．Kチャネル遮断薬，すなわちアミオダロン（初期投与2.5〜5 mg/kgを10〜20分以上かけて緩徐に希釈静注→維持投与）やニフェカラント（初期投与0.15〜0.3 mg/kgを10分かけて緩徐に希釈静注→維持投与 0.2〜0.4 mg/kg/hr）といったⅢ群抗不整脈薬は，難治性の心室頻拍にも有効なことがある．陰性変力作用が少ないので，急性心不全や心機能低下例にも使用しやすい．ただし，催不整脈作用として，QT延長に伴う torsades de pointes の発生が問題であり，QTcが0.55を超えないように注意する必要がある．術後の心室頻拍などでコントロールが困難な場合には，硫酸マグネシウム0.1〜0.2 mmol/kg（25〜50 mg/kg）の投与が有効なことがある．難治性心室頻拍に対しては，心室ペーシングも選択肢として考慮される．

3）慢性期治療

現在，特発性心室頻拍の多くがカテーテルアブレーションにより根治可能となっている．特に，右脚ブロック＋上方軸のベラパミル感受性心室頻拍，右室流出路起源心室頻拍では根治率が高く，患者には薬物治療とカテーテルアブレーションの2つの選択肢があることを説明し，そのリスクとベネフィットを話したうえで，治療方針を決定すべきである．アブレーションのリスクが高い症例，希望しない症例には，薬物治療を行う．右脚ブロック＋上方軸の心室頻拍にはベラパミル（3〜6 mg/kg，分3），左脚ブロック＋下方軸の心室頻拍の多くや，交感神経緊張時に出現するものにはβ遮断薬（プロプラノロール1〜3 mg/kg/day，分3〜4など）やベラパミルを用いる．難治性のものには，アミオダロン（初期投与5〜10 mg/kg，分1〜2，1〜2週間→維持量2.5〜5 mg/kg/day，分1〜2）などのKチャネル遮断薬を用いる．突然死の危険性のある重症例はICDも検討する．

4）運動制限

失神発作，心不全，自覚症状がなく，運動負荷で消失，または減少する非持続性心室頻拍はDまたはE禁で管理する．薬物でコントロールされた特発性持続性心室頻拍も，DまたはE禁で管理する．アブレーションが成功した場合は，E可もしくは管理不要でよい．自覚症状を伴うもの，運動負荷で増悪するものや，基礎心疾患を伴うものは，より厳密な管理が必要である[8]．

各論

1. ベラパミル感受性心室頻拍 (verapamil-sensitive ventricular tachycardia)

　この頻拍はベラパミルが頻拍停止に著効するのが特徴である．器質的心疾患は伴わず，特発性心室頻拍に分類される．QRS 幅が比較的狭く（0.14～0.16 秒），上室性頻拍と紛らわしいことがある．QRS 幅が狭いのは，刺激伝導系の束枝または Purkinje 線維から頻拍が発生していることによると考えられ，左室束枝心室頻拍（left fascicular ventricular tachycardia）といわれることもある．比較的若い患者に起こり，初発年齢は 10～30 歳が多く，女性より男性に多い．発作時の症状は動悸など軽いことが多く，時に発作が 1～2 日間持続し来院することもある．予後は良好であり，死亡例の報告はほとんどない．したがって，治療は主に QOL の改善が目的となる．通常は，ベラパミルで心室頻拍の頻度が減少し QOL が改善されるが，時にベラパミルに多剤を加えても発作が頻回に起こり，非薬物治療が必要になることがある．

1）発生機序

　左脚後枝領域（90～95％），左脚前枝領域（5～10％），左室中隔領域（＜1％）の Purkinje 線維が関与し，正常の Purkinje 線維と，伝導遅延の性質をもつ異常 Purkinje 線維間のマクロリエントリーで，作業心筋もリエントリー回路に含まれると考えられている．左室内の仮性腱索を解剖学的基質とする説もある．

2）心電図

　心室頻拍時の QRS 波形は基本的に，右脚ブロック＋左軸変位パターンを呈する．左脚前枝起源のものでは，右脚ブロック＋右軸変位パターンを呈する．この頻拍の QRS 波形の幅は 0.16 秒前後と比較

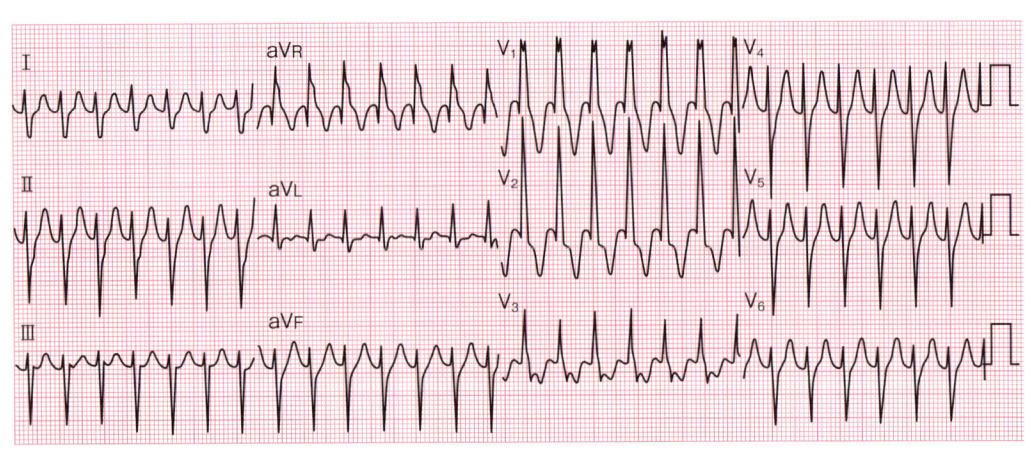

図 4 ベラパミル感受性心室頻拍
QRS 波形は典型的な右脚ブロック＋左軸変位パターンを呈している．

的狭く，上室性頻拍の変行伝導と類似しており，QRS波形から両者を鑑別することは難しい（図4）．したがって，頻拍中の房室解離と心室捕捉が重要な所見となる．心室頻拍のレートが速く心房波の同定が困難な場合は，薬剤で心室頻拍のレートを低下させると房室解離が明らかになる．逆行性の室房伝導がある場合は，房室結節の伝導を抑制するATPなどの薬剤を投与すると房室解離が出現する．ベラパミルで心室頻拍が徐拍化するか停止する．

電気生理学的検査では，刺激で誘発，停止が可能であり，エントレインメント現症を認める．また，左室中隔電位QRS波形直前に高周波の電位が記録される（頻拍中）．この電位は洞調律時にも記録され，Purkinje線維の興奮と考えられ，Purkinje電位とよばれている．

3）治療

心室頻拍の停止には，ベラパミル静注が著効するが，Naチャネル遮断薬でも停止可能である．薬剤が使用できない場合は，心室ペーシングおよび直流通電で停止できる．

再発予防にもベラパミルが有効である．特にβ遮断薬と併用すると再発が少なくなる．ベラパミルとβ遮断薬の併用でも頻回に発作を起こす薬剤抵抗性の患者は約10％前後である．

カテーテルアブレーションは有効な治療法である．至適通電部位の決定にはPurkinje電位や拡張期のpre-P電位を指標とする方法やペースマッピングを参考にする方法があるが，いずれの方法でも70〜90％以上の成功率が報告されている[9]．

2. アデノシン感受性心室頻拍 (adenosine-sensitive ventricular tachycardia)

cAMPの関与する撃発活動が機序とされており，通常の検査（身体所見，胸部X線，心エコーなど）では異常を認めず，特発性心室頻拍に分類される．90％が右室流出路起源であり，特発性右室流出路起源心室頻拍とよばれることもある．残りの10％程度は左室流出路や大動脈冠尖起源であり，この両者をまとめて心室流出路タイプとよぶこともある．

発生部位が同一の心室性期外収縮と混在してみられ，非持続性（30秒以内に自然停止する）であることが多い．したがって，心室性期外収縮の延長線上にある心室頻拍として考えることができる．発作は5〜10秒以内に自然停止し，繰り返すのが特徴である．20歳代から発症することが多く，運動や感情の高ぶりが誘因となり，心室頻拍を呈する．

発作の持続時間が短くまた比較的遅い場合は，無症状であることが多い．頻回に繰り返す場合は，動悸を訴え，速い心室頻拍の場合は失神を伴うことがある．無症状の場合は予後が良好である．

1）発生機序

通常，心室期外収縮と非持続性心室頻拍がみられることが多いが，時に30秒以上持続することがある．頻拍発作は興奮や運動中，または後に起こりやすく，迷走神経刺激で停止することから，自律神経との関連性が考えられている．また，発作はアデノシンで停止し，cAMPの関与する撃発活動が機序と考えられている．

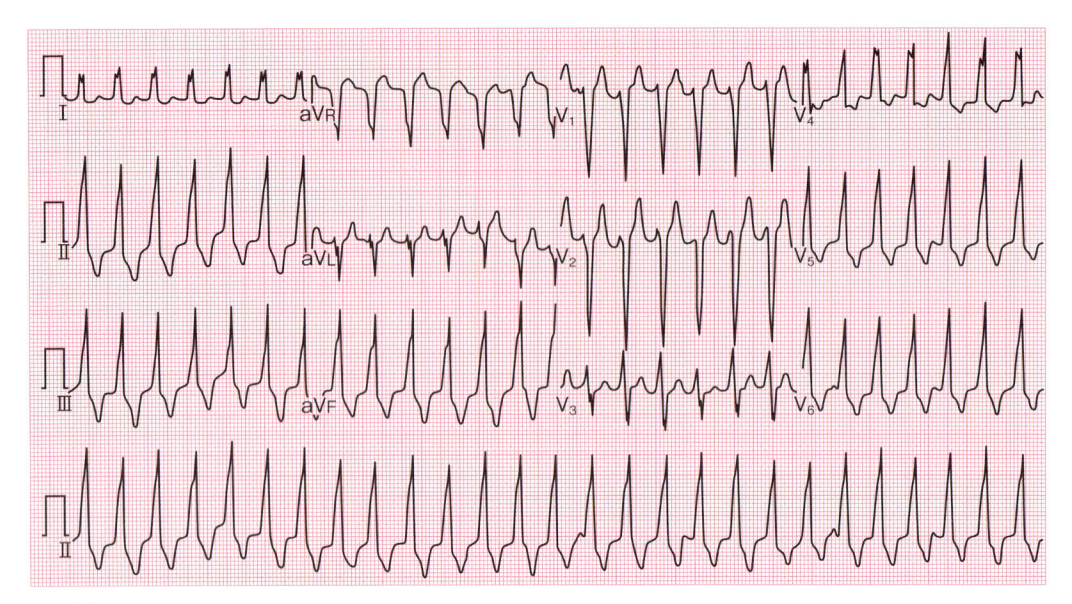

図5 アデノシン感受性心室頻拍
QRS波形は典型的な左脚ブロック＋下方軸パターンを示している．

2）心電図

　発作時の心電図は左脚ブロック＋下方軸を呈するものが90％であり，右脚ブロックを呈するものも10％存在する（図5）．単形性，非持続性，反復性を示しやすい．正確な心室頻拍の発生部位の推定には電気生理学的検査が必要だが，発作時の12誘導心電図からもある程度推定ができる．また，不整脈源性右室心筋症との鑑別が重要であるため，右側胸部誘導の陰性T波ならびにQRS直後のイプシロン（ε）波には注意が必要である．

3）治療

　このタイプの心室頻拍は，生命予後が比較的良好であるので，主な治療目的は自覚症状の改善にある．しかし，頻拍が速い場合は失神を起こし，またまれに多形性に移行する場合があり，突然死の可能性を否定できない症例もある．

　頻拍はATPで停止する．β遮断薬は，不整脈自体をあまり改善しないことが多いが，自覚症状を軽減する．また，Ca拮抗薬は連発数を少なくする．不整脈自体の抑制には，Ic群のNaチャネル遮断薬が最も有効である．

　症状が強い時，薬剤抵抗性の時などは，カテーテルアブレーションの適応となる．このタイプの多くは右室流出路起源であるが，ほかの部位からも発生するので，詳細なマッピングを行って，至適焼灼部位を同定する必要がある．右室流出路タイプは右室心内膜側からのアプローチで施行するが，左室流出路起源の場合は大動脈尖を介してアブレーションを施行する．この場合は，冠動脈から離れていることを確認して施行する．症例の多い施設での成功率は，95％以上と高い[10]．

3. 脚リエントリー性頻拍 (bundle branch reentrant ventricular tachycardia: BBR-VT)

　脚リエントリー性頻拍は，持続性単形性心室頻拍の特殊なタイプの1つで，右脚，左脚および心室中隔の3者を旋回路とするリエントリー性頻拍である．通常，旋回方向は右脚を下行し，心室中隔を介して左脚に入り，左脚を上行する旋回パターンで，QRS波形は左脚ブロック＋上方軸パターンを呈する．単形性心室頻拍と診断されたうちの5〜6％が脚リエントリー性頻拍と報告されており，拡張型心筋症に比較的よく合併する．

1）発生機序

　3つのタイプの脚リエントリー性頻拍が存在する．最も多いのは左脚を上行し，右脚を下行するパターンである．時に，旋回が逆方向（右脚を上行し，左脚を下行）するパターンが生じる．最も稀なのは，左脚の前枝と後枝を旋回するリエントリーである．伝導時間が延長している病的な脚に，これらの頻拍が起こりやすい．

2）心電図

　非発作時の心電図でPR間隔の延長を認めることが多いが，これはH-V間隔の延長による．多くは左脚ブロック＋上方軸パターンを呈する．頻拍レートは200/分を超え速いことが多く，失神などの重篤な症状を伴う．

3）治療

　抗不整脈薬は，刺激伝導系の不応期を延長させる，もしくは心室性期外収縮を減少させることでリエントリーを発生しにくくすることを目的とする．Naチャネル遮断薬が有効な場合が多い．薬剤抵抗性の場合は，右脚のカテーテルアブレーションが選択される．しかしながら，脚リエントリー性頻拍の患者は，もともとHis-Purkinje系の異常があるので，温存された左脚の伝導も異常である場合が多い．右脚のカテーテルアブレーションの問題点は，将来の房室ブロックの出現と脚リエントリー性以外の心室頻拍の発生に注意が必要である．

4. 新生児の心室頻拍

　新生児の心室頻拍は比較的稀であるが，心拍数が通常の洞調律よりわずかに速いだけで無症状であることが多いため見過ごされやすく，我々が思っているよりは頻度が高い可能性がある．自然軽快することが多く，その多くが良性である．

1）心電図

　新生児の心室頻拍は，心室性不整脈としては幅が狭いQRS波形を呈することが多い．左脚ブロックタイプを呈することが多く，右室起源であることが推測される．頻拍時の心拍数は洞調律時よりわずかに速いだけのことが多い．房室解離がみられることもあり逆行性のP波もしばしばみられる（図6）．

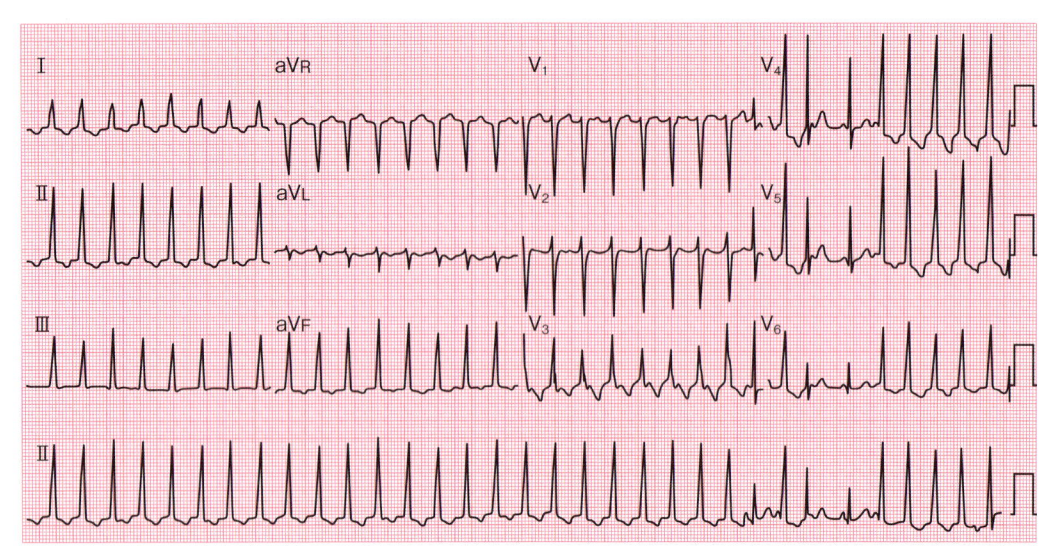

図6 新生児の心室頻拍

新生児の心室頻拍は，このように幅が狭いQRS波形を呈することが多い．左脚ブロックタイプを呈しており，右室起源であることが推測される．

2）治療

心拍数が比較的遅く無症状の場合は，必ずしも治療を必要としない．心拍数が速い場合は，通常はβ遮断薬が有効である．難治例には，時にアミオダロンを用いることがある．心室頻拍は数週間以内に自然消失することが多く，遠隔期の再発もまれである[11]．

5. 器質的心疾患に伴う心室頻拍

不整脈源性右室心筋症〔arrhythmogenic right ventricular cardiomyopathy (dysplasia)：ARVC（ARVD）〕

不整脈源性右室心筋症は，右室心筋の脱落と脂肪浸潤および線維化を特徴とし，右室起源の心室期外収縮や心室頻拍を呈する心疾患である．心エコー，心臓MRI，右室造影で右室の一部または全体の拡張や収縮異常を認める．持続性心室頻拍の発現は中年期が多く，病態は徐々に進行していく性質がある．しかし，若年者では突然死の原因としても注目されている[12]．心筋炎の関与も推測されているが，14q23-q24，1q42-q43に遺伝子変異がある症例も報告されており，本症の一部はリアノジン受容体2型（ryanodine receptor 2；*RyR2*）の異常が病態に関連していると考えられている．持続性心室頻拍の際には，動悸，めまい，失神などを起こすが，無症状のものもある．右室収縮力低下と，心室頻拍による心拍出量減少が基本病態であり，病状は進行性である．

1）発生機序

電気生理学的には，心室刺激で心室頻拍が誘発・停止され，頻拍の発生部位近傍でfragmentationや遅延電位を認める．心筋の脂肪変性の進展に伴い島状に取り残された心筋がチャネル（遅延伝導路）を形成することによる，リエントリー性の頻拍と考えられている．

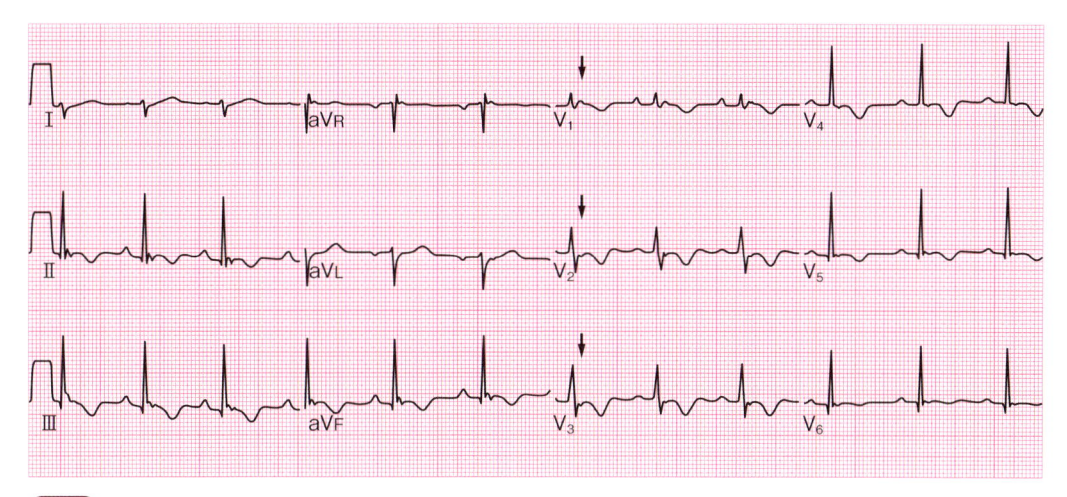

図7 不整脈源性右室心筋症の安静時心電図
V₁₋₃でT波の陰転を認める．また右前胸部誘導において，QRS波直後のST開始部分にイプシロン（ε）波といわれるノッチを認める（矢印）．

2）心電図

　安静時心電図では，V₁₋₃でT波の陰転を認めることが多く，また右前胸部誘導におけるQRS波直後のST開始部分にε波といわれるノッチを認める．これは右室の一部の伝導遅延を反映しており，加算平均心電図では遅延電位が陽性となる（図7）．

　心室頻拍のQRS波形は左脚ブロック型を呈し，電気軸は−60°〜＋135°の範囲にある．また，同一症例でQRS波形の異なる頻拍（多源性）を呈することもある．頻拍は右室の下壁，流出路，心尖部から発生することが多い．

3）治療

　頻拍の停止薬としては，I_A群のNaチャネル遮断薬が有効であり，I_B群も時に有効であるため，血行動態が破綻しない非持続性心室頻拍には自覚症状改善目的に上記の薬剤が選択されうる．しかし，左室機能低下例や血行動態が破綻する場合など，突然死がある例と判断された場合は，アミオダロンを積極的に用いる．カテーテルアブレーションによる治療を行うこともあるが，病変が広範囲であり再発が多い．また，このタイプの心室頻拍はペーシングで停止可能なことが多く，ICDが選択されることもある．

6. 肥大型心筋症 (hypertrophic cardiomyopathy：HCM)

　成人の肥大型心筋症においては心室性不整脈は多く認められるが，小児の合併率は成人ほど高くないとされる．しかしながら基礎に拡張不全があるため，心室頻拍の際には血行動態の悪化，心不全，失神，突然死などをきたす可能性があるので注意が必要である．

1）発生機序

肥大に伴う心筋虚血，心筋線維走行の不均一性，心筋壊死などにより，心筋内の伝導障害を起こし，これが心室不整脈を惹起するとされる．

2）心電図

肥大型心筋症に合併する心室頻拍は，非持続性であることが多い．肥大型が拡張相に移行すると，拡張型心筋症同様に持続性単形性心室頻拍をきたすようになる．

3）治療

肥大型心筋症に合併する心室性不整脈のうち，無症状の心室性期外収縮に対しては薬物治療は必要ないと考えられている．症状がある心室期外収縮にはβ遮断薬が症状改善に有用であったとの報告がある．心室頻拍に対してはアミオダロンが予後を改善するという報告があるが，突然死のリスクが高い症例にはICDも検討されるべきである．

7. 拡張型心筋症（dilated cardiomyopathy：DCM）

拡張型心筋症は心筋の菲薄化や線維化などにより心機能低下をきたし，同時に心室性不整脈の原因となる不整脈基質を形成する．成人の拡張型心筋症患者では，80％以上で心室性不整脈を合併すると報告されているが，小児の合併率は成人ほど高くはないとされる．しかしながら，基礎に収縮不全があるため，心室頻拍の持続は重篤な結果をきたしうる．

1）発生機序

拡張型心筋症では遅延電位の陽性率が高く，電気刺激で心室頻拍が誘発されることから，合併する心室頻拍の多くがリエントリーによるとされる．心室内の伝導遅延が強いため，その一部には脚リエントリーによるものが含まれる．

2）心電図

拡張型心筋症の心筋線維化に伴う心室頻拍は左室起源が多く，右脚ブロック型を呈することが多い．脚リエントリー性心室頻拍では，頻拍レートが速く，左脚ブロック型を呈することが多い．

3）治療

まず特発性拡張型心筋症に対してのACE阻害薬，ARB，β遮断薬による基礎治療が基本であり，突然死予防にも有効である．心筋収縮が低下しているので，難治性不整脈の予防薬としてはアミオダロンが選択されることが多い．ICDや，適応のある症例には心臓再同期療法（cardiac resynchronization therapy：CRT），心臓再同期療法除細動器（cardiac resynchronization therapy-defibrillator：CRT-D）の植え込みも推奨されている．脚リエントリー性心室頻拍には右脚のアブレーションが有効であるが，心筋線維化に伴うリエントリー性の心室頻拍も合併していることが多いので，注意が必要

である．

8. Fallot四徴症術後の心室頻拍

　術後早期に心室頻拍がみられることは稀であるが，みられた場合は，電解質異常，アシドーシス，カテーテルの位置など是正できる要因があれば直ちに是正する．それでも改善がみられなければ早期に直流通電を行う．薬物治療が必要な場合は，リドカイン，β遮断薬，アミオダロン，硫酸マグネシウムなどが有用な可能性がある．

　術後遠隔期の心室頻拍は，頻度は高くないが，失神や突然死の原因となりうる重要な合併症である．以下に遠隔期の心室頻拍について述べる．

1）発生機序
　心室中隔欠損閉鎖時のパッチ，もしくは右室切開線周囲を旋回するリエントリーとされている．

2）心電図
　頻拍時の心電図は左脚ブロック型の持続性心室頻拍を呈することが多い（図8）．洞調律時のQRS幅が広い（特にQRS＞180 msec）症例は心室頻拍・突然死のハイリスクであるとされる[13]．

3）治療
　急性期治療としては直ちに直流通電を必要とすることが多い．心室頻拍がみられ，有意な肺動脈弁逆流を合併する場合は，肺動脈弁置換術の適応であるが，術前に電気生理学的検査を行い，術中にcryoablationを併せて施行するべきである．心室頻拍中に血行動態が保たれる症例では，カテーテルアブレーションも有効である．心室頻拍のコントロールが困難な症例では，アミオダロンの投与が突

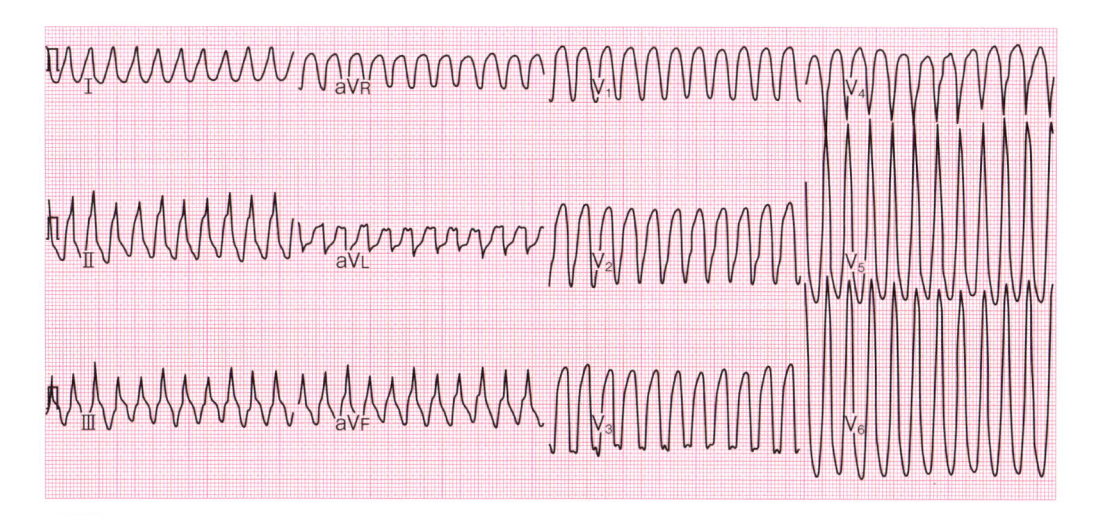

図8 Fallot四徴症術後遠隔期にみられた心室頻拍
Fallot四徴症術後遠隔期にみられる心室頻拍は，突然死の原因となりうる重要な合併症である．

然死予防に有効である．失神の既往があり，突然死のリスクが高い症例には，ICDの植え込みが推奨されている．

● 文献 ●

1) Surawicz B, Knilans TK. Ventricular arrhythmias. In：Chou's electrophysiology in clinical practice. 6th ed. Philadelphia：Saunders；2008. p.405-39.
2) 大江 透．心室頻拍．In：不整脈 ベッドサイド診断から非薬物治療まで．第1版．東京：医学書院；2007．p.317-31.
3) Pfammatter JP, Paul T. Idiopathic ventricular tachycardia in infancy and childhood. A multicenter study on clinical profile and outcome. J Am Coll Cardiol. 1999；33：2067-72.
4) Wren C. Ventricular tachycardia. In：Concise guide to pediatric arrhythmias. Oxford：Wiley-Blackwell；2012. p.74-98.
5) 志賀 剛．心室性期外収縮・持続性心室頻拍．In：笠貫 宏，他編．心電図で診る・治す．1版．東京：文光堂；2006．p.299-312.
6) Wellens HJ. Ventricular tachycardia：diagnosis of broad QRS complex tachycardia. Heart. 2001；86：579-85.
7) 渡辺まみ江，城尾邦隆．食道誘導心電図の適応はなんですか？ どのようにして検査するのですか？ 小児内科．2005；37：1672-5.
8) 住友直方．心室不整脈．In：長嶋正實，他編．小児不整脈 改訂2版．東京：診断と治療社；2011．p.117-43.
9) Yasui K, Shibata T, Yokoyama U, et al. Idiopathic sustained left ventricular tachycardia in pediatric patients. Pediatr Int. 2001；43：42-7.
10) Kamakura S, Shimizu W, Matsuo K, et al. Localization of optimal ablation site of idiopathic ventricular tachycardia from right and left ventricular outflow tract by body surface ECG. Circulation. 1998；98：1525-33.
11) Levin MD, Stephens P, Tanel RE, et al. Ventricular tachycardia in infants with structurally normal heart：a benign disorder. Cardiol Young. 2010；20：641-7.
12) Thiene G, Nava A, Corrado D, et al. Right ventricular cardiomyopathy and sudden death in young people. N Engl J Med. 1988；318：129-33.
13) Gatzoulis MA, Balaji S, Weber SA, et al. Risk factors for arrhythmia and sudden cardiac death late after repair of tetralogy of Fallot：a multicenter study. Lancet. 2000；356：975-81.

＜山村健一郎＞

Chapter 8 心室内伝導障害，右脚ブロック・左脚ブロック

1. 心室内刺激伝導系の解剖

　心房内で洞結節から房室結節へと伝播した興奮は，右室内では膜性部中隔下縁に沿って走行するHis束から中隔縁柱辺縁を1本の束として走行する右脚へと伝わる．左室内では大動脈弁右冠尖，無冠尖，左室流出路膜性部中隔下縁とで囲まれる部分から左脚が起始した後，左脚前枝と後枝の2つに分かれ，左脚前枝は左室前壁，後枝は後壁へと広がり左室心内膜面へ分布する．心筋内へはPurkinje線維を経由して入り心室全体を興奮させる（Chapter 1参照）．

　左脚の解剖学的構成には，前枝，後枝の2枝からなるとする説（2枝説），前枝，後枝，中隔枝の3分枝からなるとする説（3枝説），前枝，後枝などに分かれず扇状に分枝するとする説（扇状分枝説）があるが，ここでは伝導障害を理解するのを容易にするため，前枝，後枝の2枝説を用いて概説する．

2. 心室内伝導障害とは

　前述の心室内刺激伝導系に伝導障害が生じたものを心室内伝導障害とよぶ．具体的には，心電図上，心室内の興奮伝播時間であるQRS幅は通常0.10秒未満であるが，これが0.10秒以上の場合に室内伝導障害があるという．以下の分類のように，心電図の特徴から特定の部分の伝導障害が考えられる場合，さらに詳しい分類名でよばれる．

3. 心室内伝導障害の分類 (表1)

1) 障害された部位による分類

　刺激伝導系のどの部分でも伝導障害は発生し得ることから，障害部位により分類するのが一般的である．

　伝導障害の部位から右脚ブロック，左脚ブロックに分かれ，さらに左脚はその解剖学的特徴から，左脚前枝ブロックと左脚後枝ブロックに分類される．左脚の一方の枝の障害は，分枝ブロック（ヘミブロック）ともよばれる．

2) 障害された脚枝数による分類

　複数の脚に障害を起こす場合もあり，右脚と左脚前枝または後枝の伝導障害がある場合，2束ブロック（両脚ブロック）とよび，右脚と左脚の両方の場合は3束ブロックとよばれる．

Chapter 8 ◆ 心室内伝導障害，右脚ブロック・左脚ブロック

表1　心室内伝導障害の分類

右脚ブロック（right bundle branch block）	完全右脚ブロック（complete right bundle branch block：CRBBB） 不完全右脚ブロック（incomplete right bundle branch block：IRBBB）
左脚ブロック（left bundle branch block）	完全左脚ブロック（complete left bundle branch block：CLBBB） 不完全左脚ブロック（incomplete left bundle branch block：ILBBB） 左脚前枝ブロック（left anterior hemiblock） 左脚後枝ブロック（left posterior hemiblock）
2束ブロック・両脚ブロック（bifascicular block）	完全右脚ブロック＋左脚前枝ブロック 完全右脚ブロック＋左脚後枝ブロック
3束ブロック（trifascicular block）	右脚ブロック＋左脚前枝ブロック＋左脚後枝ブロック

3）QRS幅による分類

　脚ブロックが生じると，正常とは異なる心室内興奮伝播となるため，QRS幅は延長，QRS波形は変形，ST-T部分も変形する．QRS幅が0.12秒以上の場合，完全ブロック，0.10秒以上0.12秒未満の場合，不完全ブロックと表現される．

　これらを合わせると，心室内伝導障害は表1のように分類される．

4）その他

　左右の脚ブロックが交互に出現する場合，交代性ブロックとよばれる．また，長時間心電図記録などでは，脚ブロックの出現，消失を認めることがあり，間欠性ブロックとして区別される．

4. 脚ブロックの特徴

　右脚ブロックは，左脚ブロックに比べて発生頻度が高く，先天性心疾患，虚血性心疾患，肺疾患などで右心系に負荷がかかる疾患の場合にしばしば合併する．また，健康診断など健康人を対象とした心電図検査でみつかることも多いのも特徴である．一方，左脚ブロックは，高血圧，虚血性心疾患，左室肥大を生じるような器質的心疾患で認められ，右脚ブロックに比べて，心疾患の合併率は高く注意が必要である．

5. 右脚ブロックの心電図の特徴 （表2）

　右脚の伝導障害があるため，His束からの刺激は右脚には伝導されず，左脚のみに伝導される．このため左室の興奮が先行し，その後，左室を介して右室に興奮が伝搬する．その結果，右室の興奮開始と終了はともに左室より遅延し，左側から記録するI，V_6誘導では深く広いS波が記録され，V_1ではrsR'型のQRS波形を呈する．

　左室起源の心室性期外収縮では，期外収縮により先に左室が興奮し，遅れて右室が興奮するため，右脚ブロックと類似の心電図所見を呈する．この場合，右脚ブロックパターンの心室性期外収縮と表現される（Chapter 4参照）．

表2　完全右脚ブロックの心電図所見

1. QRS幅≧0.12秒
2. V_1でQRS波がrsR'パターン，陰性T波
3. I，V_5，V_6で幅広いS波
4. aV_Rでlate R波

6. 右脚ブロックの病的意義

　健康診断や術前検査，学校心臓検診などで実施された心電図検査で右脚ブロックを認めることは多い．この場合，表3のような基礎疾患が存在する可能性があり，小児では症状が出現する前の右室容量負荷を伴う先天性心疾患，中でも心房中隔欠損がみつかる頻度が高く，心エコーによる精査が必要である．心内膜床欠損（心房中隔一次孔欠損）では，左軸偏位，PR間隔の延長を伴うことが多く，右脚ブロックに加えこれらの所見を有する場合は，この疾患を濃厚に疑うべきである．

　また，右脚ブロックに左脚ヘミブロックを合併した2束ブロックではないか確認する必要がある．左脚前枝ブロックを合併すると電気軸が高度の左軸を呈し，後枝ブロックの場合は＋120°以上の右軸偏位となる．2束ブロックに加えPR間隔の延長を認めた場合，3束ブロックが考えられる．

表3　右脚ブロックを認めた場合に考慮すべき疾患・病態

先天性心疾患
　　　心房中隔欠損
　　　部分肺静脈還流異常
　　　Ebstein奇形
　　　心内修復術後（心室中隔欠損など）
弁膜症
　　　三尖弁閉鎖不全
　　　肺動脈弁閉鎖不全
呼吸器疾患
　　　肺性心
　　　肺塞栓症
不整脈源性右室心筋症
Brugada症候群
2束ブロック（両脚ブロック）
3束ブロック

7. 右室容量負荷疾患で右脚ブロックを生じる理由（図1）

　右室容量負荷疾患のベクトル心電図では，水平面ベクトルは右心系の拡大に伴い，QRSベクトルループの後半が右前方向に引っ張られた状態になる．そのため，V₁方向からこのベクトルを眺めると，典型的なrsR'型の心電図となる．2つ目のR波（R'波）が拡大した右心室を伝播する興奮を表しており，実際には伝導に時間がかかっているだけであり，伝導が障害されているわけではない．

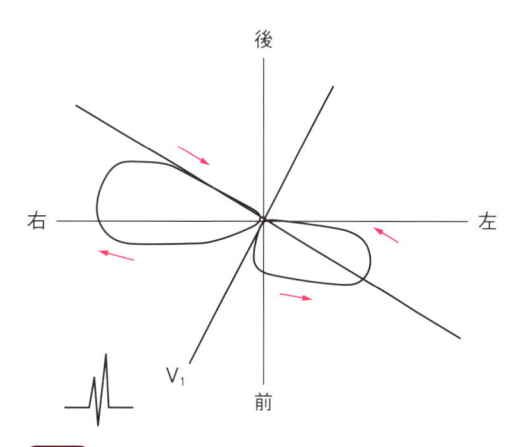

図1　右室容量負荷のベクトル心電図（水平面）

心電図　　　　　　　　　　　　　心エコー図：心尖部四腔像

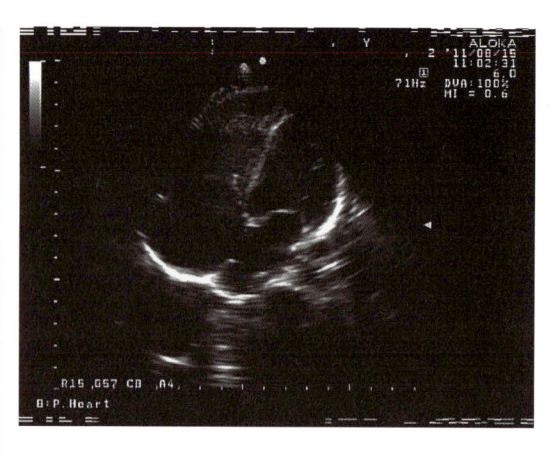

図2 心房中隔欠損症（ASD）の心電図と心エコー図

8. 右脚ブロックの具体例

1）心房中隔二次孔欠損

　小学校1年時の学校心臓検診で，RSR'型の右脚ブロックを契機として心房中隔欠損と診断された6歳男児．心電図では，V_1誘導でR≧R'，かつS波よりR'波が高い．電気軸は＋95°．心エコー検査では右心系の容量負荷あり，心房中隔に径10 mmの二次孔欠損を認めた．心臓カテーテル検査では，肺体血流比（Qp/Qs）1.6，肺高血圧は認めなかった（図2）．

2）不完全型心内膜床欠損（心房中隔一次孔欠損）

　乳児期に心雑音を指摘され，上記と診断された女児．4歳時の心電図では，不完全右脚ブロックに加え，右房負荷，−60°の強い左軸偏位を呈し，PR間隔も年齢不相応に長い．心エコー検査では右心系の容量負荷あり，心房中隔に径13 mmの一次孔欠損を認めた．心臓カテーテル検査では，肺体血流比（Qp/Qs）3.0，右室拡張末期量181％N，肺高血圧は認めなかった（図3）．

心電図　　　　　　　　　　　　　　　　心エコー図：心尖部四腔像（収縮期）

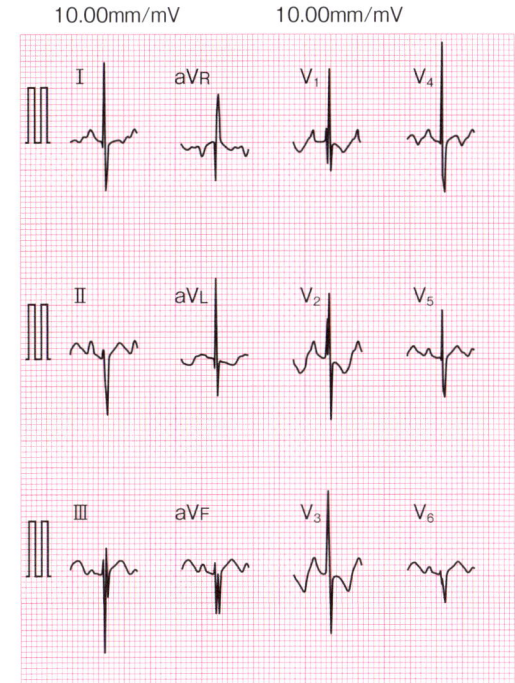

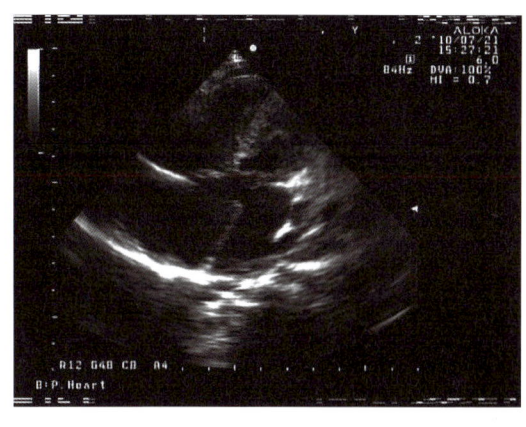

心エコー図：心尖部四腔像（拡張期）

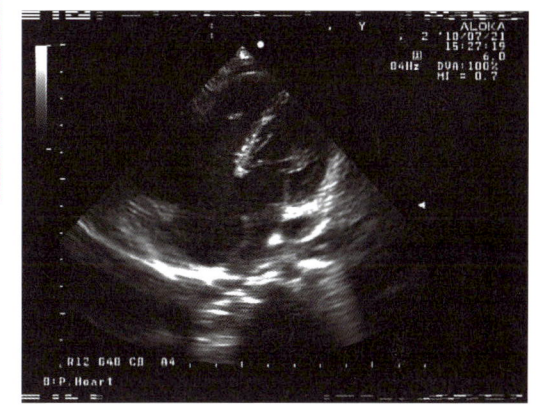

図3 心内膜欠損症（ECD）の心電図と心エコー図

3）部分肺静脈還流異常

　中学校1年時の学校心臓検診で，rsR'型の右脚ブロックを指摘され，2次検査となった．2次では心エコー検査が行われたが，心房中隔に欠損孔を認めず，問題なしと判断された．高校1年時の検診でも再度右脚ブロックを指摘され，2次精査となった．心電図では，右脚ブロックに加えて，V_{3-4}の孤立性陰性T波を認めた．胸部X線では，肺動脈径の拡大と肺血管陰影の増強あり．心エコー検査では，心房中隔欠損は認められないが，明らかな右心系の容量負荷を認め，心房中隔欠損と同様の血行動態を呈する部分肺静脈還流異常の存在が疑われた．胸部造影CT検査にて，右上肺静脈が上大静脈へ還流，左上肺静脈が無名静脈へ還流する部分肺静脈還流異常と診断された（図4）.

Chapter 8 ◆ 心室内伝導障害，右脚ブロック・左脚ブロック

心電図

10.00mm/mV 25.0mm/s   10.00mm/mV 25.0mm/s

胸部単純 X 線

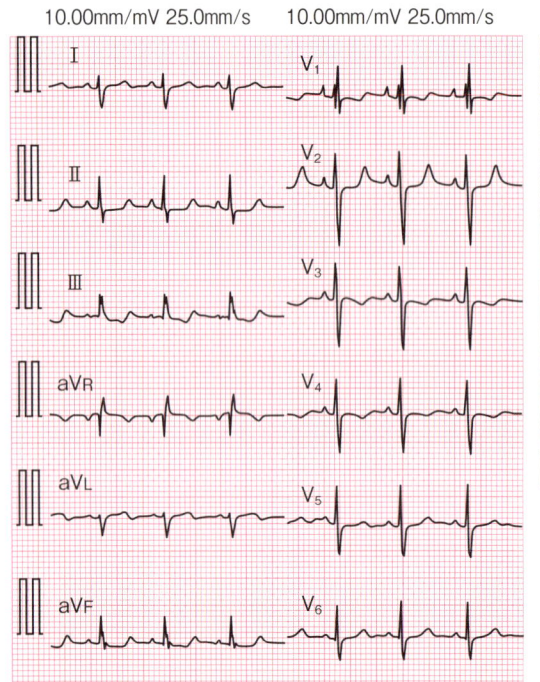

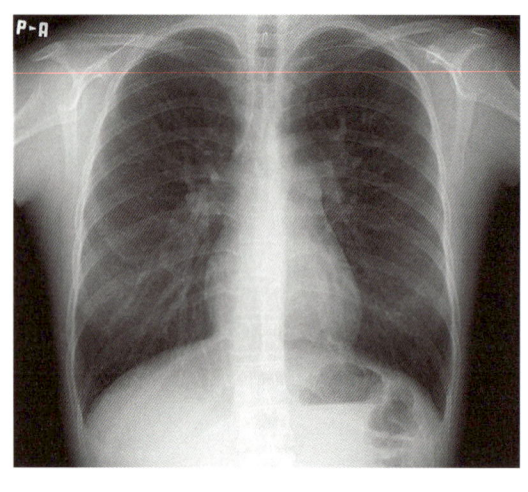

心エコー図：左室短軸像，M モード

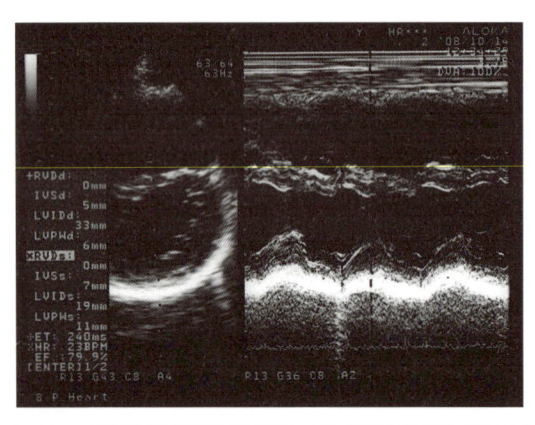

心エコー図：傍胸骨四腔像

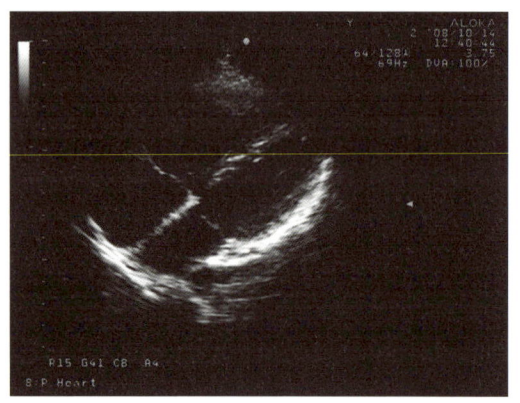

左上肺静脈→
←右上肺静脈
左上肺静脈なし→
←右上肺静脈なし
左房

胸部造影 CT 検査：3D 構築

図 4 部分肺静脈還流異常（PAPVC）の心電図，心エコー図，胸部単純 X 線，造影 CT（3D 構築）

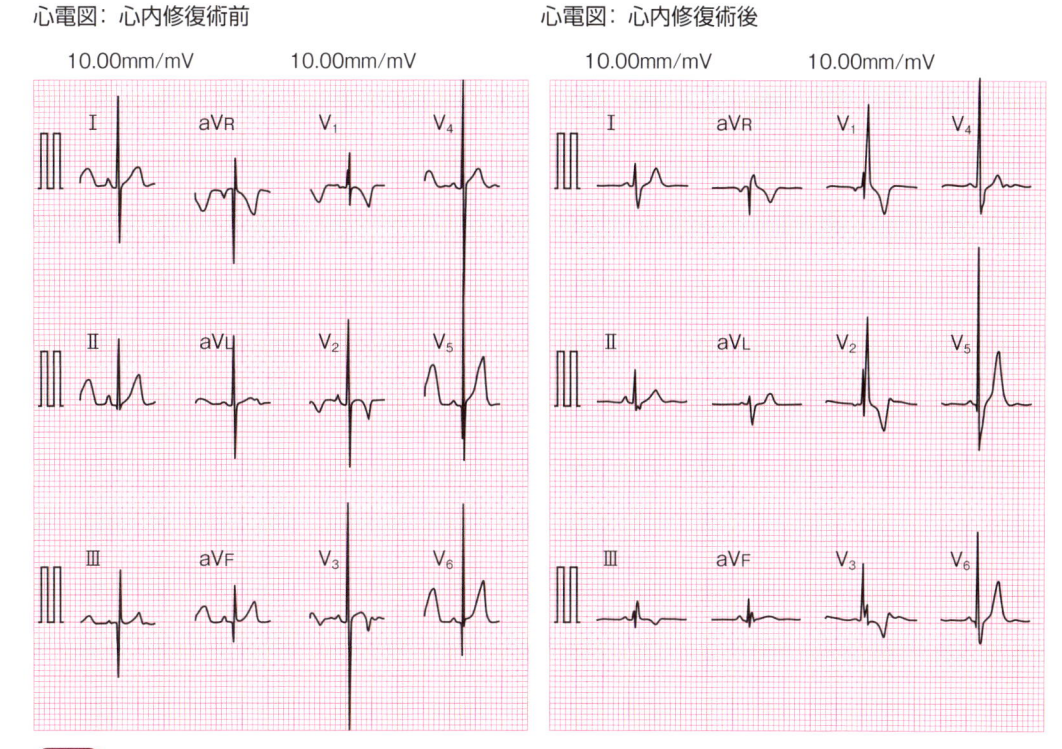

心電図：心内修復術前　　　　　　心電図：心内修復術後

図5 心室中隔欠損（VSD）の心電図：術前・術後の変化

4）心室中隔欠損の心内修復術後（パッチ閉鎖術後）

心室内刺激伝導系は解剖学的に心室中隔膜様部の下縁に沿って走行する．そのため，膜様部欠損の心室中隔欠損に対してパッチ閉鎖術を行うと，脚枝の損傷が生じることがあり，術後に完全右脚ブロックを呈することがある（図5）．

5）Brugada 症候群

父親が Brugada 症候群と診断され，ICD 植え込み術を施行．家族内の検索が必要と判断され受診した9歳女児．父親は Brugada 症候群で認められる $V_{1,2}$ 誘導で coved 型の ST-T 変化を認めるが，女児（長女）にはその特徴は乏しく完全右脚ブロックを呈するのみである．遺伝子解析により父親，長女ともに K チャネルの遺伝子変異が同定された（図6）．

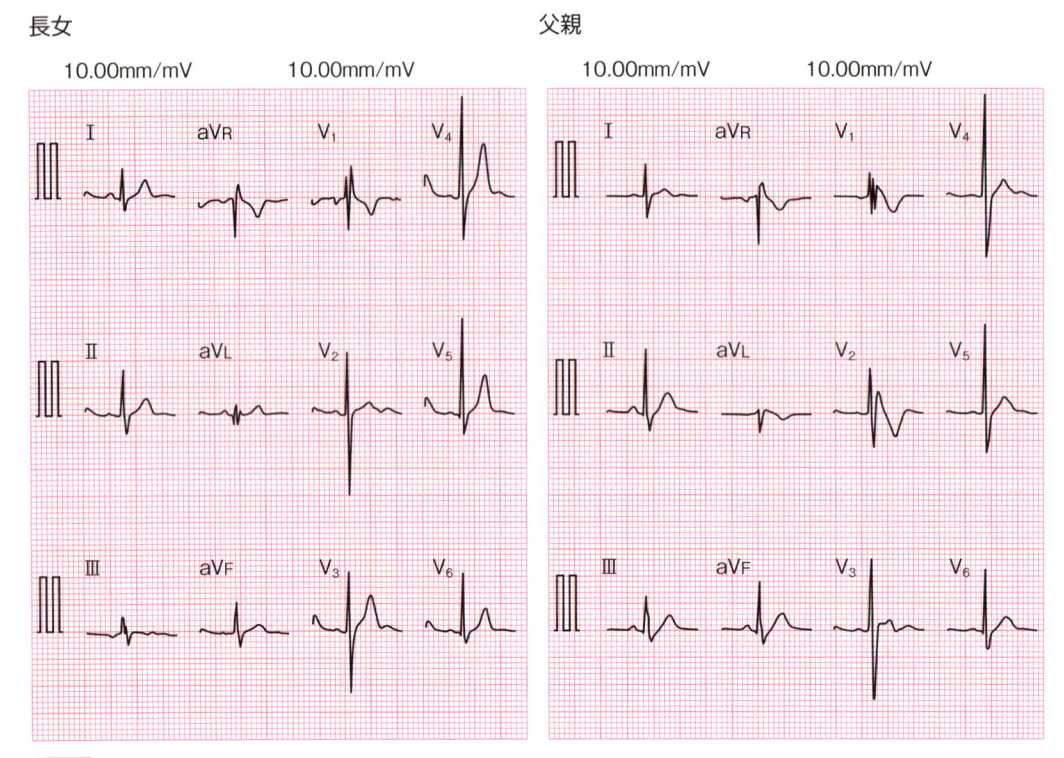

図6 Brugada 症候群の心電図: 父娘例

9. 左脚ブロックの心電図の特徴（表4）

　左脚の障害により，左室への興奮が伝導されない状態である．左室ではまず心室中隔が右室側から左室側へ興奮し（中隔ベクトルの逆転），次に左室前壁，後壁，側壁の順に興奮していく．そのため，I，aVL，V_5，V_6誘導では，q波（初期中隔興奮による中隔性q波）は生じ得ない．右脚の興奮により左室が遅れて興奮するためV_5誘導ではR波の頂点までの時間が0.06秒以上に延長する．

　右室起源の心室性期外収縮では，右室から先に興奮が始まるため，左脚ブロックに類似した心電図を呈し，左脚ブロックパターンの心室性期外収縮とよばれる（Chapter 4 参照）．

表4 完全左脚ブロックの心電図所見

1. QRS 幅≧0.12 秒
2. I，aVL，V_5，V_6にq波を認めない
3. QRS 主脚の振れとST-T 変化は逆向きになる
4. 軽度の左軸偏位

10. 左脚ブロックの病的意義

　右脚ブロックとは異なり，左脚ブロックは器質的心疾患を合併する場合が多い．高血圧，虚血性心疾患，特発性心筋症，特定心筋症などの基礎疾患の鑑別が必要である．しかし，左脚ブロックの心電図では，左脚ブロック自体でST-T が大きく変化するため，一般的には基礎疾患の存在を心電図から判別するのは困難であるとされている．

表5 心室内伝導障害の2次以降の検診への抽出基準（文献1より）

1．完全左脚ブロック

区分	コードNo.	所見内容
A	7-1-1	完全左脚ブロック：QRS幅≧0.12秒，かつVAT≧0.06秒（Ⅰ，Ⅱ，aVL，V_5，V_6のいずれか）でQ波がない
A	7-1-2	完全左脚ブロック：QRS幅≧0.10秒，かつVAT≧0.05秒（Ⅰ，Ⅱ，aVL，V_5，V_6のいずれか）でQ波がない（ただし，小学生のみ）
A	7-1-3	間欠性完全左脚ブロック

2．完全右脚ブロック

区分	コードNo.	所見内容
A	7-2-1	完全右脚ブロック：QRS幅≧0.12秒，かつR'＞RでVAT≧0.06秒（V_1またはV_2）
A	7-2-2	完全右脚ブロック：QRS幅≧0.10秒，かつR'＞RでVAT≧0.05秒（V_1またはV_2）（ただし，小学生のみ）
A	7-2-3	間欠性完全右脚ブロック

3．不完全右脚ブロック

区分	コードNo.	所見内容
A	7-3-1	不完全右脚ブロック：7-3-0があり，かつR'V_1≧｜SV_1｜（ただし，中・高校生のみ）
A	7-3-3	不完全右脚ブロック：7-3-2があり，かつR'V_1≧｜SV_1｜
B	7-3-0	不完全右脚ブロック：QRS幅＜0.12秒，かつR'＞R（V_1またはV_2）（ただし，中・高校生のみ）
B	7-3-2	不完全右脚ブロック：QRS幅＜0.10秒，かつR'＞R（V_1またはV_2）
C	7-5-0	QRS幅＜0.12秒，かつR-R'型でR'≦R（V_1またはV_2）（ただし，中・高校生のみ）
C	7-5-1	QRS幅＜0.10秒，かつR-R'型でR'≦R（V_1またはV_2）
C	7-5-2	7-5-0または7-5-1があり，かつR'V_1≧0.5mVでRV_1≧｜SV_1｜

4．心室内伝導障害

区分	コードNo.	所見内容
A	7-4-0	心室内伝導障害：QRS幅≧0.12秒
A	7-4-1	心室内伝導障害ク：QRS幅≧0.10秒（ただし，小学生のみ）

5．不完全左脚ブロック

区分	コードNo.	所見内容
A	7-6-0	不完全左脚ブロック：0.12秒＞QRS幅≧0.10秒，かつR-R'型でR'≧R（V_5またはV_6）でQ波がない
A	7-6-1	不完全左脚ブロック：QRS幅＜0.10秒，かつR-R'型でR'≧R（V_5またはV_6）でQ波がない（ただし，小学生のみ）

6．左脚前枝ブロック

区分	コードNo.	所見内容
A	7-7-0	左脚前枝ブロック：QRS幅＜0.12秒，かつQⅠ≧0.025mVでQⅠ幅＜0.03秒と－45°以上の左軸偏位
A	7-7-1	左脚前枝ブロック：QRS幅＜0.10秒，かつQⅠ≧0.025mVでQⅠ幅＜0.03秒と－30°以上の左軸偏位（ただし，小学生のみ）

7．2枝ブロック

区分	コードNo.	所見内容
A	7-8-0	2枝ブロック：7-2-1と－45°以上の左軸偏位
A	7-8-1	2枝ブロック：7-2-2と－30°以上の左軸偏位（ただし，小学生のみ，中・高校生ではC区分）

表4にあげた左脚ブロックの基本パターンから外れる心電図を呈している場合は，左脚ブロック以外の要因が関与している可能性を考慮すべきである．

11. 学校心臓検診の1次検診で心室内伝導障害を認めた場合の対応

わが国では小・中・高校各1年生に対して実施する学校心臓検診の1次検診において，1995年度から心電図検査が義務づけられている．そのため，1次検診の心電図所見から2次以降の検診に抽出すべき所見が，日本小児循環器学会学術委員会の学校心臓検診研究委員会によってガイドラインとして示されている（表5）[1]．

区分Aは2次以降の検診に抽出すべき所見，Bはその所見単独では必ずしも抽出しなくともよい所見，Cは学校心臓検診では取り上げなくてもよい所見と3つに区別されている．

これによれば，左脚ブロックは完全ブロック，不完全ブロック，分枝ブロック（ヘミブロック）にかかわらず，判定基準を満たせば，全例が2次以降の検診に抽出すべき所見とされている．これは，小児といえども左脚ブロックが潜在性の器質的心疾患を疑うべき所見であることを考慮したものと考えられる．

一方，右脚ブロックについては，不完全右脚ブロックで2つ目のR波が1つ目のR波より波高が低い場合は，2次検査に抽出しなくてもよいとされている．2つ目のR波が高いのは前述の通り右室容量負荷を疑うべき所見であり，心房負荷所見，左軸偏位やPR間隔延長などの所見を認めない場合は，臨床的に問題となることは少ない．

12. まとめ

心室内伝導障害は比較的よく遭遇する心電図所見である．左脚ブロックと右脚ブロックでは，その頻度や臨床的重要性が全く異なる．小児において，左脚ブロックは稀であるが，器質的心疾患の存在を積極的に疑い精査を行う必要がある．一方，右脚ブロックは健康小児にもしばしば認められる所見であり，その他の心電図異常所見の有無，臨床症状，理学所見を総合的に判断し，基礎疾患の存在が疑われる場合は精査を行う．

●文献●
1) 馬場國藏, 他. 学校心臓検診　二次検診対象者抽出のガイドライン（2006年改訂）——一次検診の心電図から—. 日本小児循環器学会雑誌. 2007; 22: 503-13.

<川野達也>

Chapter 9 徐脈性不整脈

はじめに

まず，体表面心電図と His 束心電図との関係を示す（図1）．徐脈性不整脈は洞不全症候群と房室ブロックに大別され，洞不全症候群は洞結節機能低下・洞房伝導障害で，房室ブロックは房室結節から His 束および脚の伝導障害で生じる．小児において徐脈性不整脈を実際に経験することはそれ程多くないが，突然死の原因となり得る不整脈であり，しっかりと病態を理解する必要がある．

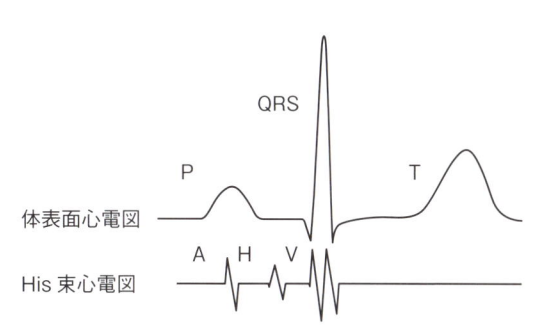

図1 体表面心電図と His 束心電図の関係

1．徐脈性不整脈の分類

1）洞不全症候群

＜概念＞

洞不全症候群（sick sinus syndrome）は何らかの原因による洞機能不全と関連した種々の不整脈を含めた心電図上の診断である[1]．実際は洞結節のみならず，心房筋などの洞結節周囲組織の傷害を含み多彩な不整脈を呈する．臨床的には発作時の心電図の特徴から分類した Rubenstein の分類[2]が一般的であり，洞不全症候群の病型を大きく3つに分類している（表1）．また，経過や原因から理解することは治療方針を決定する上で重要である．一般的に，主な傷害部位が洞結節である場合は洞性徐脈や洞停止，洞結節周囲組織傷害が主病変である場合は洞房ブロック，傷害が心房にまで拡大している場合，心房粗動・心房細動・心房頻拍を伴う徐脈頻脈症候群の病型をとる．

Ⅰ型：洞性徐脈（持続性徐脈）

小児に成人での基準をそのまま適応させることはできない．小児における徐脈は，①3歳未満：＜100/分，②3～9歳：＜60/分，③9～16歳：＜50/分，④16歳以上：＜40/分と定義される[3]．

表1 洞不全症候群の分類（Rubenstein 分類）

タイプ	不整脈		
Ⅰ型	持続性徐脈	3歳未満	＜100 bpm
		3～9歳	＜60 bpm
		9～16歳	＜50 bpm
		16歳以上	＜40 bpm
Ⅱ型	洞停止，洞房ブロック		
Ⅲ型	徐脈頻脈症候群		

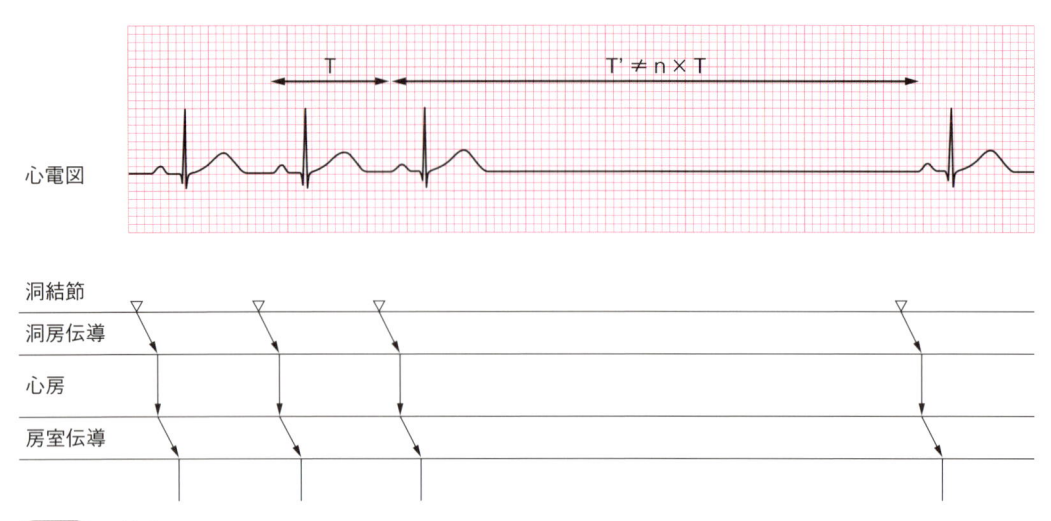

図2 洞停止

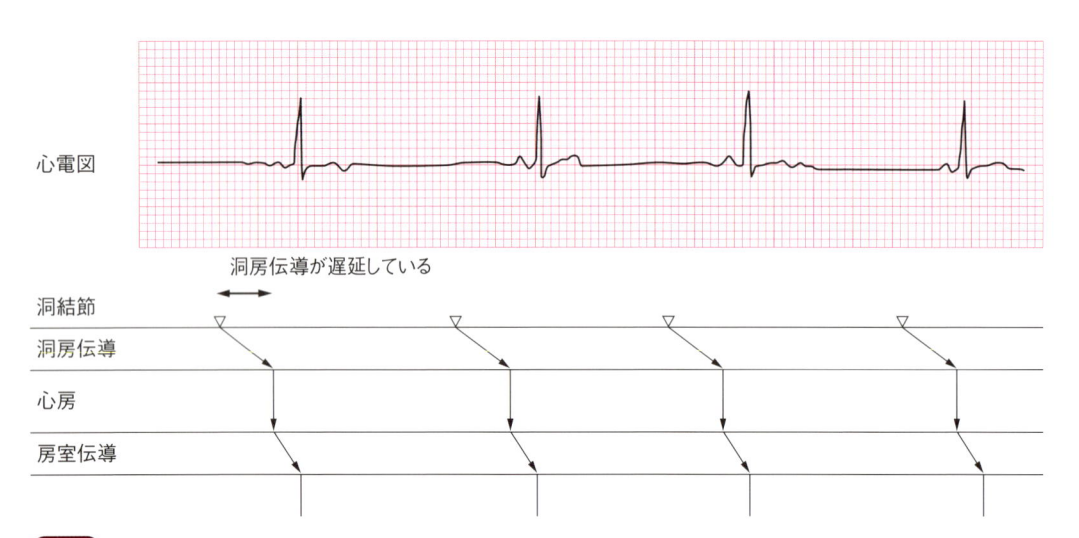

図3 I度洞房ブロック

Ⅱ型：洞停止（sinus arrest），洞房ブロック（sinoatrial block）

　洞停止は，洞結節が一過性にその活動を停止した状態をいう．洞結節からの刺激発生がなく，引き続くP-QRSが欠落する（図2）．通常3秒以上の休止期をもつが，その間に房室結節近傍からの補充収縮を伴うことが多い．洞房ブロックは洞結節の活動はあるが，洞結節から房室結節までの洞房伝導が障害される病態である．Ⅰ度洞房ブロックは洞房伝導の遅延でP-QRSの欠落は生じない（図3）．体表面心電図で診断することはできない．Ⅱ度洞房ブロックは突然洞房伝導が欠落し，P-QRSが消失する．このⅡ度洞房ブロックは，徐々に洞房伝導が遅延しP-QRS欠落に至るWenckebach型（＝Mobitz Ⅰ型：図4）と洞房伝導が突然消失するMobitz Ⅱ型（図5）に分類される．心電図上，Wenckebach型は徐々にPP間隔が延長した後P-QRSが欠落し，Mobitz Ⅱ型はP-QRS欠落前のPP間隔に延長はなく，欠落により延長したPP間隔は欠落前PP間隔の整数倍になる．Ⅲ度洞房ブロックは心房

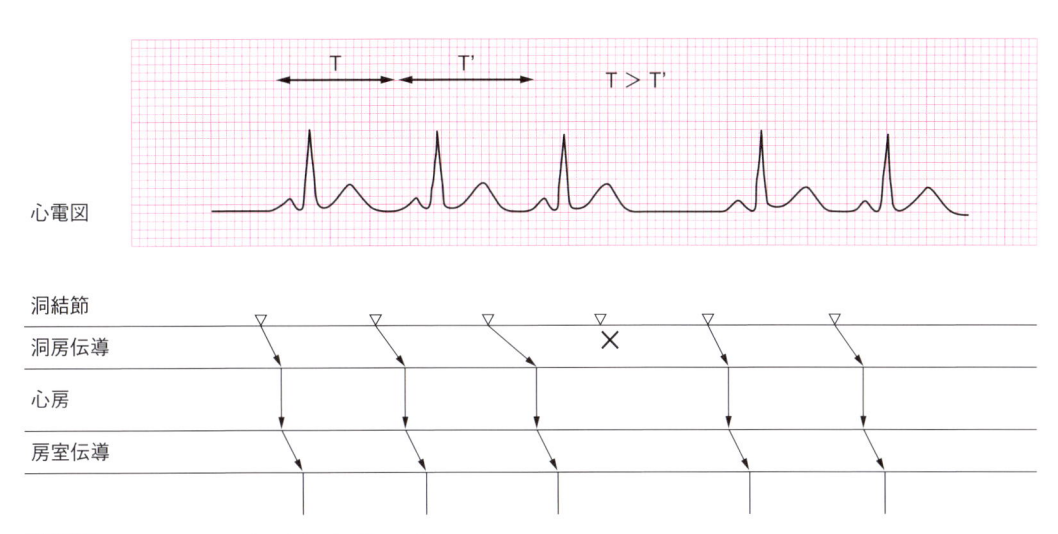

図4 Wenckebach型Ⅱ度洞房ブロック

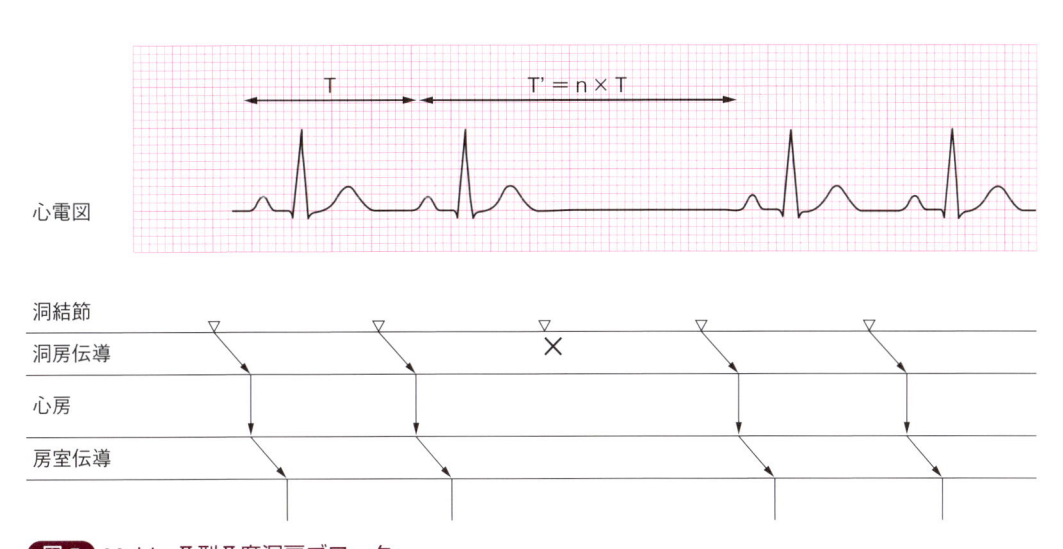

図5 MobitzⅡ型Ⅱ度洞房ブロック

へ刺激が伝わらないためP波は認められず，一般的に接合部補充収縮で心室興奮が維持されている．鑑別として洞停止に伴う接合部補充収縮があげられるが，通常の体表面心電図で区別することはできない．

Ⅲ型：徐脈頻脈症候群（図6）

　洞結節，洞房伝導，心房組織が広範囲に傷害されることで，ⅠおよびⅡ型の不整脈に加え，心房頻拍，心房細動/心房粗動などの頻脈を呈する心房性不整脈を合併する病型である．頻脈による overdrive suppression により長い心停止が引き起こされる特徴をもつ．

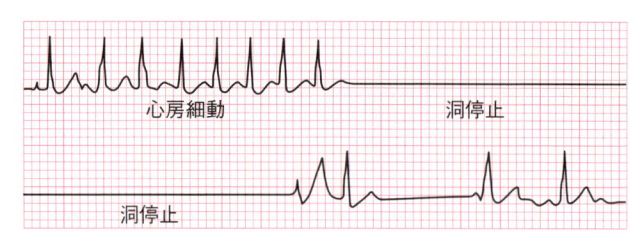

図6 徐脈頻脈症候群

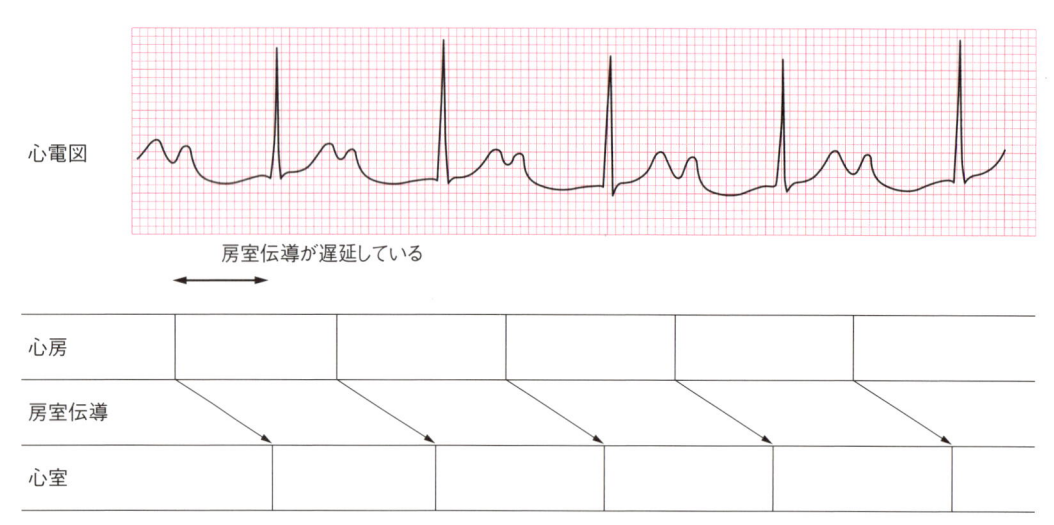

図7 Ⅰ度房室ブロック

2）房室ブロック
＜概念＞
房室ブロックは房室結節，His 束，脚の伝導遅延/障害で生じる．伝導障害の程度によりⅠ～Ⅲ度に分類される．

Ⅰ度（図7）：PR 間隔が延長（0.21 秒以上）するが，1：1房室伝導は保たれている．

Ⅱ度：房室伝導が時々途絶する．Wenckebach 型（もしくは Mobitz Ⅰ型）と Mobitz Ⅱ型に分類される．

A）Wenckebach 型（図8）：PR 間隔が徐々に延長した後に QRS 波が脱落する．房室結節での伝導遅延が原因であることが多い．

B）Mobitz Ⅱ型（図9）：PR 間隔の延長を伴わず一定のままで突然 QRS 波が脱落する．His 束以下の伝導障害が原因であることが多い．

　　第Ⅱ度房室ブロックの程度は，P 波の数と伝導した QRS 波の数の比で表現される．例えば，P 波が4個に対し3個の QRS が認められる場合，4：3房室ブロックと表現する．特に房室伝導が3：1以下（QRS 波が2拍以上連続して脱落する）の場合を高度第Ⅱ度房室ブロックとよぶ（図10）．

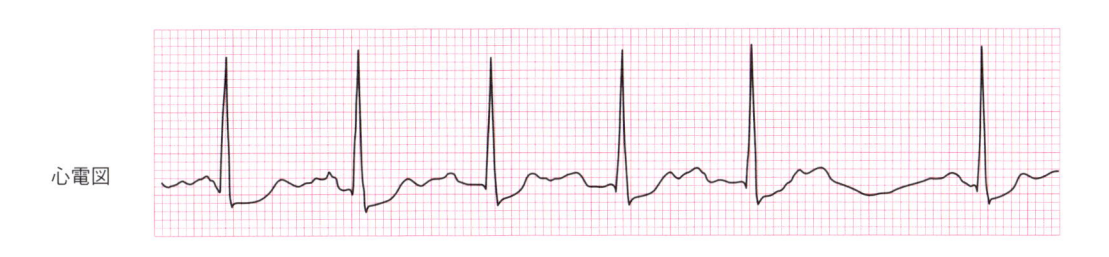

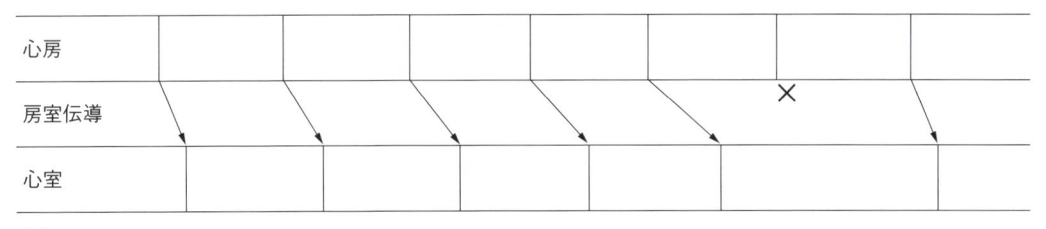

図8 Ⅱ度房室ブロック（Wenckebach 型）

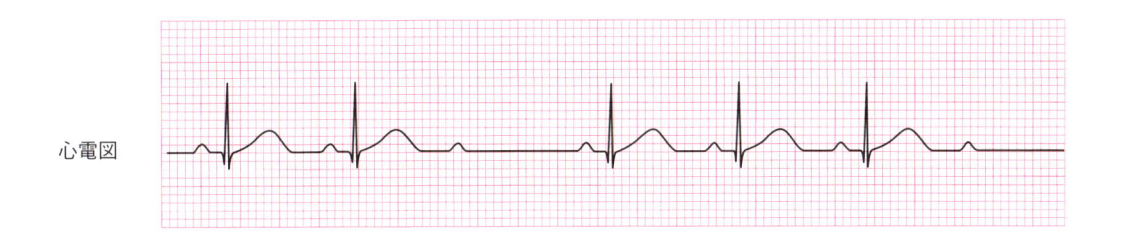

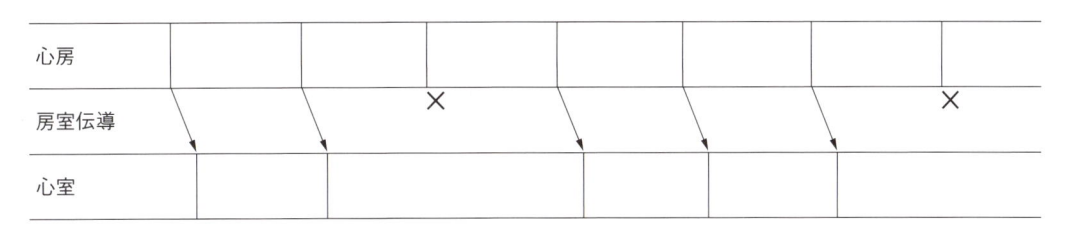

図9 Ⅱ度房室ブロック（MobitzⅡ型）

　　2：1房室ブロックでは，Wenckebach 型と Mobitz Ⅱ型の鑑別は困難であるが，PR 間隔が変動するようであれば Wenckebach 型の可能性が高い．

Ⅲ度（図11）：房室伝導が完全に途絶され，P 波と QRS 波は全く独立した周期で出現する．心室の興奮はブロック部位の下位中枢から補充収縮として認められる．ブロック部位により下記のように分類される．

　A）AH ブロック（房室結節内），B）BH（bundle of His；His 束内），C）HV（His 束遠位）

　　ブロック部位を正確に評価するためには，His 束電位図を記録する必要がある．しかし，標準12誘導心電図における補充収縮の QRS 幅や補充収縮数によりブロック部位をある程度推定することができる．通常，AH ブロックや BH ブロックでは QRS 幅は正常に近く，HV

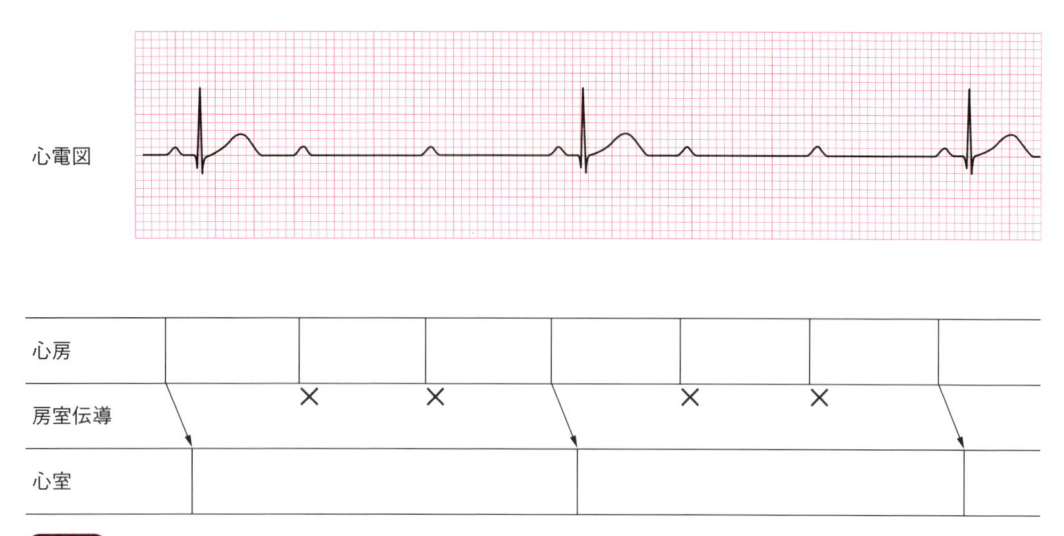

図10 高度房室ブロック（3：1伝導）

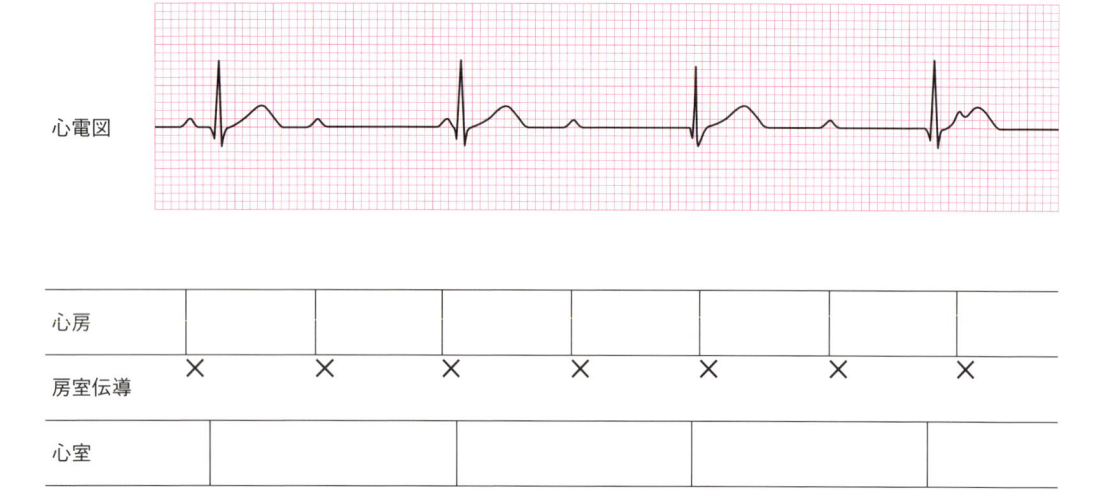

図11 Ⅲ度房室ブロック

ブロックでは幅広いという特徴を有する．また，ブロック部位が下位であるほど補充収縮数が少なくなる傾向にあり[4]，当然のことながら徐脈の程度も強くなり重症となりやすい．AHもしくはBHブロックに脚ブロックを合併した場合，HVブロックとの鑑別が困難となるが，Holter心電図などで偶然房室伝導による捕捉調律が認められ，その捕捉調律と補充収縮のQRS波が同一であればAHもしくはBHブロックに脚ブロックを合併していると診断できる．

2. 徐脈性不整脈の病因

小児における徐脈性不整脈の原因を表2に示すが，大きく先天性と後天性に分けられる．先天性としては，母体由来抗SS-A/SS-B抗体の経胎盤的胎児移行で生じる刺激伝導系障害による完全房室ブロックや洞徐脈，2次性QT延長の合併や，SCN5A（家族性洞機能不全症候群，進行性房室ブロック）

表2 徐脈性不整脈の原因（文献3より改変）

先天性

1. 膠原病の母体由来の抗SS-A抗体，抗SS-B抗体
   ⇒経胎盤的に胎児に移行し，伝導系を障害．完全房室ブロック，洞徐脈，一過性I度房室ブロック，2次性QT延長をきたす．
2. 遺伝子異常
   SCN5A：家族性洞機能不全症候群，進行性房室ブロック（Lenègre病）
   Csx/Nkx2.5：房室ブロック＋家族性心房中隔欠損
   TBX-5：進行性房室ブロック，脚ブロック，洞機能不全症候群
   LMNA：進行性房室ブロック
   PRKAG2：進行性房室ブロック
3. 先天性疾患
   多脾症候群
   ⇒洞結節の欠損，位置異常，低形成が原因で洞機能不全症候群，房室ブロックをきたす．
   修正大血管転位
   ⇒本疾患の約半数で進行性に完全房室ブロックを生じる．
   神経・筋疾患
   ⇒Emery-Dreifuss症候群，Duchenne's筋ジストロフィーなど
   ミトコンドリア異常（Kerns-Shy症候群）

後天性

1. 心疾患術後
   ⇒外科的侵襲による．Fontan・Mustard・Senning手術，修正大血管転位・Fallot四徴症術後など
2. 迷走神経性
   ⇒失神をきたす例もある．アトロピンの静注（0.02 mg/kg）で消失する．
3. 低酸素血症
   ⇒周産期に比較的多い．
4. 炎症性疾患
   ⇒急性心筋炎（コクサッキーA/B，エコー，インフルエンザなどのウイルス感染が代表的），心外膜炎など
5. 内分泌疾患
   ⇒甲状腺機能低下症，神経性食欲不振症など
6. 自己免疫疾患
   ⇒全身性エリテマトーデス，強皮症，リウマチ熱
7. 薬剤性
   ⇒Naチャネル遮断薬，Caチャネル遮断薬，β遮断薬，ジギタリスなど
8. 電解質異常
   ⇒高カリウム血症（洞機能不全および房室ブロック），低カリウム血症（房室ブロック）
9. 浸潤性心疾患
   ⇒サルコイドーシス，アミロイドーシス，ヘモクロマトーシス，腫瘍など
10. 脳圧亢進

や*TBX-5*（進行性房室ブロック，洞機能不全症候群）などの遺伝子異常，先天性心疾患関連が代表的である[5]．先天性心疾患の中でも，複雑心奇形を伴うことの多い多脾症候群では，左側相同のため洞結節や房室結節を含めた刺激伝導系異常が生じやすく，洞不全症候群/房室ブロックともに合併する可能性がある．修正大血管転位症（SLL）では2つの房室結節を有し，特に修正大血管転位症の病型では房室伝導が解剖学的に長く房室ブロックを合併しやすい．後天性では，房室結節近傍への操作

が加わる全ての心臓外科手術で房室ブロックを合併する可能性がある．また，大血管転位症で行われるMustard手術，Senning手術やFontan手術は心房広範囲への手術操作を要し，高頻度に洞不全を生じるとされている．洞不全は心房中隔欠損症術後にも発生することがある．先天性心疾患や心臓手術後以外の病因としては，心筋炎や心膜炎などの炎症性疾患，自己免疫疾患（全身性エリテマトーデス，強皮症など），虚血性心疾患，浸潤性心疾患（アミロイドーシス，ヘモクロマトーシス，サルコイドーシス，腫瘍など），内分泌疾患（甲状腺機能低下症），薬剤性（ジギタリス，β遮断薬，Ca拮抗薬，抗不整脈薬），電解質異常（高カリウム血症，低カリウム血症），迷走神経亢進状態，脳圧亢進などが知られている．

3. 徐脈性不整脈の症状

徐脈による一般的な症状は，低心拍出量状態に起因する．胎児や新生児，乳児の特徴として，心拍出量は心収縮力よりも心拍数への依存度が高く，徐脈により心不全が生じやすい．胎内発症では胎児水腫を，乳児期では哺乳不良，体重増加不良，発汗過多，呼吸障害などの心不全症状を呈する．幼児期以降では，全身倦怠感，運動耐容能低下が認められるようになる．昼寝が多いことも参考になる所見である．また，重要な症状として，めまい，失神，痙攣などの脳虚血による症状（Adams-Stokes発作）を忘れてはならない．Adams-Stokes発作は，洞停止や洞房ブロックで多いとされ，徐脈頻脈症候群では頻拍停止後のoverdrive suppressionにより長い洞停止が生じ，めまい，失神の症状を呈しやすい．さらに高度徐脈による2次性QT延長やtorsades de pointesを生じる可能性もある（QT延長症候群，torsades de pointesについてはChapter 10参照）．房室ブロックでの失神はtorsades de pointesによることが多い．徐脈頻脈症候群では心房性の頻脈により生じる血栓により塞栓症を合併する可能性があり，塞栓による症状が初発症状であることもある．その一方で，小児においては，全く無症状で学校検診などの機会に偶然に発見される例も少なくない．また，Ⅰ度房室ブロック，Wenckebach型Ⅱ度房室ブロックや，運動選手・夜間睡眠中の洞徐脈などは症状を伴わず治療を必要としないことが多い．

4. 徐脈性不整脈の診断

診断の基本は心電図である．非発作時，一過性，障害の程度が変動しているなどの状況では，短時間の心電図記録のみで診断することは困難である．Holter心電図は必須の検査であり，安静・睡眠・運動などの状態ごとの心拍推移を確認することができるほか，記録中に失神があった場合，例えば洞機能不全症候群であれば，その原因が洞停止なのか，それとも心房細動などの頻脈によるものなのかを知ることができる．また，基礎疾患検索のため心エコー検査も行う必要がある．運動負荷心電図からは非常に有用な情報が得られる．通常，運動は心房レート増加と房室結節伝導亢進をもたらすが，病的洞性徐脈では，この運動で引き起こされる心拍数増加が不十分となる．また，房室ブロックでは，運動選手にみられるような機能的伝導低下の場合，運動により伝導が改善するが，His束以下の伝導障害では洞調律頻度が増加するほど伝導遅延が増強しブロックが顕著となる．下記の薬物負荷試験による洞結節機能評価と合わせ，管理・治療方針の決定のために重要な検査であり，状況に合わせて実

施を検討する．

[薬物負荷試験]

アトロピン 0.04 mg/kg 静注もしくはイソプロテレノール 0.01〜0.05 μg/kg/分 持続静注
　──▶副交感神経遮断，β受容体刺激により心拍数が増加するが，心拍数増加 25％ 未満の場合は洞機能不全と考えられる．

5．徐脈性不整脈の治療

　まず，徐脈をきたす可逆性の原因（β遮断薬やジギタリスなどの薬物投与，高カリウム血症など）がある例では，可及的速やかに原因除去を行う．徐脈による症状が存在する場合には薬物治療やペースメーカー治療の適応となる．薬物療法は，緊急時やペースメーカー植え込みまでの治療として行われるが，心拍数の微妙なコントロールが難しく，経口投与では一定した効果を期待できないなどの特性を十分に理解し使用する必要がある．

1）薬物治療

　a）アトロピン

迷走神経緊張が関与した例で効果が期待できる．緊急時には 0.02〜0.04 mg/kg を静注する．

　b）イソプロテレノールおよび交感神経作動薬

イソプロテレノール 0.01〜0.03 μg/kg/分 持続点滴

オルシプレナリン 1 mg/kg/日（分 3〜4）

　c）シロスタゾール

シロスタゾールは収縮力増強作用や血小板凝集抑制作用を有する PDE-Ⅲ阻害薬の1つである．洞結節に対する陽性変時作用があり洞機能不全症候群例の心拍数を増加することが報告されており[6,7]，保険適応はないが効果が期待できる．ちなみに成人での使用量は 100 mg/日（分 2）である．

2）ペースメーカー治療

　a）一時的ペーシング

心筋炎などにより生じる房室ブロックのように，一過性で回復が期待できる病型に対して適応となる．また，QT 延長をきたして torsades de pointes を頻回に繰り返す症例には，マグネシウム静注（25〜50 mg/kg）だけではなく，心拍数を増加させることが必要となるため，一時ペーシングによる心拍数増加を目的に導入される．

　b）植え込み型ペースメーカー

原因が一過性でない場合には植え込み型ペースメーカーの適応となる．ACC/AHA/HRS から小児のペースメーカーの適応ガイドラインが示されている[8]（表3）．ペーシングリードには開胸が必要となる心外膜リードと，経静脈的に留置する心内膜リードの2種類がある．心外膜リードは，乳幼児や先天性心疾患症例で使用され，心内膜リードは年少者以降の症例で採用される．心内膜リードを用いた場合には，短絡路存在時の奇異性塞栓症や，心内修復時に必要な静脈の血栓性閉塞を合併する可能

表3 小児のペースメーカーの適応ガイドライン（文献8より）

クラス		洞機能不全		房室ブロック	
Ⅰ	治療による利益が危険性を大きく上回ることが，証明されている	1	年齢不相応な徐脈による症状を認める（B）	1	高度房室ブロックまたは完全房室ブロックで，症候性徐脈，心室機能低下，低拍出量のいずれかを認める（C）
				2	心臓手術後の高度房室ブロックまたは完全房室ブロックで回復の見込みがないか，7日以上持続する（B）
				3	先天性完全房室ブロックで，wide QRSの補充調律，多源性心室期外収縮，心室機能低下のいずれかを認める（B）
				4	先天性完全房室ブロックで，乳児期に心拍数が55 bpm未満（C）（先天心疾患患者では＜70 bpm）
Ⅱa	治療による利益が危険性を上回ることが証明されているが，特殊な症例に対してはさらに検討が必要	1	先天性心疾患で心房内回帰性頻拍の治療により洞徐脈を認める（C）	1	1歳以上の先天性完全房室ブロックで，平均心拍数が50 bpm以下，突然基本心室周期が2〜3倍以上に延長，心拍数増加不良に伴う症状，のいずれかを認める（B）
		2	複雑先天性心疾患で，安静時心拍数が40 bpm未満か，3秒を超えるポーズを認める（C）	2	先天性心疾患で，洞徐脈や房室ブロックによる循環不全（C）
				3	先天性心疾患術後に一過性完全房室ブロックをきたした後脚ブロックが残存し，失神を認める（B）
Ⅱb	治療による利益が危険性を上回る可能性がある	1	二心室修復術後で徐脈による症状がないが，安静時心拍数が40 bpm未満あるいは3秒以上の心室ポーズを認める（C）	1	先天性心疾患術後に一過性完全房室ブロックをきたした後，2枝ブロックが残存する（C）
				2	無症候性の先天性完全房室ブロックで，narrow QRSによる年齢相応の心拍数があり，心機能が保たれている（B）
Ⅲ	治療による危険性が利益を上回るため，適応とならない	1	無症状の洞徐脈で，最大R-R間隔が3秒未満，かつ最小心拍数が40 bpmを超える（C）	1	心疾患術後に一過性の房室ブロックから正常に回復し，症状がない（B）
				2	一過性完全房室ブロックの既往がない先天性心疾患術後で，2枝ブロックだが無症状，ただし，Ⅰ度房室ブロックの有無を問わない（C）
				3	無症状のWenckebach型Ⅱ度房室ブロック（C）

(A)：複数の無作為臨床研究あるいはメタアナリシスによるエビデンスに基づく見解
(B)：単一の無作為臨床研究あるいは非無作為臨床研究のエビデンスに基づく見解
(C)：専門家，症例報告，標準的治療に関する多数意見に基づく見解

性を常に念頭においておく必要がある．次にペーシングモードは，International Society Comission for Heart Disease Resourses の提唱する国際コード（ICHDコード）で表現される[9]．第1文字はペーシング部位，第2文字はセンシング部位を表し，Aは心房，Vは心室，Dは心房・心室の両方を意味する．センシング機能のない場合はOと表記する．第3文字は自己波形に対する刺激パルスの制御形態を表し，Iは抑制，Tは同期，Dは抑制と同期両方，Oは機能なしを示す．ペースメーカーモード

は，徐脈による心不全や，洞停止，洞房ブロックおよび徐脈頻脈症候群における Adams-Stokes 発作の予防のみであれば心室ペーシング VVI モードで十分であるが，最近では心房-心室の同期が得られる生理的ペーシング（洞機能不全症候群に対しては AAI，房室ブロックに対して DDD/VDD）が選択されることが多くなっている．洞不全症候群においては，心房心拍数を正常化することによる頻拍の予防，血栓塞栓予防効果の可能性[10]およびペースメーカー症候群が発生しない，などの観点からも生理的ペーシングが進められている．ペースメーカー症候群とは，右室ペーシングをしている症例が，循環不全を主体とする胸痛，めまい，動悸，冷汗などの症状を訴えるもので，三井らが命名した[11]．頻度は右室ペーシングの約 20％に生じるとされている．心室刺激が心房へ逆伝導する患者で起こることが多いとされている．心室収縮直後に心房が収縮することで心拍出量が約 30％減少することが原因と考えられている．

●文献●

1) 第 4 回ペースメーカに関する研究会プロシーディング 241．1980．
2) Rubenstein JJ, Schulman CL, Yurehak PM, et al. Clinical spectrum of the sick sinus syndrome. Circulation. 1972; 46: 5-13.
3) 小児循環器学会「小児不整脈の診断・治療に関する検討委員会」．小児不整脈の診断・治療ガイドライン 2009．2009．
4) 中里祐二，中田八洲郎．高度および完全房室ブロックにおける臨床電気生理学的検討．心臓ペーシング．1987; 3: 355-63.
5) Smits JP, Veldkamp MW, Wilde AA. Mechanisms of inherited cardiac conduction disease. Europace. 2005; 7: 122-37.
6) Atarashi H, Endoh Y, Saitoh H, et al. Chronotropic effects of cilostazol, a new antithrombotic agent, in patients with bradyarrhythmias. J Cardiovasc Pharmacol. 1998; 31: 534-9.
7) 深水誠二，八木 洋，杉野敬一，他．洞不全症候群における cilostazol, aminophylline の洞房伝導におよぼす影響．心臓．1999; 31 Suppl 5: 8-137.
8) Epstein AE, DiMarco JP, Ellenbogen KA, et al. ACC/AHA/HRS 2008 Guidelines for device-based therapy of cardiac rhythm abnormalities: a report of the American College of Cardiology/American Heart Association Task Force on Practice Guidelines (Writing Committee to Revise the ACC/AHA/NASPE 2002 Guideline Update for Implantation of Cardiac Pacemakers and Antiarrhythmia Devices) developed in collaboration with the American Association for Thoracic Surgery and Society of Thoracic Surgeons. J Am Coll Cardiol. 2008; 51: e1-62.
9) Bernstein GO, Camm AJ, Fletcher RD, et al. The NASPE/BPEG generic pacemaker code for antibradyarrhythmia and adaptive-rate pacing and antitachyarrhythmia devices. Pacing Clin Electrophysiol. 1987; 10 (4-Pt-1): 794-9.
10) Obe T, Shimomura K, Isobe F, et al. Problems and anti-tachyarrhythmic effects of chronic atrial pacing. Jpn Circ J. 1985; 49: 379-84.
11) 三井利夫．Pacemaker 症候群．診断と治療．1998; 76: 2129.

<大野拓郎>

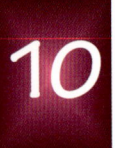

Chapter 10 致死性不整脈

はじめに

致死性不整脈とは，不整脈の発症が死亡原因となる疾患群の総称である．したがってQT延長症候群，QT短縮症候群，カテコラミン誘発性多形性心室頻拍，Brugada症候群，特発性心室細動などの他，心筋症（肥大型，拡張型，拘束型，不整脈源性右室異形成症，緻密化障害），心筋炎，先天性心臓病術後に生じる危険な不整脈も含まれると考えられる．この章では器質的（構造的）心疾患のない不整脈疾患に限り記述する．

1. 特発性心室細動 (idiopathic ventricular fibrillation：IVF)

明らかな器質的心疾患がない患者に発症する心室細動（図1）を特発性心室細動（IVF）と定義され，心不全や心筋梗塞で生じる心室細動と区別して用いられている．QT延長症候群やカテコラミン誘発性多形性心室頻拍，short-coupled variant of torsades de pointes，最近ではQT短縮症候群，右側胸部誘導（V_1，V_2誘導）でcoved型と称される特徴的なST上昇を示すBrugada症候群，またIVFの中で下壁誘導（Ⅱ，Ⅲ，aVF）または前側壁誘導（Ⅰ，aVL，V_{4-6}）でJ波もしくは早期再分極を示す早期再分極症候群に生じる心室細動も器質的心疾患のない心室細動を生じうる不整脈疾患である．これら一部は心筋のイオンチャネルなど遺伝子異常に基づくことが判明し，IVFと区別して述べられているが，全例の遺伝子異常が明らかにされているわけではなく，IVFの定義は現在混沌としている．現在において心電図上明らかな異常がなく，明らかな器質的心疾患，遺伝子異常も認めないIVFとよばれる群があり，IVFは今後原因が明らかになっていく可能性のある症候群であると考えられる．

2. QT延長症候群 (long QT syndrome：LQTS)

LQTSは，安静時心電図上QT時間の延長を示し，torsades de pointesとよばれる特徴的な多形性心室頻拍，心室細動を生じ失神，突然死を引き起こす可能性のある症候群である．先天性と薬剤，電解質異常，徐脈などによる後天性に分類される．以前，先天性QT延長症候群は常染色体優性遺伝のRomano-Ward症候群と常染色体劣性遺伝で聴力障害を伴うJervell & Lange-Nielsen症候群に分類されてきた．13種類の遺伝子異常（表1）が明らかになっているが，現在遺伝子解析で明らかになるものは60〜70％程度である．その他double mutationや遺伝多形性の関与などが，症状出現，重症度に関与することもいわれており，今後さらなる解明が期待される．

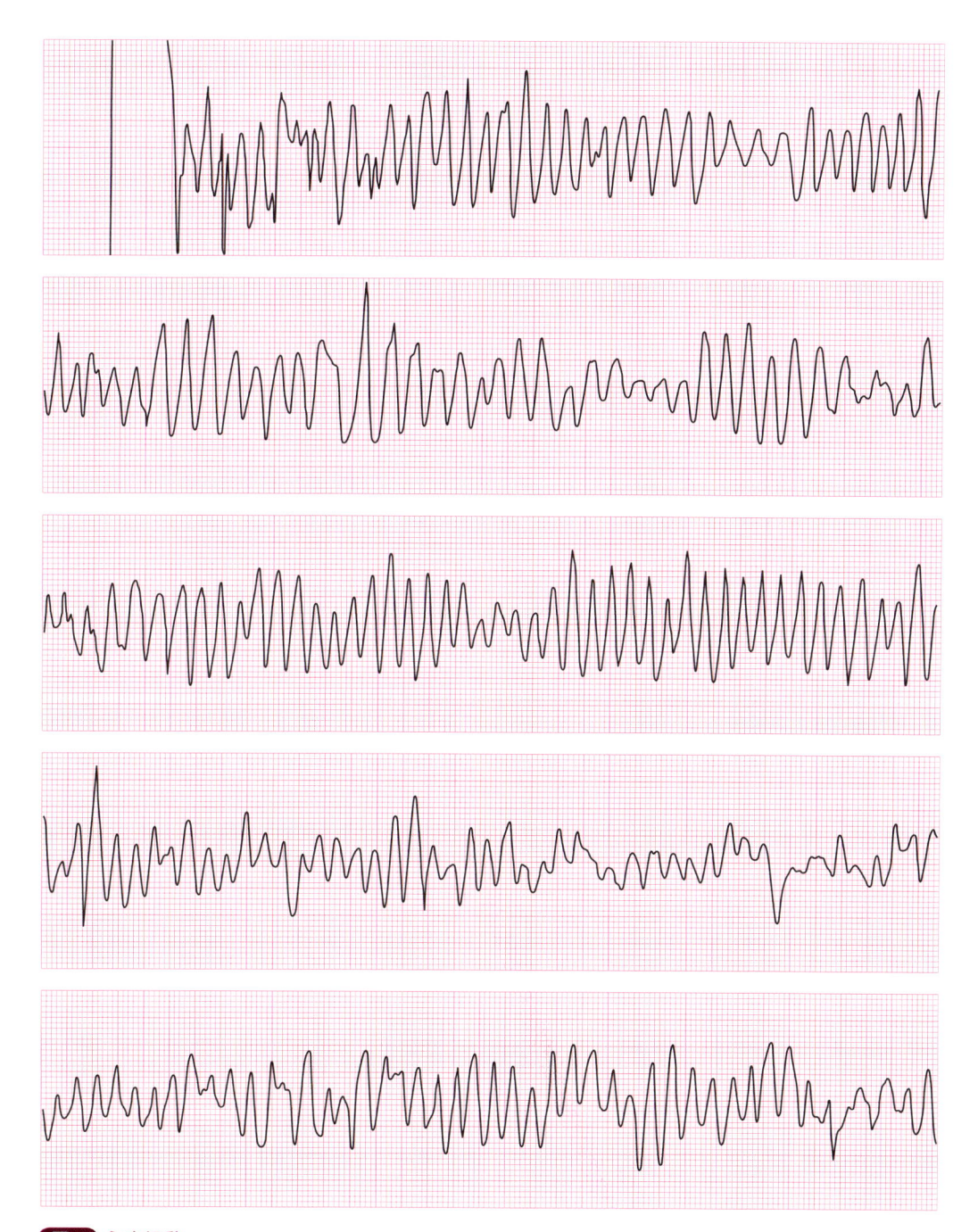

図1 心室細動
①QRS波，T波の鑑別がつかない，②振幅・周期が不規則である，③基線を欠く，という特徴を示す致死性心室不整脈である．

① 正常の心筋活動電位とチャネルの関係

発生機序を理解するためには正常の心筋活動について理解する必要がある．正常心筋細胞の膜電位は，電位依存性 Na^+ チャネルが開き，静止膜電位レベルから脱分極が生じる．この膜電位の変化によ

表1 QT延長症候群の原因遺伝子とイオンチャネル

いわゆる Romano-Ward 症候群は表のごとく 13 の遺伝子型が判明している．Jervell & Lange-Nielsen 症候群では，LQT1，LQT5 と同じ遺伝子型の homozygous のものがあり，それぞれ JLN1，JLN2 と型別されている．

型	遺伝子座	原因遺伝子	イオンチャネル
LQT 1	11（11p15.5）	KCNQ1	Iks（α）
LQT 2	7（7q35-q36）	KCNH2	Ikr（α）
LQT 3	3（3p21）	SCN5A	INa（α）
LQT 4	4（4q25-q27）	ANK2	Na-K ATPase
LQT 5	21（21q22.12）	KCNE1	Iks（β）
LQT 6	21（21q22.12）	KCNE2	Ikr（β）
LQT 7	17（17q23.1-q24.2）	KCNJ2	Ik1
LQT 8	12（12p13.3）	CACNA1C	Ica-L
LQT 9	3（3p25）	CAV3	INa
LQT 10	11（11q23.3）	SCN4B	INa
LQT 11	7（7q21-q22）	AKAP-9	Iks
LQT 12	20（20q11.2）	ANTA1	INa
LQT 13	11（11q23.3-24.3）	KCNJ5	IkAch

り膜電位依存性の外向き K^+ チャネル，内向き Ca^{2+} チャネルが開き，再分極が始まる．その後 Ca^{2+} チャネルが先に閉じ，内向き Ca^{2+} 電流が減少し，外向き K^+ 電流は持続するためさらに再分極が進み，静止膜電位に近づく．

② K^+ チャネルの異常による QT 延長症候群

LQT1，2 に代表される．外向き K^+ 電流（Iks あるいは Ikr）が減少し，再分極の延長をきたす．抗不整脈薬や徐脈，低 K^+ 血症も Ikr を減少させることが知られ，QT 延長の原因となる．

③ Na^+ チャネルの異常による QT 延長症候群

脱分極を起こす Na^+ チャネルの不活性化が遅延することで，Na^+ 遅延電流がみられ心筋再分極の延長をきたす QT 時間が延長する．

④ Torsades de pointes の発生機序

Torsades de pointes を引き起こす心室期外収縮は，早期後脱分極（early after depolarization：EAD）による撃発活動（triggered activity）が原因と考えられ，2 発目以降はリエントリーがその機序と考えられている．

⑤ 臨床症状

Torsades de pointes や心室細動により失神，痙攣，突然死などを引き起こす．非常に短時間の眼前暗黒感にとどまる場合があり，QT 延長で抽出された児童・生徒ではより詳細な問診が重要である．遺伝子型により下記に示すような症状出現の特徴がある．

LQT 1 運動や精神的ストレスなどの交感神経緊張時に心事故が多く，特に水泳が心事故の原因となることが報告されている．Iks は通常交感神経興奮時に電流量が増加し活動電位を短縮する作用を有するが，この機能低下のために心拍数上昇時に QT 時間が延長し torsades de pointes を生じる．

LQT 2 情動ストレス，睡眠中の急な音刺激（目覚まし時計）による覚醒などで発症する場合もある．急な交感神経の緊張が発作に関係していると考えられている．

LQT 3 心事故は安静時，睡眠時に起こることが多く，情緒的ストレスでも生じることがある．運動との関連は少ない．

LQT 1，2，3 が最も多く（90％），LQT 4 以下は稀である．

LQT 4 安静時間の QT 時間が著明に延長し，運動負荷後にさらに延長する．安静時に著明な洞性徐脈を呈し，発作性心房細動を生じる例も多い．

LQT 5 LQT 1 と同様，心事故は運動時や情動的ストレス時に多いといわれている．

LQT 6 安静時から QT が延長していることが多く，運動負荷でさらに延長する．

LQT 7 Andersen 症候群とよばれ，QT（QU）延長，単形性心室頻拍，2 方向性心室頻拍，心室細動を生じる．骨格筋と共通の遺伝子異常であり脱力発作，小顎症，低耳介を特徴とする．突然死は少なく，予後は比較的良好といわれている．

LQT 8 Timothy 症候群とよばれ，指間の web（合指），先天性心疾患，免疫不全，低血糖発作，認知障害，自閉症を特徴とする．

しかしながら，LQT 1 では運動中（144/203，70.9％），情動的ストレス（13/203，6.4％）や睡眠時（5/203，2.5％），LQT 2 では情動的ストレス（128/390，32.8％），安静時（109/390，27.9％），運動中（78/390，20.0％），LQT 3 では安静時，睡眠時（19/40，47.5％），運動中（5/40，12.5％）や情動的ストレス（6/40，15.0％）と報告があり，症状出現が必ずしも定型的な引き金から生じるとは限らない．

⑥ **臨床診断基準**

表2に示す Schwartz の診断基準[2]に準じて行われる．各点数の合計が 4 点以上で診断が確実，2 または 3 点は疑い，1 点以下は可能性が低いと判定される．

表2　Schwartz の診断基準[2]

	基準項目	点数
心電図	QTc ≧480msec	3
	QTc 460〜470msec	2
	QTc 450msec（男性）	1
	torsades de pointes	2
	T 波交互脈	1
	結節性 T 波（3 誘導以上）	1
	徐脈	0.5
臨床症状	ストレスに伴う失神発作	2
	ストレスに伴わない失神発作	1
	先天性聾	0.5
家族歴	確実な家族歴	1
	30 歳未満での突然死の家族歴	0.5
診断確実：点数合計≧4，　疑診：2〜3 点，可能性が低い：＜1 点		

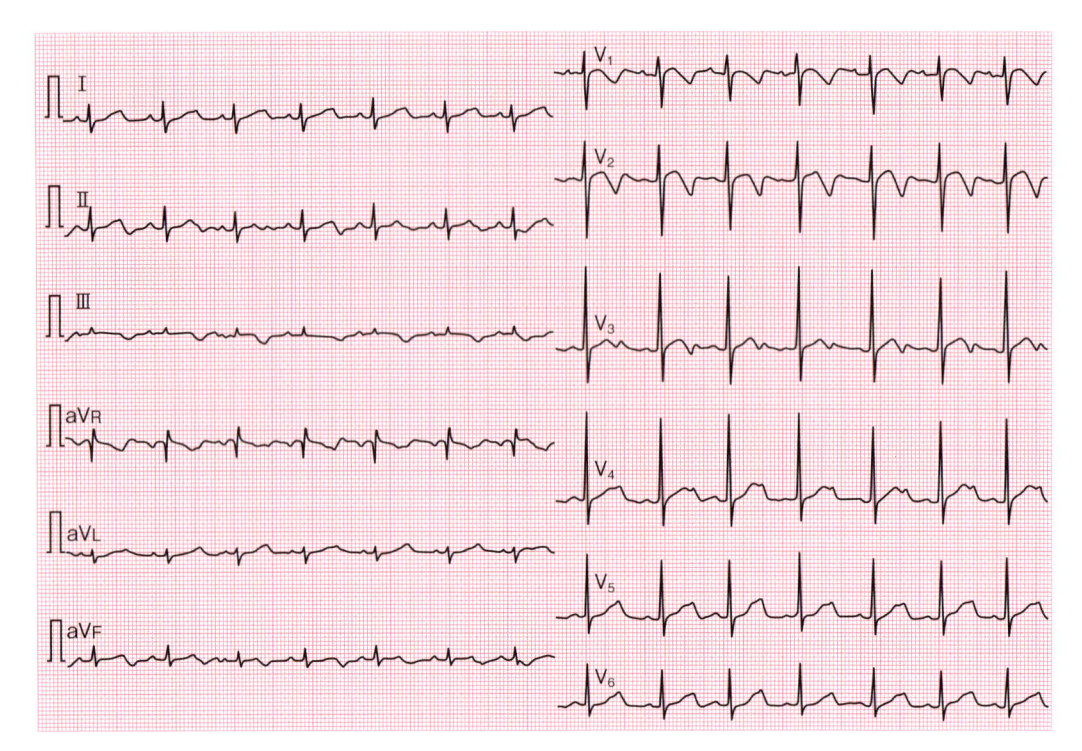

図2 Ⅰ・Ⅱ誘導，V₄₋₆誘導にノッチを認めるLQT2心電図

⑦ 心電図の特徴 T 波形による分類

LQT1, LQT2, LQT3では，T波形に以下に示すそれぞれの特徴があると報告されているが，しかし例外もあることが報告されており形態は参考程度にとどめる．

LQT1：幅広い T 波（broad-based T）
LQT2：ノッチを伴う平低 T 波（low-amplitude, notched T, 図2）
LQT3：T 波の開始までの ST 部分が長い（late-appearing T）

⑧ T 波交代現象（T wave alternance：TWA）

T波の形，波高または極性が1心拍おきに変化する心電図現象であり，torsades de pointesの直前に記録されることから危険な兆候と考えられSchwartzの診断基準にも加えられている．

⑨ Torsades de pointes（Tdp）

QT 時間の延長に伴い，QRSの極性と振幅が心拍ごとに変化して，等電位線を軸として捻じれるような特徴的な波形を呈する多形性心室頻拍をtorsades de pointes（図3）とよぶ．

⑩ QT dispersion

12誘導心電図の誘導間の最長と最短のQT時間の差で表され，心筋の再分極の不均一性を表している．QT延長症候群患者では，QT dispersionは健常者に比較し増大していることが報告されている．β遮断薬有効群では減少し，無効群では減少がみられないと報告されており治療の有効性の評価に役立つ可能性がある．またQT peak（T波peakまでの時間）からQT end（T波終末まで）の時間が慣壁性のQT dispersionを表すといわれている．

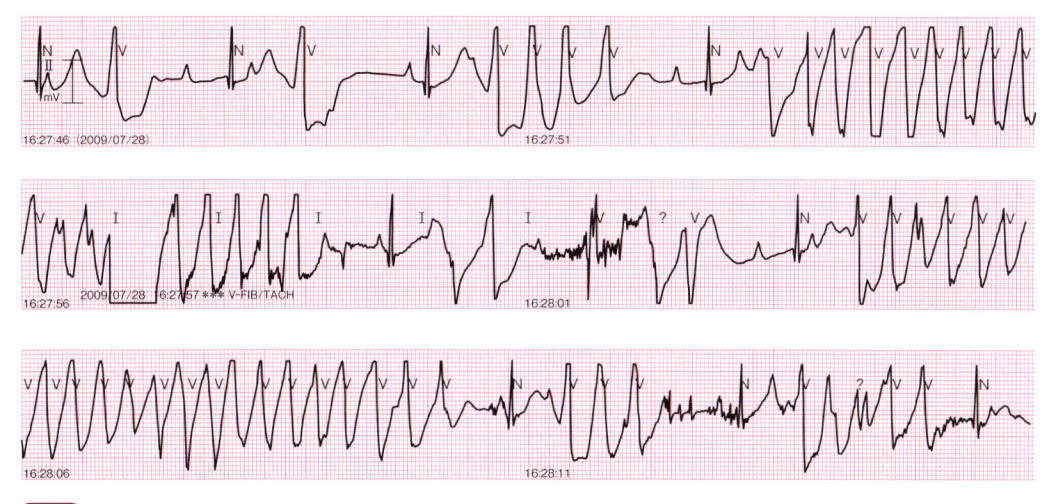

図3 Torsades de pointes
心室細動に似ているが自然停止をすることから鑑別される．

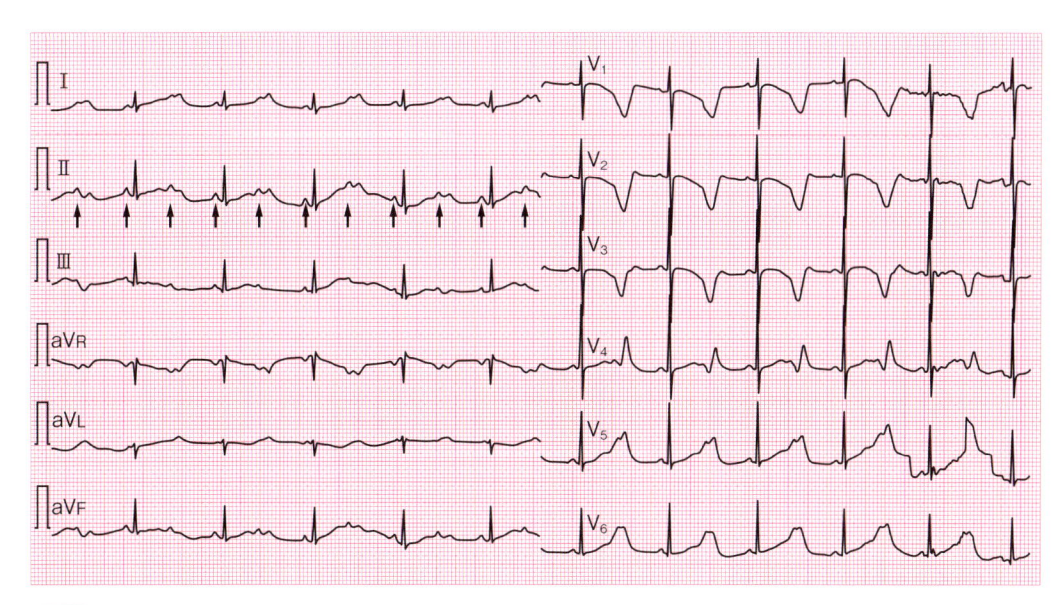

図4 QT延長症候群に伴う2：1房室ブロック

⑪ 房室ブロック

QT延長つまり心室筋の不応期が延長することにより2：1房室ブロック（図4）が生じる．治療によりQT延長が改善すると房室ブロックも改善する．

⑫ 治療

■ 薬物治療

LQT1，LQT2患者では，Iks あるいは Ikr を増やし，Ca^{2+} 電流を減らすことが治療の目的となる．カテコラミンにより増大した Ca^{2+} 電流は，β遮断薬により減少させることが可能であ

り，β遮断薬が第一選択薬と考えられる．また低 K^+ 血症は Ikr を減少させ QT 延長を助長するため，特に LQT 2 患者ではカリウム製剤の投与により QT 間隔が短縮することが報告されている．その他 K^+ チャネル開口薬（K_{ATP} チャネル開口薬）の有効性も報告されている．硫酸マグネシウムは，Tdp の急性期治療として有効である．LQT 3 患者では，Na^+ 遅延電流遮断作用をもつメキシレチンが有効と考えられる．

■非薬物治療

徐脈時に心事故が多い LQT 3 患者に対しては，ペースメーカー植え込みが有効であると報告されている．植え込み型除細動器は心室細動の既往がある先天性 QT 延長症候群患者では，適応がありクラス I と考えられている．

⑬ QT 延長と学校心臓検診

■スクリーニング基準

児童生徒の QT 延長の抽出には，先行 RR 時間により補正された QT 時間（QTc）が用いられる．Bazett（$QTc=QT/RR^{1/2}$）の補正式と Fridericia（$QTc=QT/RR^{1/3}$）の補正式が主流であり，現在の学校心臓検診の抽出基準は，Bazett の補正式を用いた場合，心拍数 75/分未満では QTc 0.45 以上，心拍数 75/分以上では QTc 0.50 以上を A 群とし，QTc 0.45 以上かつ 0.5 未満は B 群とし，Fridericia の補正式を用いた場合心拍数に関わらず QTc 0.45 以上を A 群とする（A 群：2 次以降の検診に抽出するべき所見，B 群：QT 延長単独では必ずしも抽出しなくてもよい所見）2 つの基準が示されている．Bazett の補正式では，心拍が速い場合に QT 延長者を過剰に抽出する可能性があるが，Fridericia の補正式では心拍数の影響が少ないと考えられており，この点から筆者は，少なくとも自動計測によるスクリーニング基準は Fridericia の補正式を用いた基準が適切と考えている．

■QT 延長者の抽出時の注意

先天性 QT 延長症候群患者の家族の中には，遺伝子異常がありながら QT 延長を示さない場合がある（不完全浸透）と報告[3]されている．したがって，学校心臓検診で全ての QT 延長症候群患者を抽出できるわけではない．また逆に症状のない軽度の QT 延長者を QT 延長症候群患者として管理する可能性がある．QT 延長として抽出された児童・生徒は，QTc のみでなくその他の検査所見，既往歴，家族歴に注意し，その後の管理をどのようにするか慎重に決定する必要がある．

■QT 時間の計測

現在自動計測（微分法）と用手計測〔接線法，図 5 参照〕がある．わずかながら微分法のほうが接線法より長めに計測される．自動計測では比較的心拍数の速い児童生徒で，PR 時間が長い場合には QT 時間ではなく QP 時間を誤って計測している場合や，洞性不整の強い（RR 時間が一定しない）児童生徒では，長く計測される場合があり，自動計測で QT 延長として抽出された児童生徒は，用手計測を行い再度確認する必要がある．この場合 II 誘導もしくは V_5 誘導で計測を行うことが適切と考えられている．

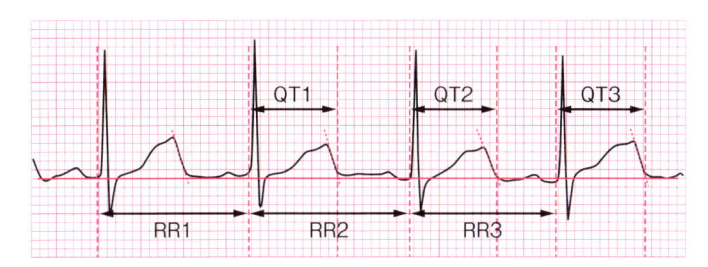

Bazettの補正式　　：QTc=QT1/RR1$^{1/2}$
Fridericiaの補正式：QTc=QT1/RR1$^{1/3}$

図5 接線法による RR 時間，QT 時間の計測

基線（赤実線）に対しT波とdown slopeの接線（赤破線）の交点をQT end としQT時間を求める．QT時間を（各1, 2, 3）に先行するRR時間（各1, 2, 3）の平方根（Bazettの補正式）または三乗根（Fridericiaの補正式）で除してQTcを求める．この連続する3心拍の平均でQTcを表す．

⑭ QT 延長症候群と乳児突然死症候群（sudden infant death syndrome：SIDS）

Schwartzらが33,000人の乳児に心電図検査を行い18年間の前方視的調査の結果，SIDSの原因としてLQTSが一部関与していることを報告[4]し，彼らの報告したSIDSニアミス例と死亡例から新規のLQTS突然変異が証明された．その後Testerらの報告（白人のSIDS犠牲者58人のうち5.2%でLQTS突然変異が検出），Arnestadらの報告[5]（ノルウェーでの201人のSIDS犠牲者の9.5%にLQTS突然変異が検出），Plantらの報告（黒人の中で一般的なSCN5A多型の同型接合性は，SIDSの危険度を増す）が相次ぎ，SIDSの原因の一部と考えられてきている．特にPlantらの報告ではLQT3，LQT2の占める割合が多く，今後の検討が待たれる．また最近Naチャネルのgain of functionを起こすLQT12もSIDSの原因として注目されている．乳児におけるQT延長抽出基準は未だなく，その抽出基準の作成，乳児QT延長抽出のためのシステム作りは今後の問題である．

3. QT 短縮症候群（short QT syndrome：SQTS）

SQTSは，非常に短いQT時間の短縮を特徴とし，心房細動，心室細動を生じ突然死の原因となる不整脈疾患である．生後4カ月から70歳に至る年齢までの報告[6]がある．1993年にAlgraらは，Holter心電図を用いた6,693人のQT時間の後方視的検討においてQT延長のみならずQT短縮も突然死との関係がある可能性を報告している．2000年にGussakらは，QT時間が極端に短く，発作性心房細動（AF）を合併する家系を初めて報告した[7]．その後，GaitaらはQT時間の著明な短縮と突然死を認める2家系を報告し[8]，突然死をきたす可能性のある新たな疾患群としてSQTSが注目されるようになった．

現在5つの遺伝子異常が同定されており，Kチャネルのgain of functionを生じるSQT1（KCNH2），SQT2（KCNQ1），SQT3（KCNJ2）の変異と，Caチャネルのloss of functionを生じるSQT4（CACNA1C），SQT5（CACNB2）の変異が報告されている．いずれも心筋の活動電位時間が短縮するためにQT時間の短縮が生じ，心臓電気生理学的検査では心房筋，心室筋の不応期の短縮を示す．

3人の1歳未満のSQTSのうち2人は救命例[6]であり，LQTSと同様にSQTSとSIDSの関係も報告されている．実際，SIDS患者の約10％にLQTSにみられる遺伝子異常を有すること[5]が明らかになっており，そのうち1例ではIksのgain of functionを起こしQT短縮を生じる可能性のある遺伝子変異（KCNQ1-I274V）が報告された[9]．

① 診断

現在のところQT（QTc）短縮症候群の診断基準にはGollobら[6]のものがあり，LQTSと同様オーバーラップがありQT時間，QTcのみで診断できるものではない．QT短縮と判断するために様々な検討が行われている．ViskinらによるIVFの患者28名と年齢，性別をマッチさせた280人の健康成人を比較した検討では，確かにIVF男性にQTcが360 msec以下のものが多く認められたが，心拍数が少ないものでは決して360 msec以下を示すものは少なくなく，さらなる検討が必要と結論している．Gallagherらによる12,012人の健康診断の心電図を用いた報告では，健康成人で330 msec以下を示すものはきわめて少なく，QTc 360 msec以下であることが突然死のリスクを意味するものではないとしている．またAnttonenらの10,822人のフィンランド成人の報告では，QTcが320 msec以下を示す頻度は0.1％，340 msec以下の頻度は0.4％であり，平均29年間観察されているが，QTc 340 msec以下のものでも心臓突然死，心室性不整脈の発症は1例もなかったと報告されており，以上からQTcのみでSQTSを診断することは困難と考えられる．

■ その他の心電図上の特徴

QTcの心拍数に対する変動がない．T波形態（胸部誘導）は振幅が大きく対称性でありST部分を認めない症例が多いとされている．報告例から以下のような心電図上の特徴が観察される．

SQT 1：振幅が大きく対称性であるが，相対的にT peakからT endが長い．
SQT 2：対称性であるが，あまり振幅が大きくなく，QTはやや長めである．
SQT 3：T波の上行部分はあまり急激でなく下行部分は傾きが急激である．

② 治療

現在コンセンサスの得られる治療法はない．薬物治療ではキニジン，ジソピラミドが有効である可能性が示されているが，KCNH 2（N588K mutation）の異常を有する一部の患者のデータのみであり今後の評価が待たれる．非薬物治療では心室細動に対する治療として植え込み型除細動器の報告があるが，特徴的なT波形（波高が高く狭い），心房細動の合併のため不適切作動をきたす可能性があることを考慮しICD植え込み後には慎重な経過観察が必要である．

4. カテコラミン誘発性多形性心室頻拍
（catecholaminergic polymorphic ventricular tachycardia：CPVT）

CPVTは，①3心拍以上かつ2種類以上のQRS波形をもつ心室頻拍，心室細動がカテコラミン投与や運動負荷で誘発され，②多形性心室頻拍，心室細動の原因となりうる薬物，電解質異常や心筋症，虚血性心疾患，先天性心疾患などが存在せず，③QT延長症候群，Brugada症候群などが存在しないと定義される予後不良の不整脈疾患である[10]．安静時には比較的洞性徐脈を呈し，不整脈は認められ

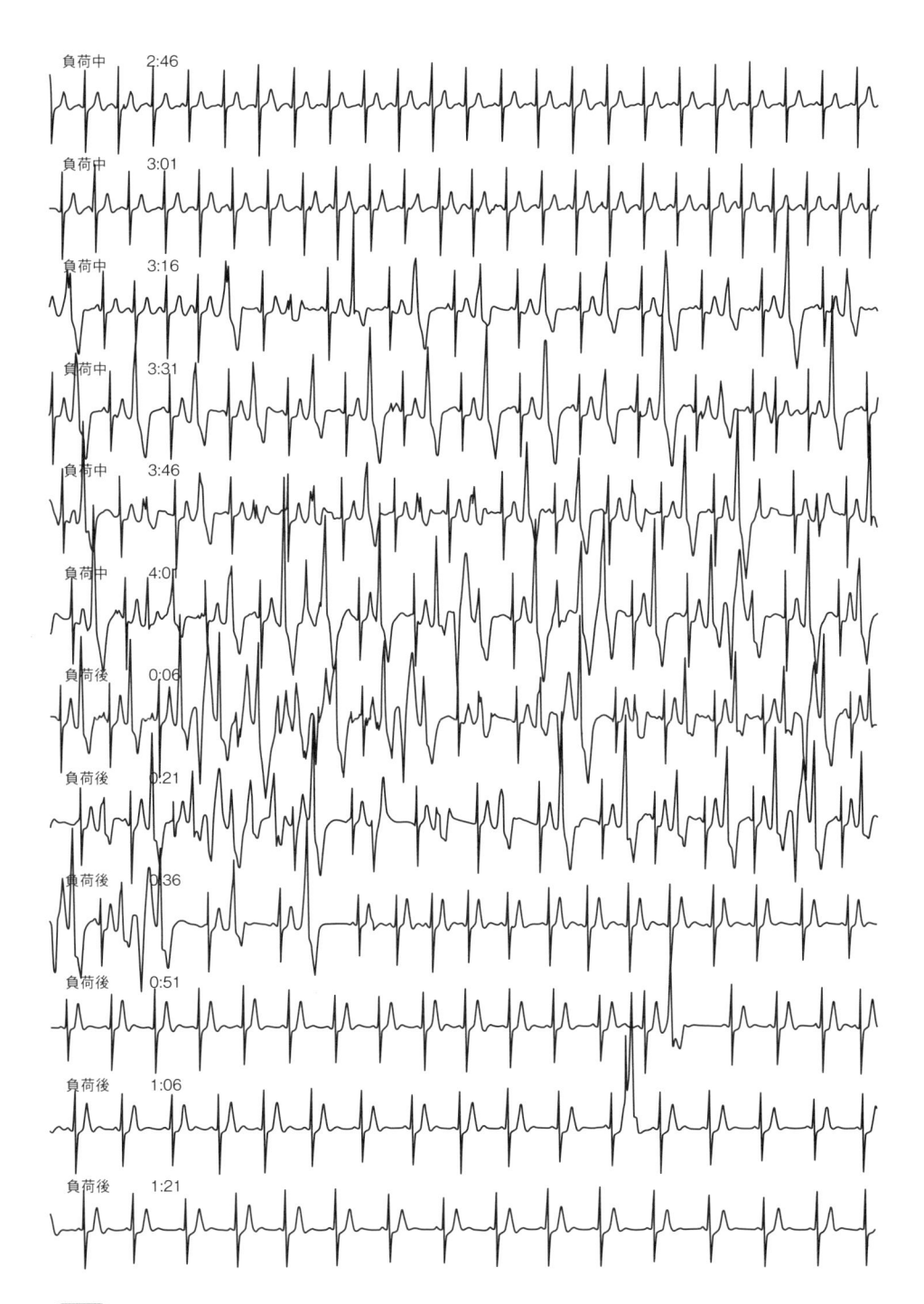

図6 16歳男　診断：CPVT　治療開始前トレッドミル運動負荷試験
運動により多源性心室性期外収縮，多形性心室頻拍が出現し，運動負荷後消失した．

ず，運動，精神的緊張など内因性カテコラミンが亢進する状況やカテコラミンの投与などにより，心室性期外収縮（単形性から多形性へ変化），多形性心室頻拍（図6），2方向性心室頻拍（図7）となり心室細動に進展する可能性がある．また，心房細動などの上室不整脈や洞機能障害の合併も報告され

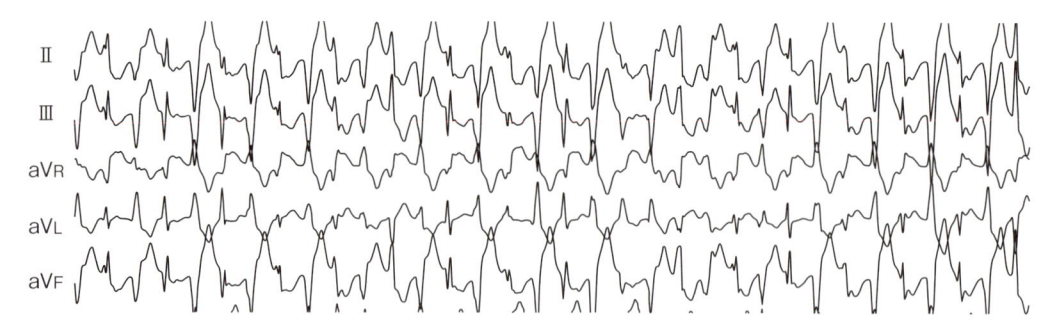

図7 16歳男　診断：CPVT
エピネフリン 0.1γ 投与により QRS 波形が 1 心拍ごとに変化する 2 方向性心室頻拍が出現した．

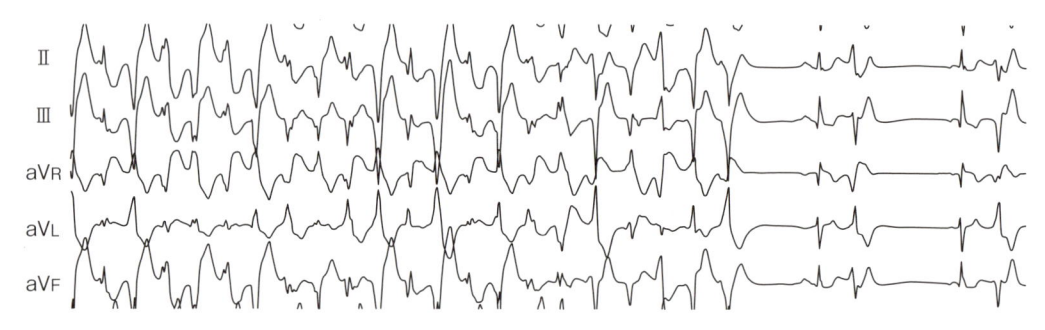

図8 16歳男　診断：CPVT（図7と同一症例）
ATP 0.1 mg/kg の急速静注により 2 方向性心室頻拍は停止した．

ている．現在，CPVT の遺伝子異常としては，常染色体優性遺伝を示すリアノジン受容体（RyR2）異常[11]と，常染色体劣性遺伝症例で calsequestrin（CASQ2）遺伝子異常[12]が明らかになっている．心筋細胞収縮の機序は，心筋細胞膜の L 型 Ca^{2+} チャネルからの Ca^{2+} の心筋細胞内流入が筋小胞体膜にあるリアノジン受容体を介して筋小胞体からの Ca^{2+} 放出を惹起し，心筋細胞内の Ca^{2+} 濃度が上昇することによる．CPVT の心室不整脈発生機序は，RyR2 異常では筋小胞体からの Ca^{2+} の放出が亢進し，CASQ2 異常では筋小胞体内の Ca^{2+} 濃度が上昇することにより細胞内 Ca^{2+} 濃度が上昇し撃発活動の一つである遅延後脱分極（delayed after depolarization：DAD）によると考えられている．CPVT に特徴的な 2 方向性心室頻拍がアデノシン三リン酸（ATP）で停止する（図8）ことも DAD による機序を支持するものである．

治療
■薬物治療

従来，CPVT に対しては β 遮断薬，Ca チャネル遮断薬の投与が行われてきた．近年フレカイニド[13]，プロパフェノン[14]が CPVT に有効であるという報告がある．この 2 剤は RyR2 受容体に対する直接作用をもち，筋小胞体からの Ca^{2+} 放出を抑制する効果があり，今後のさらなる検討が期待される．

■ 非薬物療法

植え込み型除細動器は，突然死や致死的心事故の発生を完全に予防することはできなかった．近年，左交感神経節遮断がCPVTの予防に有効であるとする報告がなされた．また，本症に合併する心房細動に対し肺静脈隔離術を行ったところ心房細動のみならず心室性不整脈の減少も認めたという報告もあり[15]，心臓に対する交感神経の入力を抑制することが効果を示す可能性が考えられる．

5. Brugada 症候群（Brugada syndrome：BrS）

BrSは，1992年に心電図上右側胸部誘導の特異なＳＴ上昇と不完全右脚ブロックパターンの所見を示し，心室細動により失神や突然死を生じる症候群として報告された[16]．現在では，不完全右脚ブロックではなく，STT部分の上昇（J波）と考えられている．心臓の構造的異常は認められない．40歳代の男性に多く，症状は主に睡眠時，安静時に出現する．少なからず小児でも報告例[17-19]がある．

① BrSの診断基準

2005年 Antzelevitchら[20]による．

$V_1 \sim V_3$誘導のいずれかで0.2 mV以上のST上昇を伴うcoved型の心電図を示し，次の7項目いずれかに該当する場合

(1) 心室細動が確認されている．
(2) 多形性心室頻拍が確認されている．
(3) 45歳以下の突然死の家族歴がある．
(4) 心臓電気生理学的検査により心室頻拍が誘発される．
(5) 家族に典型的なcoved型の心電図所見を示す人がいる．
(6) 失神を認める．
(7) 夜間の瀕死期呼吸を認める．

その他，同様な心電図異常や失神の要因となるものを除外しておくことが重要である（定型的右脚ブロック，左室肥大，早期再分極，急性心外膜炎，心筋虚血，肺塞栓，異型狭心症，解離性大動脈瘤，様々な中枢神経系異常や自律神経異常，Duchenne型筋ジストロフィー，チアミン欠損，高カルシウム血症，高カリウム血症，ARVC，漏斗胸，低体温症，腫瘍や血胸による右室流出路の機械的圧迫，薬剤など）．

② 小児のBrugada様心電図の頻度

10,000人に1人（0.01％）以下と報告[17]されている．小児のBrugada様心電図を示す例の多くは予後がよいと考えられているが，一方学校心臓検診で発見されたBrugada様心電図例の家族にBrSが発見された例があり，Brugada様心電図を示す小児例で将来BrSと診断される可能性も否定できない．

③ 検査

■ 12誘導心電図

BrSの心電図所見は，J波の波高を0.2 mV以上としSTTの形態をtype 1（coved型），type 2，3（saddle back型）に分け示されている．特にtype 1（coved型）がBrSの心室性不整脈

の発生に臨床的意義が大きいと報告されている．またcoved型心電図はJ点のST上昇の程度に関わらずBrSと診断される症例があり，成人のBrugada様心電図の自動診断においては，V₁〜V₃誘導のSTT波形をA型（coved型J波高0.2 mV以上），B型（saddleback型J波高0.2 mV以上），C型（coved型J波高0.1 mV以上0.2 mV未満）の3型に分類した報告もある．小児循環器学会小児Brugada様心電図例の生活管理基準に関する研究委員会が示した学校心臓検診における小児Brugada様心電図の抽出基準[17]は，前述したA型とB型に定めている．その中で，特にA型に注目している．BrSの心電図所見の特徴として，正常からcoved型まで経時的に変化することが知られており，B型はA型に変化する可能性のある心電図所見として位置づけている．

■1肋間上の心電図

V₁，V₂誘導の1肋間上で心電図記録を行うと典型的な波形が得られる場合がある．

■加算平均心電図

有症候性BrS患者の多くに加算平均心電図において心室筋に伝導遅延領域の存在を意味する心室遅延電位（LP）が検出される．

■薬物負荷試験

Vaughan-Williams分類ⅠAまたはⅠC群に属するNaチャネル遮断薬が用いられる．ピルジカイニド（1 mg/kg 10分で静注），フレカイニド（2 mg/kg 10分で静注），プロカインアミド（10 mg/kg 10分で静注）などが用いられる[20]．薬物負荷により，coved型ST上昇（J点においてST 0.2 mV以上）の所見が現れた際に[20]，陽性と判定される．

■その他の負荷試験

運動負荷試験やイソプロテレノールの負荷試験ではST上昇の程度やSTT波形の変化が改善する．イソプロテレノールの投与は不整脈の抑制にも有効である．経口糖負荷試験では，逆にST上昇が増強しSTT波形のcoved型への変化がみられる．また有熱時にST上昇の増強，心室不整脈が誘発されることがある．

■臨床電気生理学的検査

BrSに対する臨床電気生理学的検査は，電気刺激により心室不整脈の誘発性をみることが主な目的である．心イベントの予知などのリスク評価に有用か否かについては異論のあるところである．

■遺伝子検査

BrSにおけるST上昇の機序は，一過性外向き電流（Ito）が発達し，このため第1相のノッチの深いノッチを認める右室流出路心外膜側と，ノッチを認めない心内膜側での活動電位波形の違い，内向きNa電流やCa電流の減少することにより，さらに心外膜側と心内膜側の再分極初期やプラトー相での電位差が増大してST上昇やT波の変化が生じると説明される．

1998年NaチャネルのGene伝子であるSCN5Aの異常が発見された[21]．この遺伝子は，先天性QT延長症候群3型（LQT 3）の原因遺伝子として知られており，進行性心臓ブロック，洞不全症候群にもこの遺伝子の変異が発見されている．しかしBrS例で*SCN5A*の変異が同定され

るのは約20％である．その後Naチャネルのトラフィッキングに関与するGPD1-L遺伝子，Caチャネルのサブユニットを規定する遺伝子の異常など次々と発見されており，現在では6種類が報告され，QT延長症候群にならって，BrS1（SCN5A），BrS2（GPD1L），BrS3（CACNA1），BrS4（CACNB2），BrS5（SCN1B），BrS6（KCNE3）と分類されている．

④ 治療

■非薬物治療

植え込み型除細動器（ICD）が最も有効であり，BrSに対するICDの2次予防は，わが国のガイドライン[22]でもクラスIとして確立されている．ただし無症候性BrSに対する1次予防としてのICD植え込みについては異論のあるところである．またICDはあくまでも心室細動が生じた際の対応であり，BrSの心室性不整脈に対する予防ではない．したがって今後薬物治療に対する検証が必要と考えられる．

■薬物治療

下記のようなものが用いられている．

急性期の心室細動の予防　イソプロテレノール持続静脈内投与（0.01 μg/kg/min から開始）

慢性期の心室細動の予防
1) キニジン：有効な場合が報告されている．
2) シロスタゾール：フォスフォジエステラーゼ阻害薬でI_{Ca}を増加し，頻脈によりI_{to}を減少させ発作を予防する可能性がある．
3) ベプリジル：Ca拮抗薬であるがI_{to}と複数のKチャネルを含むマルチチャネルブロッカーであり発作を予防する可能性がある．

6. 早期再分極症候群 (early repolarization syndrome：ERS)

QRS波とT波の接合部がJ点であり，このJ点の上昇が早期再分極とよばれた．これは健常者でよく認められる所見であり，良性と考えられてきた．J波は，低体温（Osborn波とよばれる），中枢神経障害，高カルシウム血症などでも観察される．また不整脈源性右室異形成症やUhl病（図9）でも認められる所見である．1992年にAizawaらが下壁誘導でのJ波の増大と心室細動の発生との関連を示した．近年2008年にHaïssaguerreらにより器質的心疾患を有さない特発性心室細動患者206例中64例（31％）に，下壁誘導（II，III，aVF）または前側壁誘導（I，aVL，V_{4-6}）でJ波もしくは早期再分極を認めることが報告[23]され，ERSという疾患群が認識されるようになった．

図10，11に示すように，J点が0.1 mV以上上昇しているノッチ，スラーがJ波とよばれている．単なるJ点の上昇は，J波とは異なるものと考えられている．12誘導の自動計測を用い0.1 mV以上上昇した「J点上昇」に関する健常若年者（201名；男性115例，女性86例）での報告では，2誘導以上で「J点上昇」を示した例は，男性72.2％，女性11.6％あり圧倒的に男性に多く，「J点上昇」は，男女ともにV_2〜V_4誘導で多く認められ，2誘導以上でJ波を認めた例は，男性で30.4％，女性で15.1％あり，やはり男性で多く認められ，男女ともに下壁誘導（II，III，aVF）についで，左側壁誘導（V_{4-6}）で高率に認められたと報告されている．この結果を踏まえ，若年男性で多く認められるV_2〜V_4誘導の「J点上昇」の病的意義は少なく，J波とは区別して考えなければならないと述べている[24]．

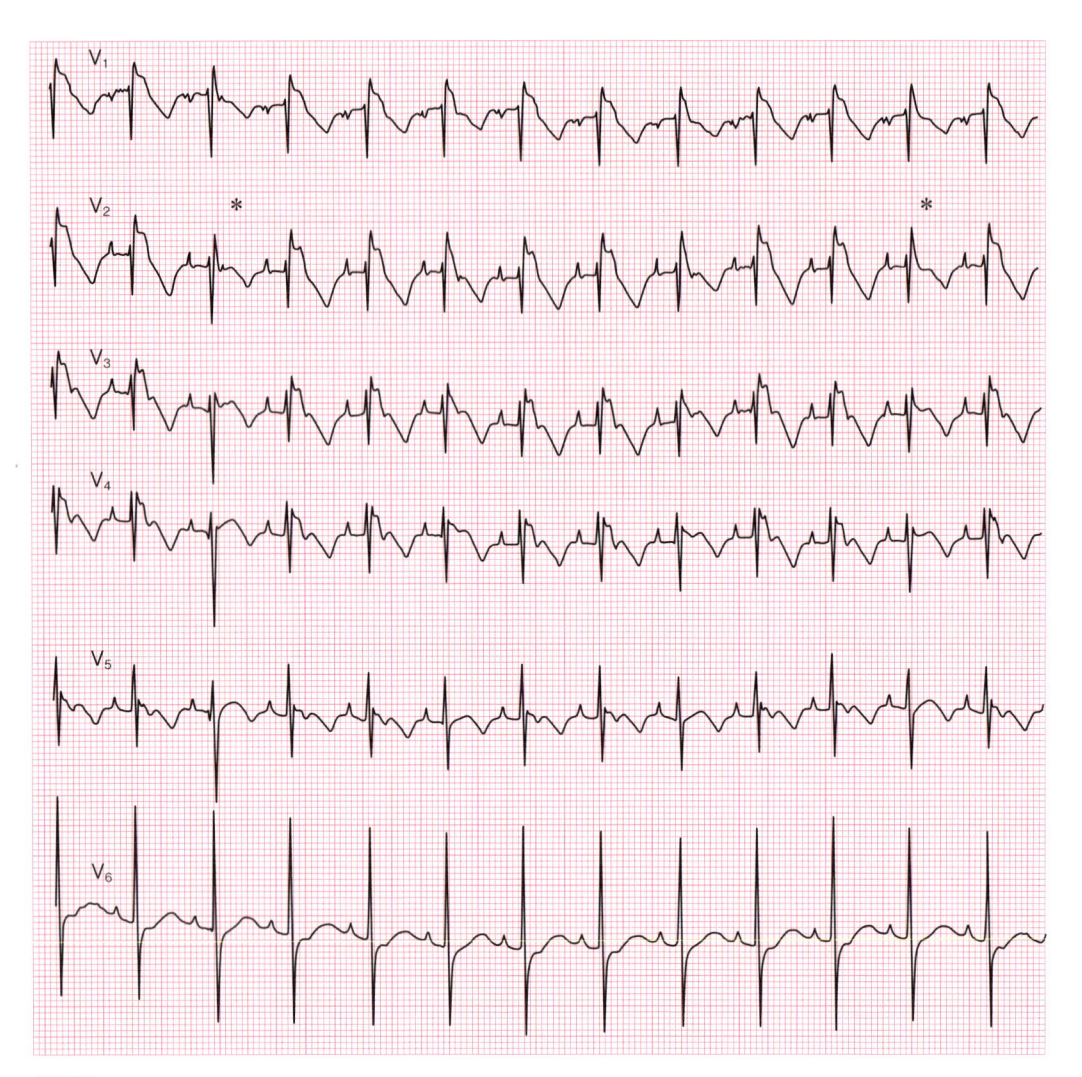

Chapter 10 ◆ 致死性不整脈

図9 Uhl 病患者の安静時胸部誘導心電図
V$_{1-4}$誘導で J 点上昇が認められ，時折消失する（＊）．

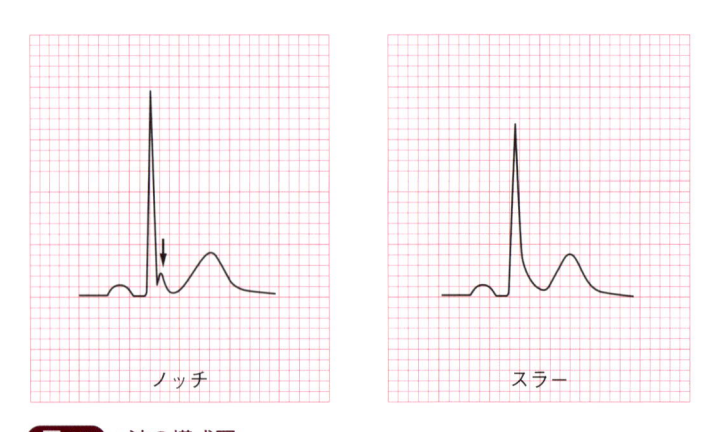

ノッチ　　　　　スラー

図10 J 波の模式図

図11 ◆ J点上昇とJ波との鑑別

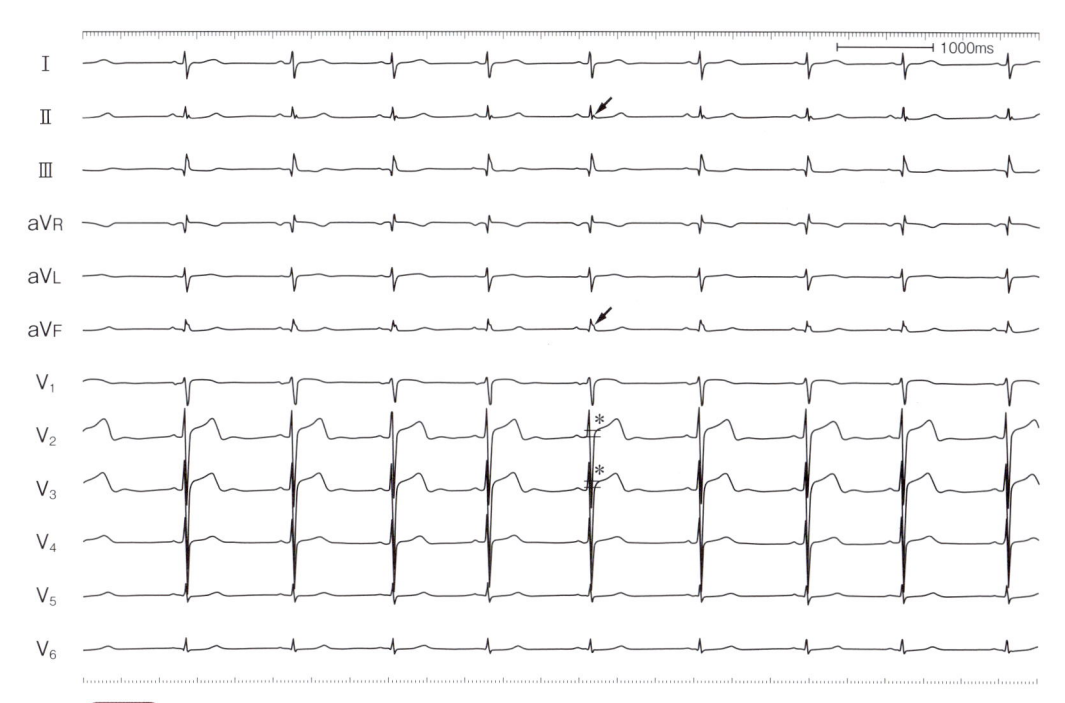

矢印で示すⅡ誘導（ノッチ），aVF誘導（スラー）が一般的にJ波とよばれており，＊で示すV₂，V₃誘導でみられる「J点の上昇」とは区別して用いられている．

●文献●

1) Takigawa M, Kawamura M, Noda T, et al. Seasonal and circadian distributions of cardiac events in genotyped patients with congenital long QT syndrome. Circ J. 2012; 76: 2112-8.
2) Schwartz PJ, Moss AJ, Vincent GM, et al. Diagnostic criteria for the long QT syndrome. An update. Circulation. 1993; 88: 782-4.
3) Priori SG, Napolitano C, Schwartz PJ. Low penetrance in the long-QT syndrome: Clinical impact. Circulation. 1999; 99: 529-33.
4) Schwartz PJ, Stramba-badile M, Segantini A, et al. Prolongation of the QT interval and the sudden infant death. N Engl J Med. 1998; 338: 1709-14.
5) Arnestad M, Crotti L, Rognum TO, et al. Prevalence of long-QT syndrome gene variants in sudden infant death syndrome. Circulation. 2007; 115: 361-7.
6) Gollob MH, Redpath CJ, Roberts, JD. The short QT syndrome: proposed diagnostic criteria. J Am Coll Cardiol. 2011; 57; 802-12.
7) Gussak I, Brugada P, Brugada J, et al. Idiopathic short QT interval: a new clinical syndrome? Cardiology. 2000; 94: 99-102.
8) Gaita F, Giustetto C, Bianchi F, et al. Short QT syndrome: a familial cause of sudden death. Circulation. 2003; 108: 965-70.
9) Rhodes TE, Abraham RL, Welch RC, et al. Cardiac potassium channel dysfunction in sudden infant death syndrome. J Mol Cell Cardiol. 2008; 44: 571-81.
10) Sumitomo N, Harada K, Nagashima M, et al. Catecholaminergic polymorphic ventricular tachycardia: electrocardiographic characteristics and optimal therapeutic strategies to prevent sudden death. Heart. 2003; 89: 66-70.
11) Priori SG, Napolitano C, Memmi M, et al. Clinical and molecular characterization of patients with catecholaminergic polymorphic ventricular tachycardia. Circulation. 2002; 106: 69-74.
12) Postma AV, Denjoy I, Hoorntje TM, et al. Absence of calsequestrin 2 causes severe forms of catecholaminergic polymorphic ventricular tachycardia. Circ Res. 2002; 91: e21-6.
13) Watanabe H, Chopra N, Laver D, et al. Flecainide prevents catecholaminergic polymorphic ventricu-

lar tachycardia in mice and humans. Nat Med. 2009; 15: 380-3.
14) Hwang HS, Hasdemir C, Laver D, et al. Inhibition of cardiac Ca^{2+} release channels (RyR2) determines efficacy of class I antiarrhythmic drugs in catecholaminergic polymorphic ventricular tachycardia. Circ Arrhythm Electrophysiol. 2011; 4: 128-35.
15) Sumitomo N, Nakamura T, Fukuhara J, et al. Clinical effectiveness of pulmonary vein isolation for arrhythmic events in a patient with catecholaminergic polymorphic ventricular tachycardia. Heart Vessels. 2010; 25: 448-52.
16) Brugada P, Brugada J. Right bundle branch block, persistent ST segment elevation and sudden cardiac death: a distinct clinical and electrocardiographic syndrome. A multicenter report. J Am Coll Cardiol. 1992; 20: 1391-6.
17) 泉田直己, 浅野 優, 岩本真理, 他. 小児Brugada様心電図例の生活管理基準作成に関する研究委員会: 最終報告書. 日小循誌. 2006; 22: 687-96.
18) Suzuki H, Torigoe K, Numata O, et al. Infant case with a malignant form of Brugada syndrome. J Cardiovasc Electro-physiol. 2000; 11: 1277-80.
19) Probst V, Denjoy I, Meregalli PG, et al. Clinical aspects and prognosis of Brugada syndrome in children. Circulation. 2007; 115: 2042-8.
20) Antzelevitch C, Brugada P, Borggrefe M, et al. Brugada syndrome: report of the second consensus conference: endorsed by the Heart Rhythm Society and the European Heart Rhythm Association. Circulation. 2005; 111: 659-70.
21) Chen Q, Kirsch G, Zhang D, et al. Genetic basis and molecular mechanism for idiopathic ventricular fibrillation. Nature. 1998; 392: 293-6.
22) 奥村 謙, 相澤義房, 青沼和隆, 他. 循環器病の診断と治療に関するガイドライン: 不整脈の非薬物治療ガイドライン (2011年改訂版). Jpn Circ J.
23) Haïssaguerre M, Derval N, Sacher F, et al. Sudden cardiac arrest associated with early repolarization. N Engl J Med. 2008; 358: 2016-23.
24) 中川幹子, 江崎かおり, 宮崎寛子, 他. 健常人に見られるJ波. 早期再分極の特徴. 心電図. 2012; 32: 292-9.

<牛ノ濱大也>

Chapter 11 胎児期から新生児期の代表的不整脈

はじめに

　未発達な心臓をもつ胎児および新生児に認められる不整脈では，一般小児にみられるものと異なる特徴をもっていたり，周産期管理を含めた治療法を考えたりと，管理を行うにあたって小児とは違った考え方が必要となることもある．多くは心房性あるいは心室性の期外収縮であり（妊娠末期では1.7％の胎児に認められる）予後も良好なものが多く，頻脈や徐脈など問題となる不整脈の頻度はきわめて低いが，放置すれば胎児水腫から胎児あるいは新生児死亡へ進行するものもあるため，的確な判断，管理が必要となる．胎児不整脈では胎内治療が有効な症例も多く[1]，小児循環器医としては，できるだけ正確に診断し最善の治療を選択していかねばならない．

1. 胎児期の不整脈と診断法

　胎児期にも，不整脈として徐脈と頻脈，期外収縮が認められる．胎児期の不整脈管理として大きな特徴は，胎児期には主に超音波検査にて診断し周産期管理を進めることが多い点である．近年では，心磁図の有用性が注目されているが施行可能な施設が限られている．また，胎児心電図の市販も近く始まるため，今後診断のために有力なツールとなってくる可能性がある．

　心エコー検査での不整脈診断は情報量は限られるが，心房や心室の収縮を直接観察するため，心電図で判断しにくい小さなP波も心房の収縮として明瞭に判断でき，かえって診断に有用な面もある．また，心機能や，カラードプラ法で弁逆流などの血流情報も同時に判断できる．

　胎児心エコーでは，心房の収縮と心室の収縮を同時記録し，それぞれを心電図のP波とQRS波に相当させて診断を進める．Mモード法とドプラ法が使用できる[2-4]．

1）Mモード法

　四腔断面像にて心房と心室の両方を通る位置にカーソルを設定し，収縮を同時記録する（図1）．大動脈弁の開閉と心房の収縮を同時に記録し，大動脈弁の開放時を心室の収縮と判断する方法もある．

2）ドプラ法

　上大静脈と上行大動脈が並走する断面を描出し，両血管にまたがる位置にサンプリングボリュームを置いて同時血流波形を描出する（図2）．上大静脈血流波形で認められる小さな逆流波形の開始時が心房収縮開始（心電図でのP波），上行大動脈血流の開始時が心室収縮開始（心電図でのQRS波）と

Chapter 11 ◆ 胎児期から新生児期の代表的不整脈

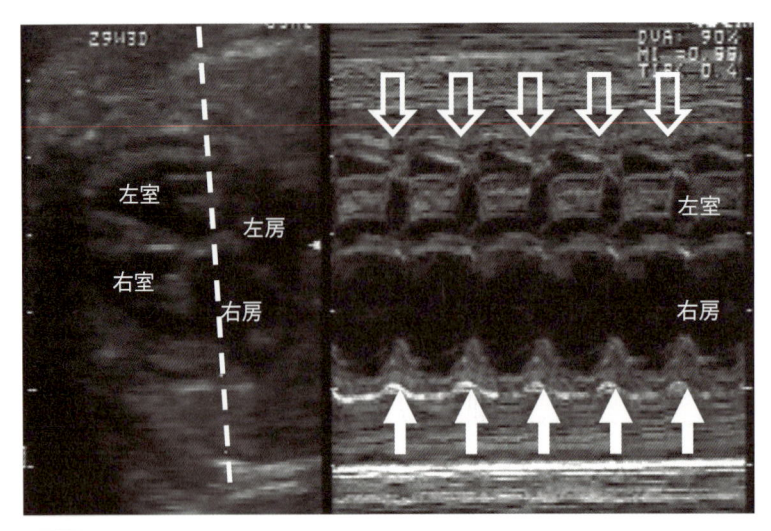

図1　Mモード法による胎児不整脈の診断（short VA 上室性頻拍症例）
四腔断面像にて心房と心室の両方を通る位置にカーソルを設定し，双方の収縮を同時記録する．下段の右房の収縮と上段の左室の収縮（矢印）が 1：1 で伝導している．カーソルの位置は，心室中隔が画面上に水平に近い四腔断面で，房室弁付着部に近い部に設定すると収縮の状態が観察しやすい．

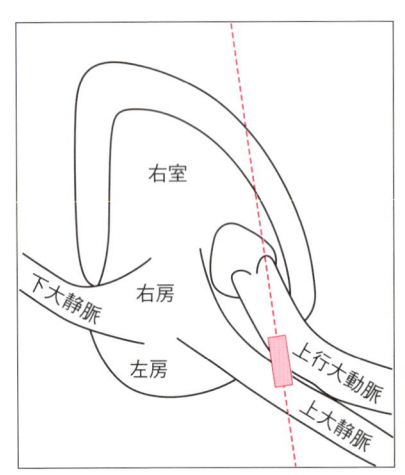

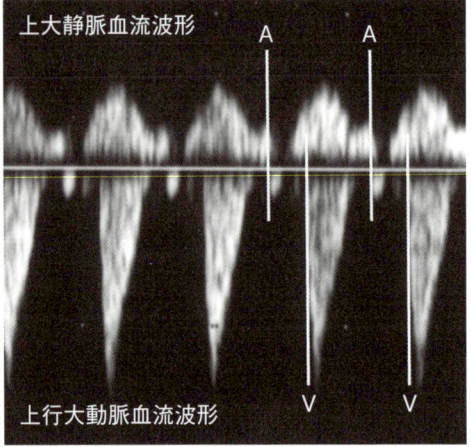

図2　上大静脈・上行大動脈同時血流波形
上大静脈と上行大動脈が並行する断面は，胸郭の縦断面を胎児の左前方あるいは右背側から作成すると描出できる．この両血管にまたがる位置にサンプリングボリュームを設定し，血流波形を同時に記録する．上大静脈血流波形でわずかな逆流が始まるところが心房収縮開始（A）いわゆる心電図での P 波，上行大動脈血流が始まるところが心室収縮開始（V）いわゆる心電図での QRS 波と代用して判断する．

して判断する．その他，胎児胸郭の単純な横断面で，肺動脈と肺静脈，あるいは大動脈弓部と無名静脈でも，静脈と動脈の同時血流波形を得ることができる．

　左室流出路付近で左心室の流入（僧帽弁）血流波形と流出（大動脈弁）血流波形を同時記録して，流入波形の A 波の開始が心房収縮の開始，流出波形の開始が心室収縮の開始として評価することもで

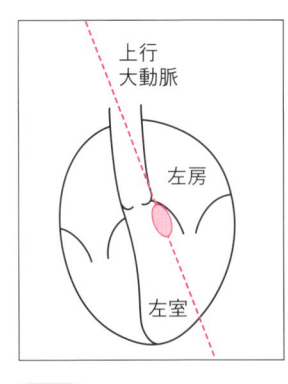

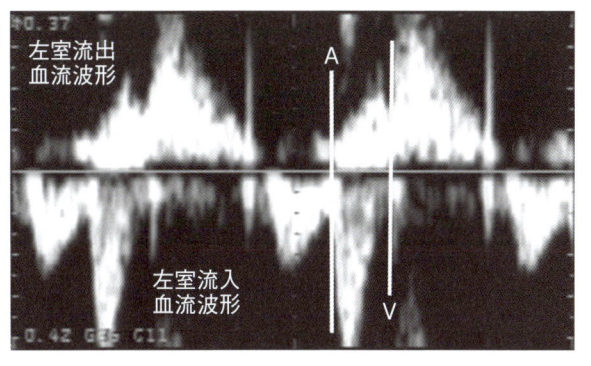

図3 左室流出路付近での左心室の流入（僧帽弁）血流波形と流出（大動脈弁）血流波形の同時記録

流入波形の後半A波の開始が心房収縮の開始（A），流出波形の開始が心室収縮の開始（V）として判断できる．房室伝導時間測定に有用である．

きる（図3）．房室伝導時間測定などで使用できる．

その他，組織ドプラ法で心房と心室の収縮時相の差異を評価する方法もある．

2. 胎児不整脈各論

1）胎児徐脈性不整脈

胎児期の徐脈性不整脈は心室拍数が100/分未満が持続するものであり，大部分が房室ブロックであり[2-5]，洞性徐脈などは稀である．約2/3は正常心内構造で，その半数以上は母体の抗SS-A抗体に起因するもので，約1/3は心内構造異常に起因するものである．

a）母体抗SS-A抗体による胎児完全房室ブロック

在胎18週頃から抗SS-A抗体が胎盤を通過し，胎児の房室結節を傷害して房室ブロックをきたす．抗SS-A抗体陽性母体（Sjögren症候群やSLEなど）の1～7％で発症し，特に以前に胎児房室ブロックを発症したことがある母体では15～18％に発症する．

■診断

Mモードあるいはドプラ法にて，心房の収縮と心室の収縮周期が乖離する（図4）．徐脈性不整脈の診断時には，単純な上行大動脈のドプラ血流波形のみで簡便に心房心室収縮時相の評価もできる（図5）．拡張期の小さな血流波形は，心房収縮時の上行大動脈の心房方向（背側）への動きにより生じる．これを心房収縮の時相（心電図でのP波）として心室収縮による駆出血流の時相（心電図でのQRS波）との関連をみることができる．

胎児心エコーでは，徐脈の他に心筋炎所見として，心囊液の貯留，心房や心室内膜の輝度が上昇する心内膜線維弾性症（EFE）や，房室弁の輝度の上昇，僧帽弁や三尖弁の閉鎖不全の有無，程度を判断し，心拡大，各々の心室のFS（fractioning shortening）や，両大血管の流出血流速度や駆出血液量の計測，また，その経時的変化などで心機能を評価する．なお，産科エコーで心機能評価に使用される下大静脈や静脈管のドプラ血流波形は，房室ブロック下では使用で

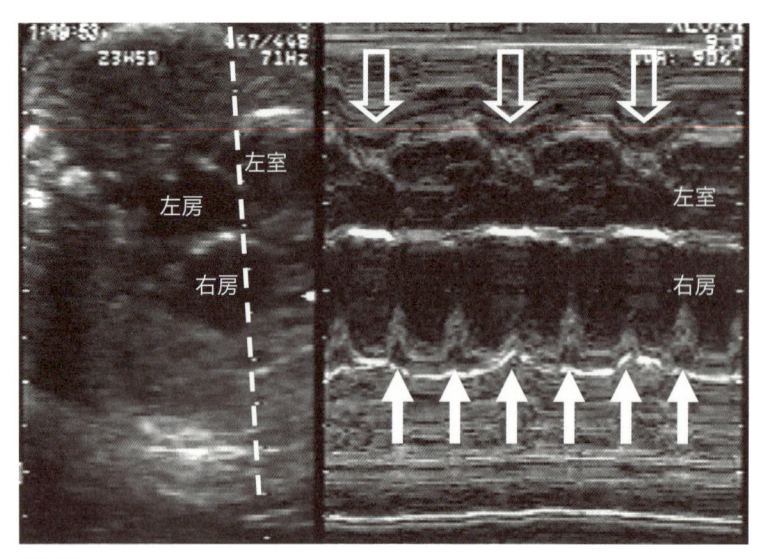

図4 完全房室ブロックのMモード法画像
下段の心房収縮（白矢印）と上段の心室収縮（白抜き矢印）の時相が乖離し，各々固有の調律で一定間隔で収縮している．

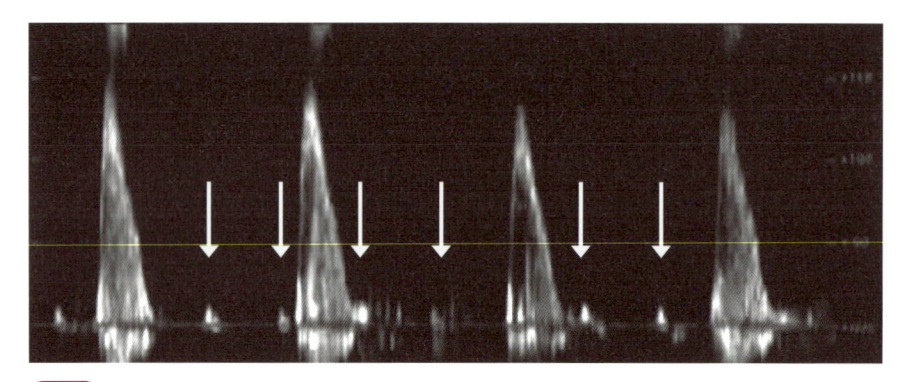

図5 胎児完全房室ブロックの上行大動脈血流波形
大動脈収縮期血流（心電図のQRS波に相当）の間に認められる小血流波形（矢印）は，心房収縮時の上行大動脈の動きを捉えており，心房収縮時相（心電図のP波に相当）として使用すると判断が明瞭で，手技もきわめて容易なため，簡易的な診断に利用できる．ただし，この波形のみでは確定診断はできず，他のエコー所見と総合的に判断する．

きない．
　抗SS-A抗体の測定に関しては，胎児が本症を発症した時点では母体は膠原病に関して無症状のことがむしろ多く，胎児に房室ブロックを認めたら必ず検査する．
　なお，2：1房室ブロックの時は，必ずQT延長症候群（LQT）とブロックを伴う心房性期外収縮の2段脈を鑑別する．

■胎児期・周産期の管理
　胎内で心不全が悪化し胎児水腫が進行すると胎内死亡をきたす．徐脈の程度や心筋炎および胎児水腫の程度を判断しながら，娩出を含めた管理方針を決定していくため，厳密な胎児循環

評価が可能な施設で管理する．ここで胎内での病状を判断する時に重要なのは，徐脈の程度より，むしろ心筋炎や胎児水腫のほうとの報告も多い．

胎内で循環状態が安定していれば胎内で経過をみることとなるが，まずこの経過中に胎内治療を行うかの判断が要求される．次に胎児水腫の進行など循環不全状態が悪化する時は，方針として，胎内で胎児治療を試みるか，早期娩出によりペースメーカー植え込みや心不全管理などの新生児への直接治療にかけるか，の選択をすることとなるが，現時点ではいずれの方針も有効性は証明されていない．

いずれにせよ，母親や家族にもそれぞれの治療法の長所，短所をしっかりと提示し，よく検討して方針を決定していくことが重要である．

分娩方法は，分娩進行中の胎児心拍モニターの判断が困難で児の状態が把握できないため，帝王切開を選択されることが多い．

■ 胎内治療

胎内治療の目的には，徐脈と心筋障害の2つ対象があるが，心機能障害のほうがより予後を左右する因子である可能性が指摘されていることを認識し，治療の適応を判断していく．

① 母体ステロイド投与[5-7]

母体へのステロイド投与は，胎児房室ブロック自体の治療と，心筋炎への治療の2つの目的がある．胎盤通過性のあるデキサメタゾン（商品名デカドロン®）またはベタメタゾン（商品名リンデロン®）などのフッ化ステロイドを4～8 mg/日を母体に内服投与する．妊娠期間中この投与量で継続する報告もあるが，副作用の懸念もあり，筆者は心筋炎所見の増悪がないか頻回にフォローしながら1 mg/日まで減量することが多い．

胎児房室結節の障害への効果は，発症早期であれば房室ブロックの程度が軽減するとの報告があり，18週から24週頃の症例では，まずは短期間，ブロックの改善を期待して使用する価値はあるだろう．

一方，心筋炎に対する治療として，予後の改善や胎児水腫の改善など有効性が近年報告されてきている．心筋炎により心機能が低下し胎児水腫が進行した症例は早期娩出としてもきわめて予後不良であり，胎内治療を試みる価値はあると考えられる．また，組織所見では多くの症例に心筋炎所見やEFE所見があることと，これにより遠隔期の拡張型心筋症が引き起こされる可能性があることより，房室ブロックを発症した全例へのステロイド投与で予後が改善できたとする報告もある．

ステロイドによる胎児治療では，副作用として胎児の発育が停滞したり羊水過少があり，また新生児へのステロイド使用にて脳の発育低下の報告もあり，適応は慎重に判断すべきであろう．

② 母体へのβ刺激剤投与

母体へのβ刺激剤投与により胎児の心室拍数が5～10％ほど増加する症例があり，これにより胎児水腫が改善したとの報告もある．β刺激剤としては，塩酸リトドリン（商品名ウテメリン®）やテルブタリン（商品名ブリカニール®）が使用されている．母体も頻拍となり動悸を訴

えることもあるが，子宮収縮抑制剤として産科医が使い慣れている薬剤でもあり，使用しやすい．55回/分未満を目安にして使用を考慮する．

なお，2：1房室ブロックの時にはQT延長症候群の可能性があり，β刺激剤は使用すべきではない．

③ その他の胎内治療

胎児の心筋炎に対して，母体へのガンマグロブリン投与（70 g；1 g/kg）や血漿交換の報告があるが[7]，有効性についてはまだ証明されていない．

■房室ブロック発症の予測と予防

フッ化ステロイドの母体投与により発症予防の可能性を示唆する報告はあるが，現時点で最もハイリスクと予測できる前児発症の妊婦であっても，発症しない80％以上の正常胎児への副作用の影響を考えると，予防的ステロイドは使用しにくい．

現時点で少なくとも可能なのは，抗SS-A抗体陽性妊婦に対し，在胎18週から26週の間，1～2週間毎の超音波検査で早期発見し，発症早期の母体ステロイド治療開始のチャンスを作ることであろう．26週以降は，房室ブロック発症の報告も少数あるが，むしろ心筋炎の発見を主眼において2～4週間毎に経過をみる．

北米より，抗SS-A抗体の抗体価がELISA法（Phadia社）で50 U/mL以上の母体からしか発症しないことより，この妊婦のみ頻回フォローする方法も提案されているが，日本国内で使用される各社のELISA法は60 kD蛋白のみの計測で，原因とされている52 kD蛋白への抗体価が含まれていないので，この基準が使用しにくい．

■新生児期の管理

分娩，新生児期管理は，緊急ペースメーカー植え込みの対応が可能な施設で行う．

① 心筋炎に対する治療

一般的な心不全管理の他に，ステロイドおよび免疫グロブリン投与が有効との報告もある．明らかな心筋炎所見を有する症例などでは適応を検討する．

② ペースメーカー治療[8,9]

新生児へのペースメーカー植え込みについて明確な基準はないが，約50％が新生児期に，最終的には60～80％ほどに恒久的ペースメーカー植え込みがされている．本邦の多施設研究では，胎児心拍数が60回/分未満では，最終的に全例にペースメーカー植え込みがされていた．

胎児期に心不全徴候がある症例では，出生後早期に一次的あるいは恒久的なペースメーカー植え込みによる心拍数の確保が心不全管理に必要となる．早産児で体格が小さいためジェネレーター植え込みができない時には，心外膜リードによる体外式ペーシングで管理する．

本症の新生児へのペーシングでは，ペーシング電極の位置，心拍数やモードの設定が重要となる．電極の位置は右室前壁か左室心尖部とし，右室流出路は避ける．両心室の同期も可能であれば有効とされる．心室拍数はきわめて重要で，150回/分などの早い心拍数では，心拍出量が低下し急激に心不全が進行することがある．特に心房電極を置いてDDDペーシングを新生児期に行うと，早い洞調律がそのまま心室拍数となるため急激に心不全となることがある．こ

の場合は，VVIへ変更し100～130回/分へ心拍数を減少させることで心不全が改善する．超音波検査にて，心室の収縮能，あるいは中隔と自由壁側の壁運動の同期をよく観察し，また，ドプラにて心拍出量を計測しながら，有効な収縮を得ることができる心拍数設定を行う．また，数日の急性期を脱すると，早い心拍数でも十分な収縮が得られるようになることもあり，経時的に最適な心拍数の調節を行う．

本症では遠隔期の拡張型心筋症様変化が知られているが，原因として従来から考えられている胎児期心筋炎による2次的変化もあるものの，むしろペーシングによる障害も多いことがわかってきた．この場合，設定心拍数の低下，ペーシングリードの位置の変更，両心室同期，などにより心機能が劇的に改善する．このため，超音波検査でリアルタイムに観察しながら，ペーシングの変更を行う．

b）心内構造異常に伴う胎児房室ブロック

心内構造異常としては，左側相同心（多脾症候群）が多く，次に修正大血管転位症などの房室錯位が多い（図6）[10]．特にこの2疾患は胎児期や出生後も房室ブロックへ進行する可能性があるため，頻回のフォローや家族への説明が必要である．その他，房室中隔欠損症や稀に右側相同心（無脾症候群）によるものもある．発症は，在胎20週以前の早い過数から遅い過数まで幅広く，正常心内構造のものより胎児水腫へと進行しやすく予後が不良である．

■診断

房室ブロック自体の診断は，上記の抗SS-A抗体の時と同様の方法で心房と心室の収縮が乖離していることで診断するが，房室ブロックの胎児を診断した時には，常に心内構造異常の合併の有無を精査する．

心内構造異常がある時には，房室弁逆流や心機能の低下など，心不全を増悪する因子の合併を精査する．心機能の評価は完全房室ブロックの存在下では，静脈系のドプラ血流波形による

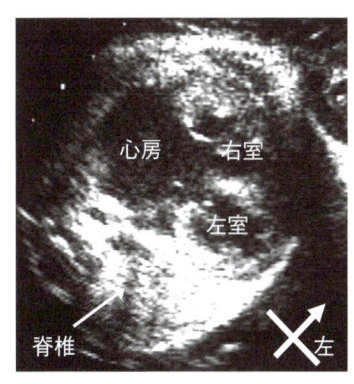

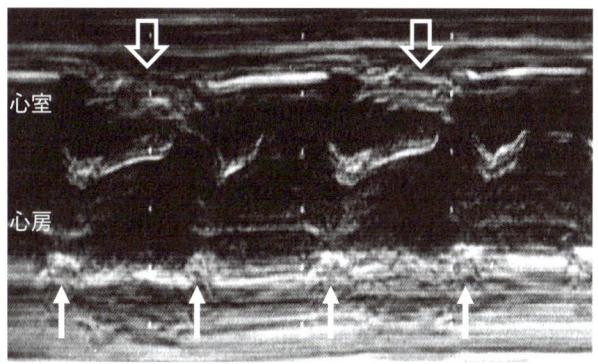

図6 左側相同心（多脾症候群）の2：1房室ブロック

左図の四腔断面像では，心拡大と共通房室弁が認められ，他の所見と合わせて左側相同心と診断された．Mモード法では，下段の心房収縮と上段の心室収縮が2：1の伝導となっており，2：1のⅡ度房室ブロックの所見が認められる．

評価が使用できず，心室のFSなども心内構造異常があれば評価しにくい．大動脈，肺動脈の血流波形からの心拍出量や心胸郭面積比の経時的変化，房室弁閉鎖不全の経時的増悪の有無などで評価する．

■胎児期・周産期の管理

　抗SS-A抗体による房室ブロックと異なり，房室弁閉鎖不全の増悪や心機能の低下などにより，60/分以上の早い心拍数でも胎児水腫へと進行しやすく，このような症例ではきわめて予後が不良である．胎内治療の効果も低く，救命には早期娩出により出生後のペーシングや心不全管理を考慮することとなるが，構造異常自体の治療は早産児ではより難しい．房室ブロック下では胎児心拍モニターの評価ができず帝王切開での娩出を選択することも考えられるが，母体へのリスクと児の予後を予測しながら家族と娩出方法についてよく検討を行う．

　一方，修正大血管転位症や，房室弁閉鎖不全が軽度で心不全がない場合には必ずしも予後は悪くなく，心内構造異常を伴う房室ブロックという理由のみで予後を悲観することはない．房室ブロックがない心内構造異常症例と同様に，満期出産や出生後治療など十分な見込みをもって進めることができる．

　心拍数では55/分や60/分が予後不良の目安とされ，母体へのβ刺激剤投与により胎児心室拍数を増加させる治療は1つのオプションと考えられる．

■胎内治療

　母体へのβ刺激剤〔塩酸リトドリン（商品名ウテメリン®）やテルブタリン（商品名ブリカニール®）〕投与により胎児の心室拍数が5〜10％ほど増加する症例がある．特に2:1房室ブロック症例で，少しでも心拍数を増加させたい時には有効である．ただし，心内構造異常症例では下位のブロックのための無効例も多い．

　心不全の治療として，母体へのジゴキシン投与による経胎盤的治療については有効性は確認されてはいない．

■新生児期の管理

　新生児へのペースメーカー植え込みについて明確な基準はないが，胎児期に心不全徴候がある症例では，出生後早期に一次的あるいは恒久的なペースメーカー植え込みによる心拍数の確保が心不全管理に必要となる．特に早期娩出により出生後管理を選択した症例では体格が小さいが，心外膜リードによる体外式ペーシングでの管理が可能である．

　新生児へのペーシングでは，抗SS-A抗体の房室ブロックでの項でも記載したように，ペーシング電極の位置，心拍数やモードの設定が重要となる．特に心内構造異常がある場合には，ペーシングによる心筋収縮の同期の状態が予測しにくく，必ず超音波検査にて観察しながら調節する．心室拍数も重要であり，早い心拍数ではかえって心拍出量が低下する．また，DDDペーシングを新生児期に行うと，心室拍数が早くなり過ぎることがあり，この場合はVVIへ変更し100〜130回/分へ心拍数を減少させることで心拍出量が増加する．

c）QT延長症候群（LQT）による2:1房室ブロック

胎児の2:1房室ブロックを診断した時には，必ずLQTを念頭において管理する．特に洞調律の心

拍数が遅い時には，本症を疑う．本邦の多施設研究では，LQTの中で胎児期に2：1房室ブロックとして発症し，心室頻拍（VT）やtorsades de pointes（TdP）が問題となるのは，主にLQT 2とLQT 3である[11]．

■診断

超音波検査ではQT時間は計測できないため，すべての2：1房室ブロック症例がLQTの鑑別の対象となる．特に洞性徐脈（心房の心拍数が100〜110/分未満）か，VTやTdPを疑う頻拍が認められれば，LQTとほぼ診断して胎内治療などの管理開始を考慮する．その他，単なる2：1房室ブロックであるのに，胎児腹水などの胎児水腫徴候があるときは，胎児心拍モニターの長時間装着や超音波検査を繰り返し，積極的にVT/TdPの時間がないか探す必要がある．

2：1房室ブロックでは，全例必ずLQTや突然死の家族歴，流産歴を聴取するようにし，また家族歴がなくても，母体や配偶者，その他の家族の心電図をチェックする．

近隣に心磁図がある施設があれば，あるいは遠方であっても，LQT診断の決め手に欠き方針決定に確定診断の必要があれば，できるだけその施設に紹介して心磁図を施行し，確定診断のもと周産期管理開始を考慮する．

■胎児期・周産期の管理

2：1房室ブロックの有無に関わらず胎児LQT症例の周産期管理について，定まった見解はない．胎内治療が有効との報告もあり，満期まで胎内で経過をみることもできるが，胎内治療が無効でVT/TdPが持続したり胎児水腫が進行することもあり，早期娩出により，正確な診断のもと，直接心電図でモニターし，薬剤の他DCやペーシングなど直接的な治療を選択することも考えられる．それぞれの利点欠点を家族とよく検討して管理方針を立てる．

なお，産科医へは，母体の切迫早産時には，VT/TdP誘発の危険性があるβ刺激剤を使用せずMg製剤を選択するように必ず予め伝えておく．

■胎内治療[11]

胎児期発症の多くはLQT 2かLQT 3であり，母体投与による経胎盤的治療として，β遮断剤のプロプラノロール，Naチャネル遮断剤のメキシレチンやリドカイン，およびMgの単独あるいは併用による治療有効例が報告されている．

■新生児期の管理

LQTのタイプを判断しながら治療を開始することとなるが，遺伝子解析には時間を要するため，胎児水腫進行例やVT/TdP症例では，LQT 2とLQT 3を念頭におき，まずβ遮断剤とメキシレチンの併用などで治療を開始する．洞性徐脈によるQT時間の延長がVT/TdPの誘因となっている症例では，遅れることなくペースメーカー植え込みやICDの植え込みを行う．

d）ブロックを伴う心房性期外収縮の2段脈

胎児では2：1房室ブロックと診断する前に，必ずこのブロックを伴う心房性期外収縮の2段脈を鑑別する．特に，胎児心室拍数が75/分以上ある時には，本症の可能性がきわめて高い．

■診断

超音波検査のMモードあるいはドプラ法にて，心房収縮の間隔が一定でなく，2回に1回早

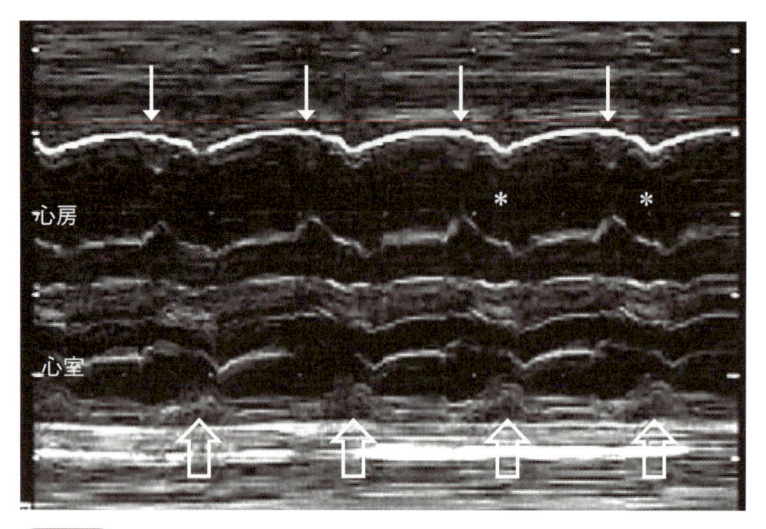

図 7-1 ブロックを伴う心房性期外収縮の2段脈

上段の心房収縮をみると，下段の心室収縮の直前に認められる通常の心房収縮（矢印）の後に，心房性期外収縮による早期の収縮（＊）が認められる．この収縮は房室伝導がブロックされ，これに引き続く心室の収縮が認められない．この心房性期外収縮が2段脈となっているために，心室の収縮は毎分70回と徐脈となっている．2：1伝導の房室ブロックや洞性徐脈と見誤らないよう注意が必要となる．

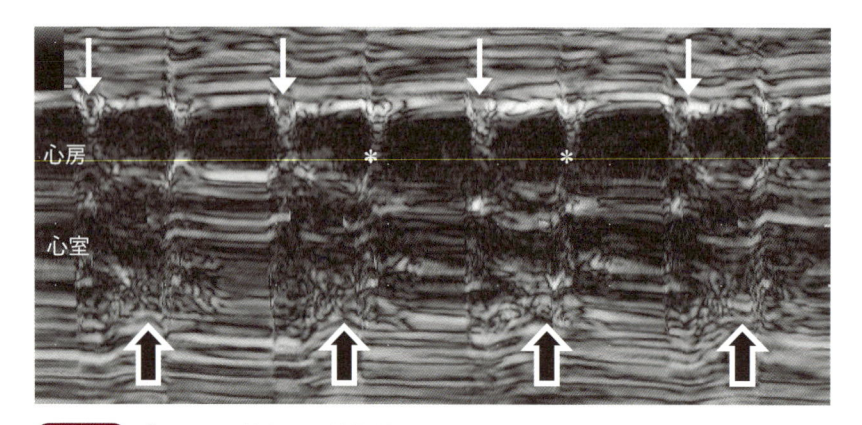

図 7-2 ブロックを伴う心房性期外収縮の2段脈

心房性期外収縮が比較的遅いタイミングで出てもブロックされる時がある．特にこのときは，期待収縮（＊）をあたかも洞調律のように見誤りやすい．

いタイミングで収縮していることを確認する（図7-1）．比較的洞調律に近い遅いタイミングで出る心房性期外収縮でもブロックされることがあり，また，この時には心室拍数も75/分未満と徐脈の程度も顕著なこともあるため，特にⅡ度房室ブロックと見誤りやすいため，慎重に心房収縮の時相を計測し鑑別する（図7-2）．

なお，ドプラ法での心房収縮時相評価は血流の動きをみるため，心電図での電気的なP波とは時相のズレが生じる．このため，本当に病的な2：1房室ブロックでも，ドプラ法で描出する

心房収縮のA波は完全に一定周期でなく、2回に1回50 msecほど早い時相のように記録されることもあり、逆にこれを心房性期外収縮の2段脈と判断しないように注意が必要である。

房室ブロックとの鑑別の最終的な確認としては、しばらく間隔をおいて再検、あるいは長時間の心拍モニター装着を行えば、通常の心房性期外収縮が確認できる。

■周産期管理

本症の場合は、通常の心房性期外収縮と管理法は変わりなく、特別な周産期管理は必要ない。ただし、心房性期外収縮の2％ほどに上室性頻拍を認めるとの報告もあるため、胎動の低下を感じた時などには早めに産科を受診するよう指導しておく。なお、一般的に上室性頻拍となる心房性期外収縮では、すでに検査時以外の時間に頻拍発作を起こしていることが多いため、初診時に頻拍がとられなくても、すでに心機能がやや低下していたり房室弁の逆流が出現していたりする。したがって、心房性期外収縮ではこれらの所見に注意し、疑わしい時には早期に再検査をするなどして経過観察を行う。

2）胎児頻脈性不整脈

胎児頻脈性不整脈は胎内で心不全が進行し胎児水腫となり胎内死亡する症例もある疾患であるが、一方で胎内治療が有効な症例もあり、正確な胎内診断と適確な周産期管理が重要となる。

心室拍数が200/分以上、あるいは180/分以上で発作的な上昇や心拍変動の消失などの頻脈性不整脈の特徴にて診断される。胎児の頻脈性不整脈は、上室性頻拍と心房粗動の2つが大部分を占め、その他、心室頻拍などもある[1-4]。

a）上室性頻拍

胎児期には、一般的に超音波検査にて診断を行っているため、心房と心室の収縮が1：1伝導しているものをすべてまとめて上室性頻拍として分類しており、これが胎児の頻脈性不整脈の過半数を占める。この上室性頻拍のとき、大部分がWPW症候群に伴う房室回帰性頻拍（AVRT）であり、房室結節回帰性頻拍（AVNRT）や異所性心房頻拍（AET）などは胎児期には少ない。

■診断

胎児心臓超音波検査にて心房と心室の収縮が1：1伝導していることにより診断する（図1）。ドプラ法にて心室収縮から次の心房収縮への時間を計測し、心電図による診断のshort RPやlong RPと同様に、short VA（図8）とlong VA（図9）を判別し、治療方針を決める参考とする。Mモード法でもある程度判断はできるが、厳密な収縮開始点が判断しにくいことも多い。

Short VAのときは、頻度的にもWPW症候群によるAVRTの可能性がさらに高いと判断し治療を進める。逆に頻度が少ないlong VAのときであれば、必ずしもAVRTが否定されるものではないが、AVNRTやAETなどの他の頻拍の可能性を考え治療を進めることとなる。

診断には、この他に胎児心拍モニターでの心拍数の変動も有力な情報となる。心拍数が突然早くなりvariabilityが乏しければ、リエントリーによる頻拍、つまりAVRTやAVNRTなどを疑い、逆にwarm-upとcool-downがみられ、頻拍時にもvariabilityが認められれば、自動能亢進のAETなどの可能性が高いと判断する。なお、胎児心拍モニターで心拍の変動をみる

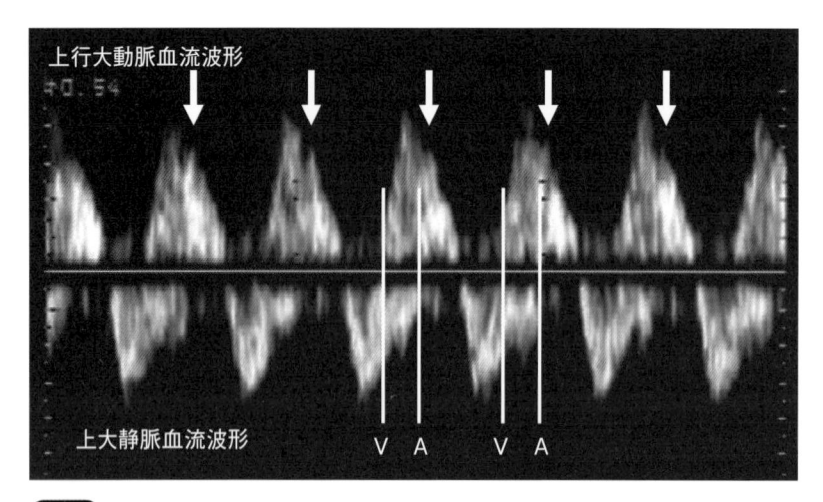

図8 Short VA 上室性頻拍の上大静脈・上行大動脈同時血流波形
上向きの大動脈の血流開始（V）から，上向きの上大静脈の逆行性血流（A）の時間が短いshort VA時間を呈している．この図のように，short VA上室性頻拍では，上大静脈の逆行性血流が大動脈の順行性血流の後半に隠れ判断しにくいが，下向きの上大静脈の順行性血流をみて，この血流が心房収縮により途絶しているところをA波の位置と同定すると判断しやすい．また，short VAでは心房収縮時には心室はまだ収縮し房室弁が閉鎖しており，心房収縮による上大静脈への逆流波は増高して認められるため，大動脈の順行性血流の後半をよくみると，わずかなノッチ（矢印）として認められる．

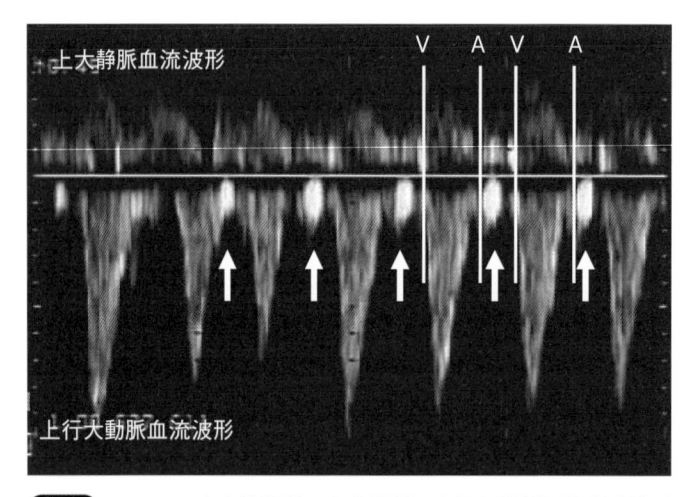

図9 Long VA 上室性頻拍の上大静脈・上行大動脈同時血流波形
矢印部に下向きの小さな上大静脈逆流波形があり，上行大動脈血流開始から次の上大静脈の逆流開始までの時間が長いlong VAと診断できる．

とき，頻拍は持続しているがモニターではハーフカウントとなり，半分の心拍数としてカウントされる部分が断続的に出現することがあるので，これを発作の出現や停止と誤って判断しないように注意する．

　頻拍時には，胎児水腫の有無，程度を評価する．また，心機能の評価が頻拍時には難しいが，胎児期には生理的に軽度認められる三尖弁閉鎖不全の増加や，さらに僧帽弁閉鎖不全が出現し

ているときは心不全が進行してきている徴候と判断する．

■ 胎児期・周産期の管理

　胎児頻脈に対する周産期管理としては，胎内治療の有効性を証明する報告がすでに多数報告されており，まず胎内治療を基本に考える．頻脈の持続時間が全体の50％以上は薬物治療の適応となるが，50％未満の場合でも心不全の徴候があれば適応となる．家族に対するインフォームドコンセントのもとに周産期管理を進めるが，その際，在胎週数，胎児頻脈の持続時間，頻脈の種類，胎児水腫の有無などの胎児側の因子や，胎内治療に伴う母体のリスクなどの情報提供が必要である．

　胎内の薬物治療では，早産を回避し経腟分娩の率が高くなる．薬物治療により頻脈が停止し循環状態が改善すると，胎児水腫も消失し妊娠継続が可能となり，分娩中の胎児心拍モニターも判定可能となる．結果的に，神経学的予後の改善やその後のQOLの向上が期待できる．

　一方，胎内の薬物治療は母体に対するリスクを考慮する必要がある．抗不整脈薬は新たな不整脈を誘発するという催不整脈作用があり，このリスクを健全な母体に課することとなる．母体の心電図をモニターし，QT時間の延長など抗不整脈薬の影響がないかをチェックしながら胎児治療を行う．

　在胎週数については，出生後に児の未熟性が問題となるおよそ在胎34週未満では，胎内での薬物治療をまず選択し早産によるリスクを回避することを考える．特に早い週数での胎児水腫症例では安易に早期分娩と判断して予後を悪化することがないように注意が必要である．一方，およそ在胎34週以降で，児が出生後の管理が十分できる状態に成熟していると判断される場合は，胎内での薬物治療か早期娩出による出生後の治療かの選択を行うことになる．各施設の産科，新生児科，循環器科を含めてよく検討し，また家族の同意も得ながら治療法を選択する．

　胎児水腫症例でも胎内治療の有効例は多いが，すでに胎児の循環状態の悪化は進行しており，胎内治療の時間的な猶予が少なく，およそ1～2週間以内での頻脈の改善が要求される．胎児水腫があるとジゴキシンの胎盤移行性が低下するため，胎盤通過性がよく即効性のある他の抗不整脈薬を選択する．

■ 胎内治療[1,3,4]

① 第一選択薬（表1）

　Short VA 上室性頻拍ではジゴキシンを第一選択薬とする報告が多い．母体経口投与による経胎盤投与が一般的であり投与2～3日で胎児血中濃度は母体の80％程度となる．経口的か静脈的に急速飽和を行うこともある．母体血中濃度をモニターし，中毒症状に注意しながら有効濃度上限（2 ng/mL）に近づける．ジゴキシン中毒の判定は心電図変化をみながら投与量を調節するが，血中濃度の上昇とともに嘔気は少なからず出現し，これを母体は治療のためと我慢していることも多く，過度の負担とならぬよう注意する．

　すでに胎児水腫へと進行しているとき，およびlong VAの上室性頻拍症では，ジゴキシン無効例が多くソタロールなどの第二選択薬で開始する．

表1 胎児頻脈に使用される抗不整脈薬と投与量

薬品名	投与量 飽和量	投与量 維持量	有効血中濃度	その他
ジゴキシン	1.0 mg 2×内服（初日）または 0.5 mg 静注 8時間後 0.25 mg 静注×2（8時間毎）	0.5～0.75 mg 2～3×内服 または 0.25 mg×2～3 静注	2.0 ng/mL	
フレカイニド		200～400 mg 2×内服	300～800 ng/mL	母体の QT 延長に注意 胎児死亡を示唆する報告あり
ソタロール		160～320 mg 2×内服		母体の QT 延長に注意 胎児死亡を示唆する報告あり
アミオダロン	800～2400 mg 2×内服 2～5日間	400～800 mg 2×内服 3週間で中止	1.0～2.5 μg/mL	胎児の甲状腺機能低下に注意 新生児に肺線維症の報告あり

② 第二選択薬（表1）

第二選択薬として，フレカイニド，ソタロール，アミオダロンなどが有効である．近年では，第一選択薬として使用している報告も散見される．ただし，母体や胎児への催不整脈作用やその他の副作用の報告もあり，十分適応を検討し注意して治療を開始する．施行時は母体の心電図で QT 延長などをモニターする．

■ 新生児期の管理

胎児期には胎内治療にてコントロールできていた AVRT であっても，出生後に多剤併用でも難治性頻拍を繰り返すような症例もあるため，分娩と出生後管理は小児循環器医のもと厳重な新生児集中治療が可能な施設で行う．出生後に ATP の静注や DC などにより頻拍発作を停止させた後の再発予防目的の抗不整脈薬の投与について証明されている指針はないが，すぐにあるいは数日経過して再発することが多く投与を考慮する．ただし，胎児期に長期間洞調律となっておれば再発しない症例もあり，投与なしに経過をみることも可能であろう．一部，難治性頻拍を繰り返す症例があるが，筆者の経験では生後1カ月ほどから急にコントロールが容易となることが多く，多くは6カ月ほどで予防的抗不整脈薬の投与も必要としなくなる．しかし，稀に長期間頻拍を繰り返す症例の報告もあり，乳児期であってもカテーテル治療の対象となる．

上室性頻拍の生命予後は一般的に良好であり，胎児水腫症例も含め死亡率は10％に満たない．しかし，胎児期の循環不全による神経予後不良例もあり，出生後は MRI などの画像診断も含め神経学的な評価，および発達のフォローを行う．また，ECG でデルタ波を認めない症例でも，学童期に頻拍発作を再度頻発してくる症例もあり，長期フォローあるいは家族への情報提供が必要である．

b）心房粗動

胎児頻脈性不整脈の1/3ほどが心房粗動であり，心房と心室の伝導が2：1（あるいは3～4：1）となっていることから診断される（図10）．1：1伝導による急変も考えうる症例の報告はあるが，頻度

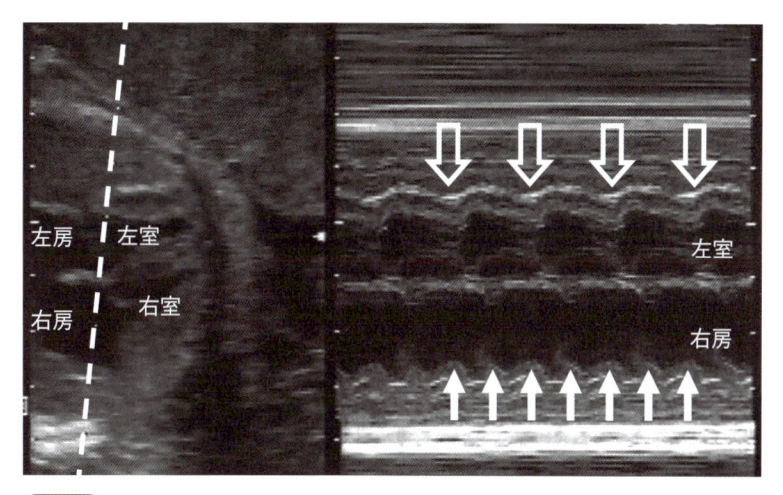

図10 心房粗動の M モード所見
下段の心房収縮が 2 回に対して，上段の心室収縮が 1 回認められ，2：1 房室伝導の心房粗動と診断される．

はきわめて低いと考えられる．

■ 診断

　胎児心臓超音波検査にて心房が 400〜500/分ときわめて速く規則的に収縮し，2：1 で心室へ伝導し心室収縮が 200〜250/分の頻拍となる．伝導が 3〜4：1 となり心室収縮の感覚が伸びることもある．

　上室性頻拍の時と同様に，胎児水腫や心機能について評価する．

■ 胎児期・周産期の管理

　上室性頻拍に準じて管理するが，胎内治療の有効性は，上室性頻拍に比べてやや低いとの報告が多い．

■ 胎内治療

　薬剤の選択は，上室性頻拍の short VA の時に準じて行う．なお心房細動では，第二選択薬としてのアミオダロンの有効性は低いと報告されている．

■ 新生児期の管理

　上室性頻拍と異なり，心房粗動では一旦停止すると新生児期に再発は少ないとされている．筆者の経験でも生後 1〜2 日は再発することも稀にあるが，それ以降に再発した症例はなく，したがって再発予防としての抗不整脈薬の投与も行っていない．

　上室性頻拍と同様に胎児期の循環不全による神経予後不良症例もあり，出生後はMRIなどの画像診断も含め神経学的な評価，および発達のフォローを行う．

3）期外収縮

■ 診断

　期外収縮の頻度は比較的高く特に妊娠後期に増加し，在胎 36〜41 週の胎児の 1.7％にも認め

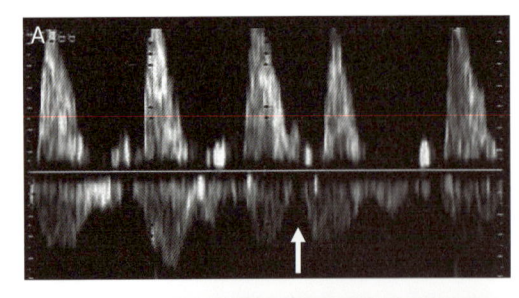

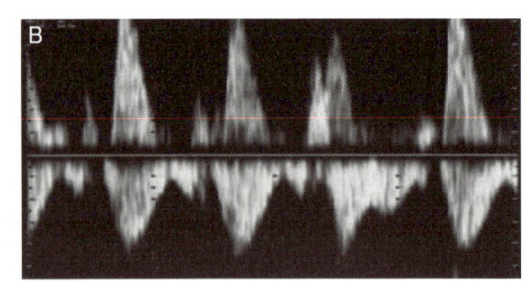

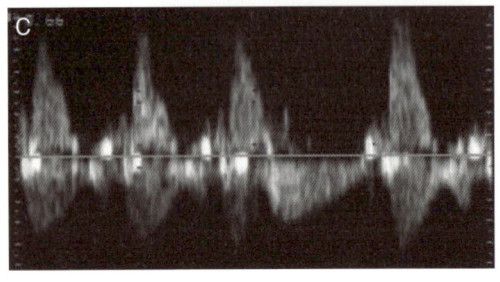

図 11 上大静脈・上行大動脈の同時血流波形による期外収縮の診断
心房収縮による上大静脈の逆流波形あるいは順行性波形の途絶をチェックする.
A. 心房性期外収縮. 上向きの上行大動脈波形の 4 拍目が早期にみられる期外収縮であるが, 下向きの上大静脈血流波形をみると, この期外収縮の前に早期の途絶(↑)が認められており, ここに心房性期外収縮が出ていると診断される.
B. 心室性期外収縮. 上向きの上行大動脈波形の 3 拍目が時相が早く期外収縮であるが, 下向きの上大静脈血流波形の途絶は一定間隔で認められており, 心室性期外収縮と診断される. なお, 心室性期外収縮の直前の心房収縮時には, 心室の早期収縮により房室弁が閉鎖したため, 大きな上大静脈への逆流が認められている.
C. 房室伝導のブロックを伴う心房性期外収縮. 上向きの上行大動脈波形の 3 拍目と 4 拍目の間隔が開いているが, この 3 拍目の後の下向き上大静脈血流波形にて, 心房性期外収縮による早期の血流途絶(↑)が認められるのがわかる.

られる. 期外収縮では, 心房起源の心房性期外収縮が多く, 心室起源の心室性期外収縮は比較的少ない. 胎児超音波検査の M モード法やドプラ法により診断する(図 11).

■ 周産期管理と予後

　心房性期外収縮の時には, 通常臨床的に問題となることは少ない. しかし, 稀に心房粗動や上室性頻拍発作に移行することが報告されており, その頻度は多いものでは 2% との報告もあるため, 胎動の低下を感じた時などには早めに産科を受診するよう指導しておく. なお, 頻拍発作へと進行する心房性期外収縮では, すでに心拡大や心機能低下, 房室弁の逆流などを認めていることが多い. したがって, 心房性期外収縮ではこれらの所見に注意し, 疑わしい時には早期に再検査をするなどして経過観察を行う. 出生後は心電図で心房性期外収縮であることが証明されれば予後は良好で, 生後数カ月で消失することが多い.

　心室性期外収縮では, QT 延長症候群などの基礎疾患がないものであれば, 予後は良好である. 突然死などの家族歴も聴取し, 周産期管理法を決める参考にする. しかし, 心磁図などの特殊な検査でなければ QT 延長の診断ができないため, できれば出生後に心電図を行い QT 延長症候群を鑑別する. 基礎疾患がなければ生後に臨床的に問題となる症例は稀である.

● 文献 ●

1) Jaeggi ET, Carvalho JS, De Groot E, et al. Comparison of transplacental treatment of fetal supraventricular tachyarrhythmias with digoxin, flecainide, and sotalol. Results of nonrandomized multicenter study. Circulation. 2011; 124: 1747-54.
2) Simpson J. Fetal arrhythmias. In: Allan L, Hornberger LK, Sharland G, editors. Textbook of fetal cardiology. London: Greenwich Medical Media; 2000. p.423-37.
3) Jaeggi ET, Nii M. Fetal brady- and tachyarrhythmias: New and accepted diagnostic and treatment methods. Semin Fetal Neonatal Med. 2005; 10: 504-14.
4) 里見元義, 川滝元良, 西畠 信, 他. 胎児心エコー検査ガイドライン. 日本循環器学会誌. 2006; 22: 591-613.
5) Jaeggi ET, Fouron JC, Silverman ED, et al. Transplacental fetal treatment improves the outcome of prenatally diagnosed complete atrioventricular block without structural heart disease. Circulation. 2004; 110: 1542-8.
6) Eliasson H, Sonesson SE, Sharland G, et al. Isolated atrioventricular block in the fetus: A retrospective multinational, multicenter study of 175 patients. Circulation. 2011; 124: 1919-26.
7) Trucco SM, Jaeggi E, Cuneo B, et al. Use of intravenous gamma globulin and corticosteroids in the treatment of maternal autoantibody-mediated cardiomyopathy. J Am Coll Cardiol. 2011; 57: 715-23.
8) van Geldorp IE, Vanagt WY, Prinzen FW, et al. Chronic ventricular pacing in children: toward prevention of pacing-induced heart disease. Heart Fail Rev. 2011; 16: 305-14.
9) Silvetti MS, Drago F, Rava L. Determinants of early dilated cardiomyopathy in neonates with congenital complete atrioventricular block. Europace. 2010; 12: 1316-21.
10) Jaeggi ET, Hornberger LK, Smallhorn JF, et al. Prenatal diagnosis of complete atrioventricular block associated with structural heart disease: combined experience of two tertiary care centers and review of the literature. Ultrasound obsted Gynecol. 2005; 26: 16-21.
11) Horigome H, Nagashima M, Sumitomo N, et al. Clinical characteristics and genetic background of congenital long-QT syndrome diagnosied in the fetal, neonatal, and infantile life: A nationwide questionnaire survey in Japan. Circ Arrhythm Electrophysiol. 2010; 3: 10-7.

〈前野泰樹〉

Chapter 12 先天性心疾患術後急性期にみられる心電図変化

総論 1-3)

はじめに

　先天性心疾患術後急性期の心電図は，術前心電図（洞調律）と比較することで，手術による血行動態の変化や手術時の侵襲（虚血，梗塞，伝導障害）を評価する一助となる．

　先天性心疾患術後急性期の不整脈は，予後決定因子の1つとなりうるが，その重症度は不整脈の種類・程度だけでなく，患者の心機能，血行動態も含めて規定される．また，術後急性期には多くの生体反応や医療介入があるため，術後急性期の不整脈は自然発作と異なった臨床像を呈することがある．例えば，電解質異常や高カテコラミン状態（内因性，外因性）などによる一過性の不整脈も少なくない．

　以上より，術後急性期不整脈の治療にあたっては，基礎心疾患，手術内容，術後心機能，電解質異常をはじめとする不整脈の誘発・増悪因子を考慮する必要がある（表1）．

　なお，先天性心疾患術後遠隔期の不整脈も重要な予後決定因子の1つであるため，本稿のテーマと異なるが，簡潔に触れた．

表1 先天性心疾患術後急性期の不整脈の誘因・増悪因子

基礎心疾患，術前経過
手術の術式，術中経過
術後の心臓の状態（心機能，心筋虚血，残存病変）
使用中の薬剤
電解質異常，酸塩基平衡異常，低酸素血症，発熱，貧血，volume不足，自律神経異常（鎮静レベル）

＊抗不整脈薬使用にあたっては，上記に追加して，肝機能や腎機能も考慮する．
＊先天性心疾患術後遠隔期の不整脈の誘因・増悪因子として，遺残病変によるもの（心機能低下・容量負荷・圧負荷），手術後の組織の瘢痕・線維化などがあげられる．
　また，基礎心疾患自体に合併する不整脈基質（例：房室錯位での房室ブロック）が徐々に顕在化する可能性があることも念頭においておく必要がある．

Chapter 12 ◆ 先天性心疾患術後急性期にみられる心電図変化

1. 心電図の記録法

まず，術前の12誘導心電図（洞調律）と比較することが，術後心電図変化を診断するうえで重要である．

また，不整脈の診断・治療においては，12誘導心電図（術後洞調律時と発作時）はもちろん重要であるが，モニター心電図（図1-A〜D）（心拍数トレンド，長時間波形による頻拍開始時・頻拍中・頻拍停止時の状況）の所見も診断につながる．心房心電図（図2）（食道誘導や外科的に留置された心房リードから記録．不整脈診断のキーであるP波を認識しやすくなる）も有用な心電図記録法である．

さらに，12誘導心電図を記録しながら治療を進めることも重要で，治療中の心電図変化から診断に至

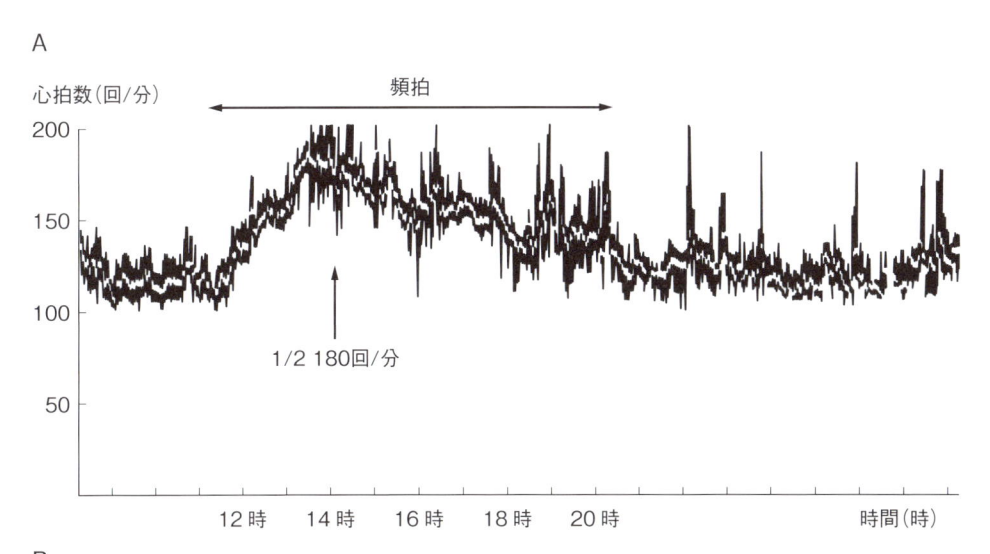

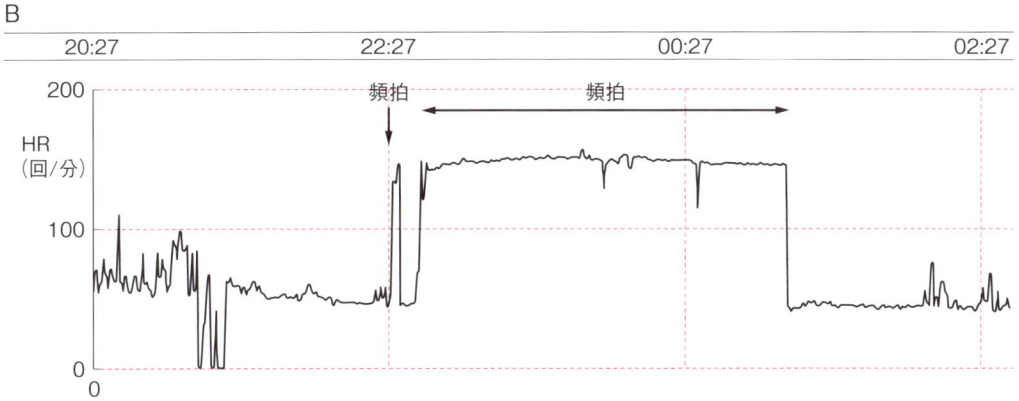

図1 モニター心電図

A：異所性心房頻拍症例での心拍数トレンド．頻拍発作は，warming up しながら開始し，cooling down しながら停止している．また，頻拍レートも変動がみられる．以上より，この頻拍発作の機序として異常自動能が考えられる．

B：潜在性WPW症候群症例での心拍数トレンド．頻拍発作は，突然開始し，突然停止している．また，頻拍レートは一定である．以上より，この頻拍発作の機序としてリエントリーが考えられる．

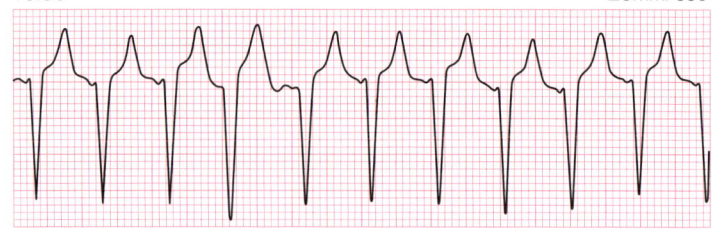

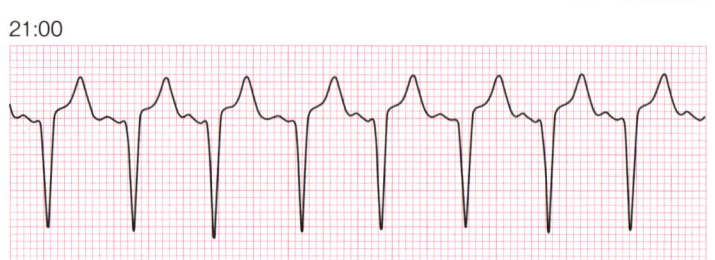

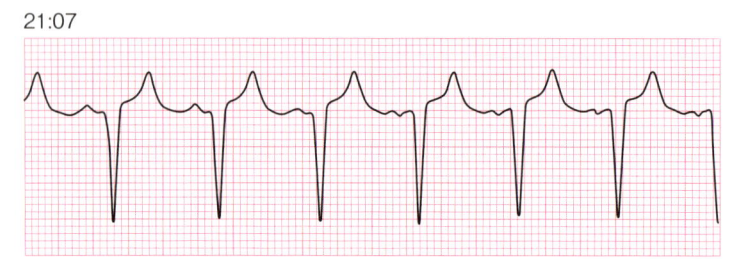

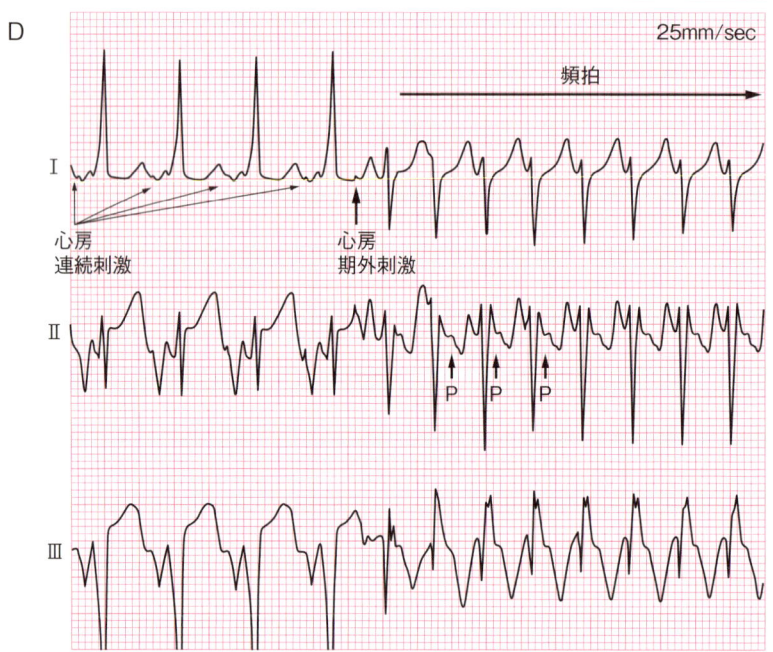

図1 つづき

C: 異所性心房頻拍症例でのモニター心電図記録．頻拍発作は cooling down しながら停止している．また，P 波の極性も頻拍時は洞調律時と異なっていて，それが頻拍停止とともに洞調律時に戻っている．以上より，異常自動能による異所性心房頻拍と考えられる．

D: WPW 症候群症例での電気生理検査中の記録．頻拍発作は突然開始している．また，頻拍レートは一定である．以上より，この頻拍発作の機序としてリエントリーが考えられる．この症例は電気生理検査を追加し，WPW 症候群による房室回帰性頻拍であることが証明された．

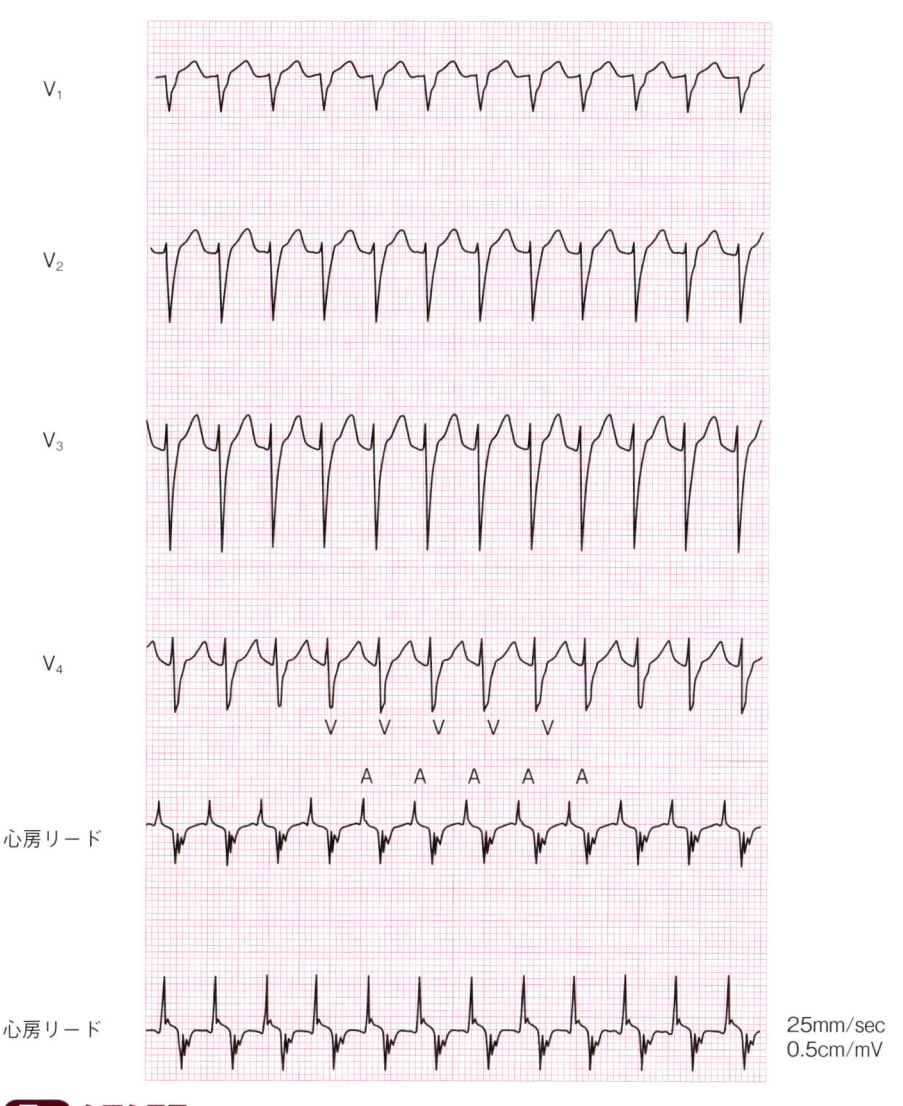

Chapter 12 ◆ 先天性心疾患術後急性期にみられる心電図変化

図2 心房心電図
外科的に留置された心房リードを用いた心房心電図．ここでは，心房リード2本をV₅とV₆誘導に各々つないで，心房電位（単極電極）を記録している．通常の体表心電図ではT波と重なり発見しづらかった心房興奮が明瞭に認められる．

ることもできる．その代表例がadenosine triphosphate（以下ATPと略）投与時心電図変化（図3-A, B）である（ATP投与で房室結節の一過性伝導抑制が生じた時の心電図所見は診断の一助になる）．

以上，術後急性期は，急性期だからこそ逆に，比較対象となる術後洞調律時心電図，不整脈時の12誘導心電図・モニター心電図・心房心電図（外科的心房リード，食道誘導），ATP投与時心電図と各種心電図記録を確認しやすい環境にある．不整脈の診断・治療において，上記の心電図記録法は重要であり，十分に活用したい．

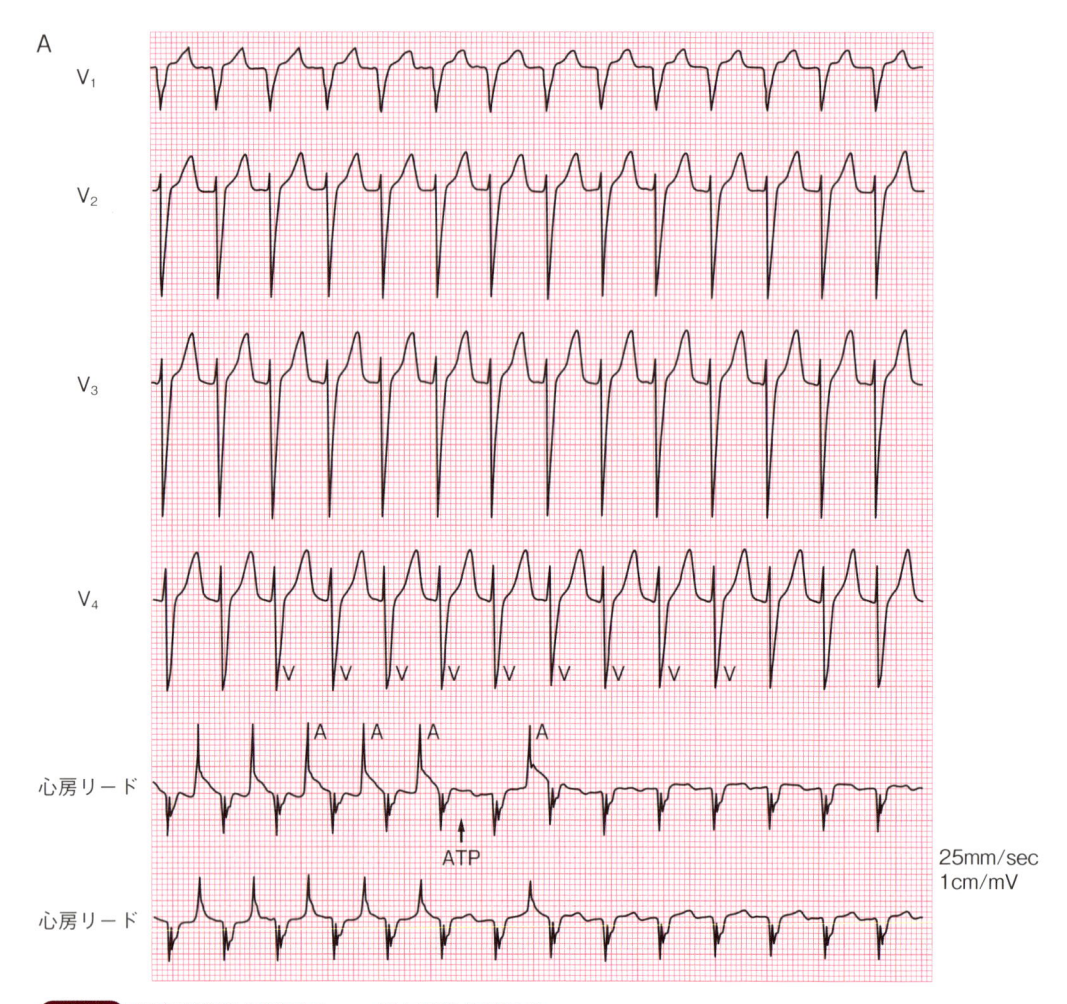

図3A 接合部頻拍症例でのATP投与時心電図変化

頻拍発作中にATPを投与すると，心室興奮は頻拍発作のまま持続したが，房室解離の状態となった．以上より，頻拍発作の原因が接合部以下にあることが判明．つまり，この頻拍発作は接合部頻拍か心室頻拍である．

2. 術後急性期不整脈の治療法

不整脈の治療法としては，表1で述べた誘因・増悪因子に対する治療，薬物治療，非薬物治療（ペーシング治療，電気的除頻拍，カテーテルアブレーション）があげられる．

このうち，薬物治療を行う機会が多いが，術後急性期においては，抗不整脈薬は多少なりとも心機能を抑制する可能性があることに留意する．速効性や吸収の問題から経口薬でなく静注薬を選択することが多いため，なおさら心機能抑制などの副作用に注意し，循環モニター下で使用し，用量も場合によっては少量から開始する．心機能抑制作用を考慮するとATP（アデホス®），ランジオロール（オノアクト®），リドカイン（キシロカイン®），アミオダロン（アンカロン®），ニフェカラント（シンビット®）などが比較的選択しやすいと思われる．

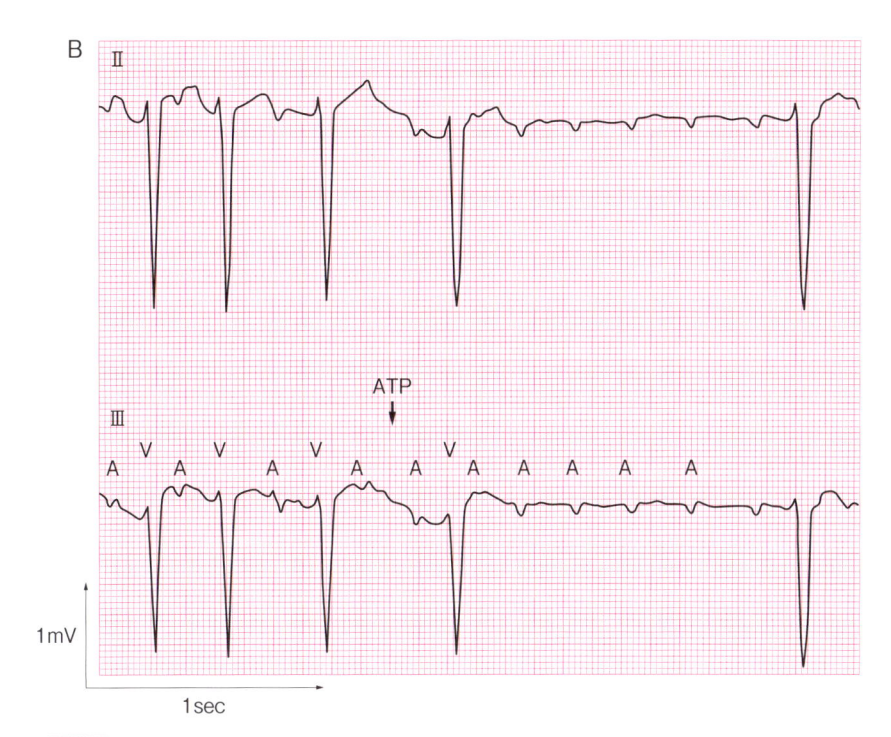

図 3B 心房頻拍症例での ATP 投与時心電図変化
頻拍発作中に ATP を投与すると，P 波のみが頻拍発作のまま残存．頻拍発作の原因は心房内にあることが判明した．

　術後急性期不整脈の治療としては，ペーシング治療や電気的除頻拍も行う機会が多い．特に外科的に心外膜リードが留置されている場合，徐脈時ペーシングや抗頻拍ペーシングが即座に施行できる．不整脈の種類によっては，ペーシング治療は副作用も少なく，有効な治療法である．

各論

1. 虚血性変化，炎症性変化

虚血・梗塞の心電図変化として，T波の変化，ST変化，異常Q波がある．

ST上昇は，開心術後に多く認められ，心外膜や心外膜面の軽微な傷害（炎症など）を反映し，治療対象にならないことも多い．しかし，冠動脈灌流域に一致した誘導のみでのST上昇は冠動脈の何らかの障害によることがあり，Jatene手術，Fallot四徴症心内修復術，Rastelli手術などで注意を要する．術中・術直後に上記所見が持続的にみられた場合は，冠動脈の何らかの障害（導管などによる圧迫，冠動脈走行の屈曲など）がないかを検索し，それを取り除くことを考慮する．一方，冠動脈灌流域に一致しない広範な誘導での上方に凹のST上昇は心膜切開後症候群（心膜炎）によることがある．

異常Q波（成人の定義：0.04秒以上かつR波高の1/4以上の深さ）は，術後に新たに生じた場合は梗塞を示唆する．

2. 洞機能不全

洞機能不全全般についてはChapter 9を参照されたい．本章では，先天性心疾患自体や手術関連の洞機能不全について，発生機序と特に注意すべき疾患・術式を述べる．

1）発生機序

洞結節や洞結節周囲組織（心房全体に広範に及ぶ場合もある）に対する手術時侵襲が原因である（傷害の程度により経過は異なり，一過性のものも多い）．

一方，手術時侵襲ではなく，先天性心疾患自体による洞機能障害もある．なかには，先天性心疾患自体の潜在的な不整脈基質が，手術後に顕著になる場合もあり，術後は念頭においておく．

また，洞機能不全があると，上室頻拍（心房内回帰性頻拍など）をきたしやすくなり，徐脈頻脈症候群の臨床像をとることもある．

2）特に注意すべき疾患・手術

Mustard・Senning手術[4]では広範囲な心房操作による傷害から，洞機能不全症候群の発症が術後経過年数ごとに増加する．発症頻度も多く，ペースメーカー植え込みが10〜15％に行われたと報告されている．しかし，現在は，完全大血管転位においてはMustard・Senning手術からJatene手術が主流となっており，術後洞機能不全症候群は稀となった．

Fontan手術後は，手術侵襲と継続的な心房負荷の結果，上室性不整脈を生じやすい．以前のatrio-pulmonary connection（APC）法より現在のtotal cavopulmonary connection（TCPC）法は，上室性不整脈の頻度がより少ないと期待されている．しかし，TCPC法でも，段階的にFontan手術に到達する過程で，洞機能障害をきたす可能性はある．

Left isomerism[5]では，洞結節の低形成や無形成を認め，出生後や経過中に洞機能不全を発症するこ

とがある．

　心房中隔欠損の中で，静脈洞型は手術時侵襲により洞機能障害をきたす可能性がある．一方，通常の二次中隔型[6]でも，疾患自体の血行動態の影響を受け，術前の段階で洞結節や心房筋が電気生理学的異常をきたしているという報告がある．若年での根治術により，この異常は可逆的とされており，若年での手術が勧められる根拠の1つとなっている．

　また，総肺静脈還流異常[7]も心房中隔欠損と同様，疾患自体や手術侵襲で洞機能不全や上室頻拍を起こすことがある．

3. 房室伝導障害

　房室ブロック全般についてはChapter 9を参照されたい．本章では，先天性心疾患自体や手術関連の房室伝導障害について，発生機序，特に注意すべき疾患・術式，治療を述べる．

1）発生機序

　手術時の房室伝導路への傷害（直接傷害・虚血・炎症など）と，先天性心疾患自体が有する房室伝導障害がある．

　先天性心疾患自体の房室伝導障害としては，特に心房中隔と心室中隔の整列が正常でない場合（AV discordanceなど）は，房室結節-His束が非典型的な位置に形成され，房室伝導に障害をきたすことがある．

2）特に注意すべき疾患・手術

　修正大血管転位[8,9]は，AV discordanceとVA discordanceを特徴とするが，その刺激伝導系は（［S，L，L］で心室中隔欠損合併の場合），通常，前方房室結節からHis束が出て肺動脈の前方を迂回し心室中隔の上前縁の解剖学的左室側を走行する（図4-A, B）．この著しく長いHis束のため，完全房室ブロックを出生時から5～10％に認め，その後も2％/年の自然発生を認める．20年間の経過観察で

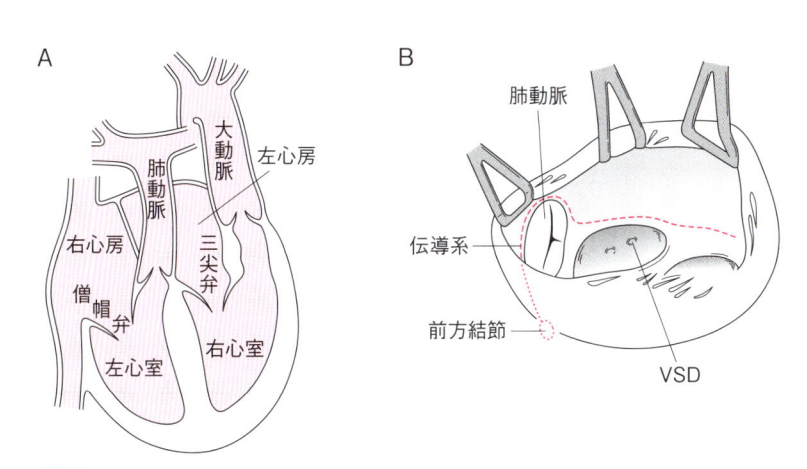

図4 修正大血管転位（［S，L，L］で心室中隔欠損合併の場合）
A: 心臓全体の模式図．B: 刺激伝導系の模式図

45％に完全房室ブロックが生じたという報告もある．また，手術においても，この特異な房室伝導のため，conventional repair で心室中隔欠損閉鎖を行う際や，double switch 手術で Rastelli を選択し，かつ心室中隔拡大を要する場合に，特に注意を要する．

Left isomerism[5]では，洞機能不全の他に，房室ブロックを 7～15％に認める．

房室中隔欠損では，房室中隔の欠損のため，房室結節はより後下方に偏位し，冠状静脈洞開口部近傍に存在している．この刺激伝導系の走行自体から，心房内伝導遅延をきたしⅠ度房室ブロックとなることがある．手術時も房室ブロックを避ける必要がある．また，手術から数十年後でも完全房室ブロックが発生することが報告されており，遠隔期にも注意が必要である．

Fallot 四徴症も心室中隔欠損閉鎖の際に房室ブロックに注意を要する．

心房中隔欠損の中で冠状静脈洞型は，欠損孔が房室結節に近いため，手術時に房室伝導を傷害しないように注意が必要である．また，疾患自体の右房負荷から心房内伝導遅延をきたし，心房中隔欠損症の 6～30％にⅠ度房室ブロックが認められるとの報告がある．

表2 小児における恒久的ペーシングの適応（房室ブロックについてのみ抜粋）

Class Ⅰ	有用性・有効性が証明または意見が一致したもの
1	高度・完全房室ブロックで，症候性徐脈，心不全，低心拍出のいずれかを認めるもの
2	心疾患術後の高度・完全房室ブロックで，回復の見込みがないか，もしくは術後 7 日間以上持続しているもの
3	先天性完全房室ブロックで，wide QRS の心室補充調律，多形性心室期外収縮，心機能低下のいずれかを認めるもの
4	先天性完全房室ブロックの乳児で，心室拍数 55 回/分未満（先天性心疾患を伴った先天性完全房室ブロックの乳児では，心室拍数 70 回/分未満）
Class Ⅱa	意見は一致していないが，有用・有効とする意見が強いもの
1	1 歳以上の先天性完全房室ブロックで，心室拍数増加不良に伴う症状，平均心室拍数が 50 回/分以下，突然基本心室周期が 2～3 倍以上に延長する，のいずれかを認めるもの
2	先天性心疾患患者で，洞性徐脈や房室ブロックにより，循環障害をきたしているもの
3	術後一過性完全房室ブロックをきたした後，脚ブロックが残存している心疾患患者で，失神を認めたもの
Class Ⅱb	有用・有効とする意見が十分確立していないもの
1	術後一過性完全房室ブロックをきたした後，2 枝ブロックが残存している心疾患患者
2	先天性完全房室ブロックで，無症状，許容範囲の心室拍数，narrow QRS の心室補充調律，心機能が保たれているもの
Class Ⅲ	無効もしくは有害の可能性があるという意見が一致しているもの
1	術後一過性房室ブロックから正常房室伝導に回復し，症状もないもの
2	先天性心疾患術後で 2 枝ブロックだが，無症状で，完全房室ブロックの既往がないもの（Ⅰ度房室ブロックの有無は問わない）
3	Wenckebach 型房室ブロックで，無症状なもの

Epstein AE, DiMarco JP, Ellenbogen KA, et al. ACC/AHA/HRS 2008 Guidelines for Device-Based Therapy of Cardiac Rhythm Abnormalities: a report of the American College of Cardiology/American Heart Association Task Force on Practice Guidelines（Writing Committee to Revised the ACC/AHA/NASPE 2002 Guideline Update for Implantation of Cardiac Pacemakers and Antiarrhythmia Devices）developed in collaboration with the American Association for Thoracic Surgery and Society of Thoracic Surgeons. Circulation. 2008; 117: e350-408. より抜粋

Ross手術，Ross-Konno手術では，左冠動脈第1中隔枝損傷や心室中隔切開・パッチ縫着などから，房室ブロックを生じる可能性がある．

3）治療

術直後の高度・完全房室ブロックに対する治療方針（ペースメーカー植え込みの適応や植え込み時期など）が，最も考慮を要するものであり，これを中心に述べる．

まず，植え込み時期についてであるが，術直後の房室ブロックは一過性も多いという特徴がある．回復する場合は，術後7日以内という報告が多い．一方，心疾患術後に発生した完全房室ブロックをペースメーカーなしで経過観察した場合は，高い死亡率が報告されている．以上より，症状の有無にかかわらず，高度・完全房室ブロックが術後7日間以上持続した場合は，ペースメーカー植え込みを検討する必要がある．

ペースメーカー植え込みの適応は，表2に抜粋したACC/AHA/HRSガイドライン[10]や日本循環器学会ガイドライン[11]を参考にする．しかし，先天性心疾患術後の場合，症例ごとに，基礎心疾患，心機能，遺残病変，必要な最低心室拍数，房室ブロックの進行性（改善・固定・悪化）は異なり，ガイドラインを踏まえつつ，個別に検討する必要がある．

なお，術後一過性房室ブロックの既往のある患者は，遠隔期に再び房室ブロックを生じる可能性があることが知られており，術後急性期の一過性房室ブロックも外来診療録に明記し，定期的な追跡（Holter心電図など）を行う必要がある．

4. 脚枝伝導障害

脚枝伝導障害（右脚，左脚，左脚前枝，左脚後枝）全般についてはChapter 8を参照されたい．本章では先天性心疾患術後における脚枝伝導障害について述べる．

右脚ブロックは，心室中隔欠損閉鎖時など右室内での操作を要する種々の先天性心疾患手術後にみられることがある．それに対して，左脚ブロックは，きわめて稀である．左室流出路，大動脈弁に対する手術後にみられる可能性はある．また，2脚枝ブロックを認めた場合は，完全房室ブロックへ進展しないか注意する．

5. 上室性頻拍

上室性頻拍には，いわゆるPSVT（paroxysmal supraventricular tachyarrhythmia）とよばれる房室回帰性頻拍と房室結節回帰性頻拍，異常自動能による異所性心房頻拍，心房内リエントリーによる心房内回帰性頻拍（広義に考えると心房粗動を含む），心房細動が含まれる．上室性頻拍全般についてはChapter 5やChapter 6を参照されたい．本章では先天性心疾患自体や先天性心疾患術後で特記すべき上室性頻拍について述べる．

1）房室回帰性頻拍

先天性心疾患自体の中ではEbstein奇形や修正大血管転位でみられることが有名である．Ebstein奇

形における WPW 症候群の合併は 20％と報告されており，ほとんどの場合，房室副伝導路は三尖弁側に存在する[12]．また，修正大血管転位において Ebstein 奇形を合併することがあるが，その場合，房室副伝導路はやはり三尖弁側に多く存在する．

2）2つの房室結節（twin AVN）による回帰性頻拍

房室結節が2つとも残存していること（twin AVN）が，共通房室弁を有する内臓心房錯位症候群（heterotaxy）（図 5-A, B）や修正大血管転位にみられることがある[13]．Twin AVN の心電図上の特徴として QRS 波の極性変化があり（図 6），heterotaxy や修正大血管転位で注意する必要がある．頻拍発作の既往がある症例で Fontan 手術を予定している場合など，症例を選んで，術前に心臓電気生

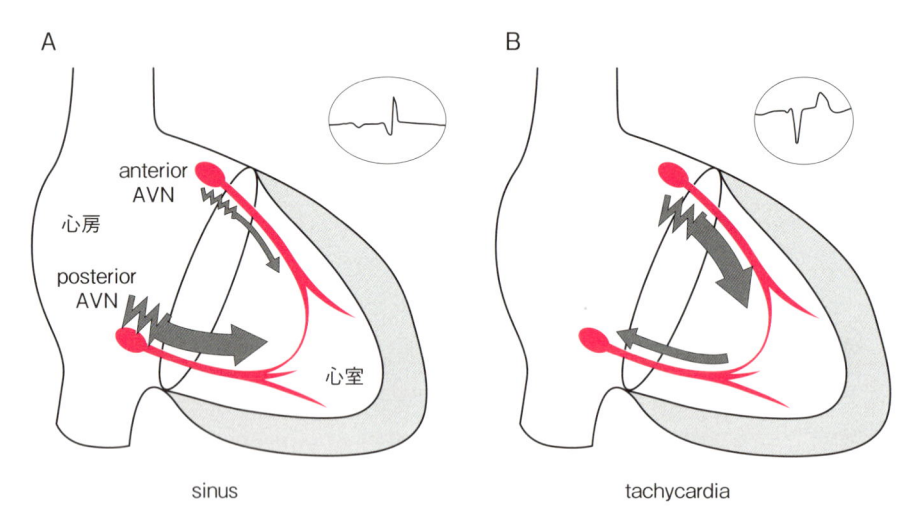

図5 共通房室弁を有する内臓心房錯位症候群（heterotaxy）での twin AVN 症例の模式図

A：洞調律時，B：頻拍発作時
洞調律で後方結節優位の順伝導を呈している時と，前方結節順伝導・後方結節逆伝導の回帰性頻拍をきたしている時を例示した．実際には，片方のみの房室結節周囲の房室結節回帰性頻拍などもあるし，必ずしも QRS 波の極性変化を伴わないこともある．重要なのは，twin AVN が予想される症例（共通房室弁を有する heterotaxy や修正大血管転位）を診療する際に，洞調律中や心房性期外収縮時に QRS 波の変化がないか注意することである．

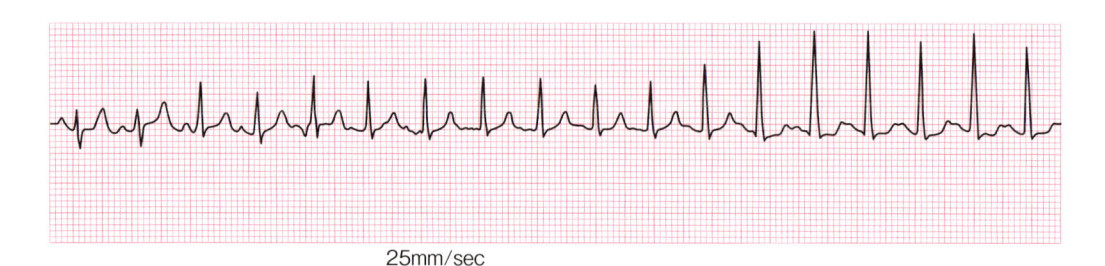

図6 Twin AVN を有すると考えた症例のモニター心電図

Right isomerism，単心室，単心房の症例．入院中の安静時心電図で QRS 極性の変化を認めた（経過中に頻拍発作も記録した．生後 3 カ月時，髄膜炎で死亡し，電気生理検査は未施行）．

理検査やカテーテルアブレーションを行う意見がある[14]（AV discordance を特徴の1つとする修正大血管転位は，房室伝導障害の項で述べた通り，[S, L, L]で心室中隔欠損合併の場合，房室結節は前方に存在するのが通常であるが，中には後方に房室結節を有する場合や前方・後方の2つの房室結節を有する場合もある）．

3）心房内回帰性頻拍・心房粗動

術後急性期ではなく，術後遠隔期において頻度が多い．心房内回帰性頻拍は，Fontan 手術後や Mustard 手術後，Senning 手術後が有名であるが，それ以外でも心房負荷の残存例では注意が必要である．しかし，後遺症がない心房中隔欠損症術後のような症例でも発生することはあり，あらゆる先

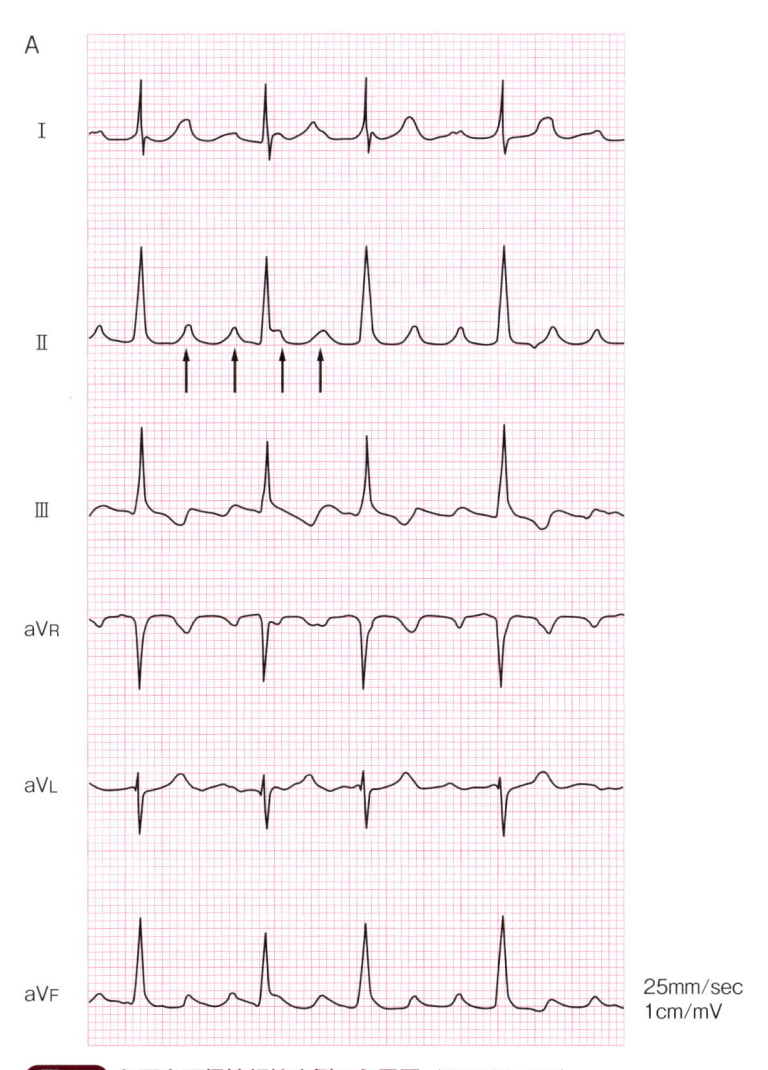

図 7A　心房内回帰性頻拍症例の心電図（発作時心電図）
13歳，大動脈弁狭窄，大動脈弁バルーン拡張術後，Ross 術後，右室流出路再建術後．定期受診時に心房内回帰性頻拍を認めた（A）．治療後の心電図を図 7B に示す．

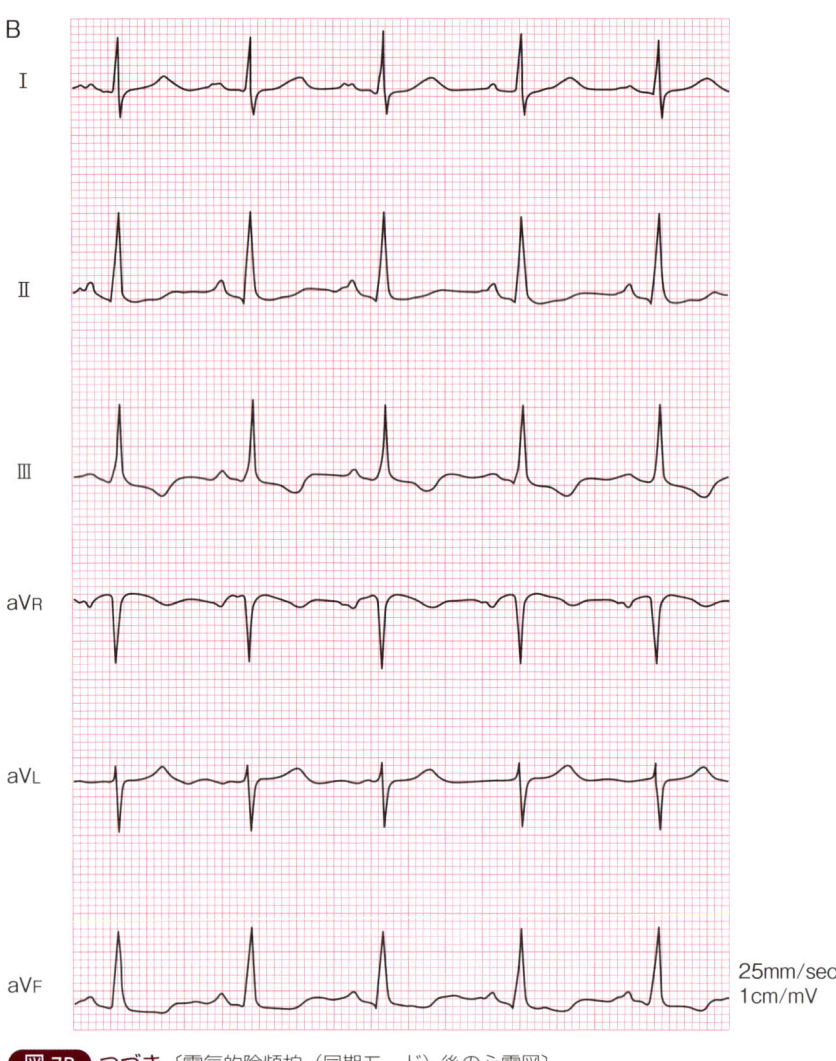

148　Chapter 12 ◆ 先天性心疾患術後急性期にみられる心電図変化

図 7B つづき〔電気的除頻拍（同期モード）後の心電図〕

天性心疾患術後に発生する可能性はある．

　発作時心電図の特徴としては，三尖弁周囲を旋回する心房粗動であっても，心房負荷による心房壁の伸展や手術による瘢痕組織などの修飾が加わり，鋸歯状波や粗動波間の等電位線不明瞭などの典型的な所見を示さないことも多い（図7-A，B）．また，2：1や3：1伝導の心房内回帰性頻拍が洞調律のように見えることがあり，注意を要する．先天性心疾患術後で動悸を訴える場合や，心拍数が一定で変動が全くない場合は，洞調律のように見えても，心房内回帰性頻拍を疑い，洞調律時心電図との比較や心拍数トレンドの観察を行う．ATP投与時心電図（図8）は診断にきわめて有用であり，場合によって考慮する．

　治療は，発作時の血行動態が不安定な場合は電気的除頻拍（同期モード）を行う．発作時の血行動態が保たれていて，心房リードが留置されている場合は，まず心房オーバードライブペーシングを

Chapter 12 ◆ 先天性心疾患術後急性期にみられる心電図変化

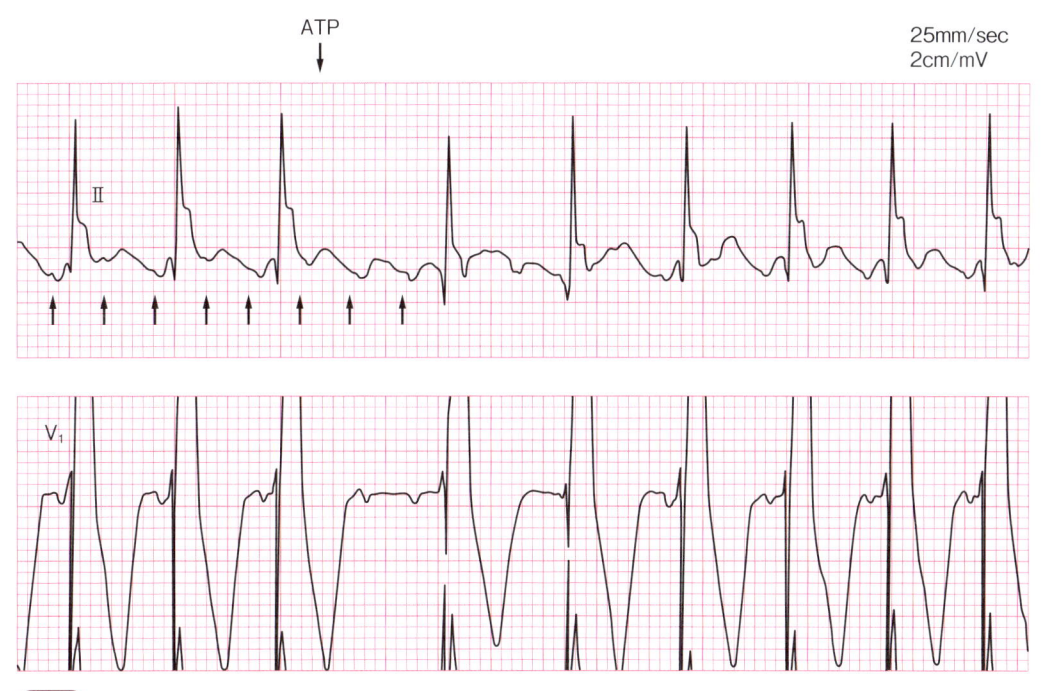

図8 心房内回帰性頻拍症例の発作時のATP投与時心電図変化

7歳，心室中隔欠損術後．「急にしんどくなった」と訴え，時間外外来を受診．心房レート300回/分，心室レート150回/分の心房内回帰性頻拍を考えたが，心房興奮をはっきり判別するため，頻拍発作中にATP投与．ATP投与で房室結節の一過性伝導抑制が生じた際に，心房興奮をはっきり判別でき，頻拍のままで持続していることもわかった．この後，電気的除頻拍を行い，頻拍は停止した．

行ってもよい．発作予防としては，静注薬ではニフェカラント（シンビット®），アミオダロン（アンカロン®），プロカインアミド（アミサリン®）などが考えられる．徐脈が原因になっている場合は，ペーシング治療を考慮する．停止させてもすぐ再発する慢性心房内回帰性頻拍・心房粗動では，ランジオロール（オノアクト®）などの房室伝導抑制薬による心室レートコントロールや抗凝固薬を考慮するが，術後急性期には慢性のものは稀である．また，術後遠隔期に心房内回帰性頻拍・心房粗動を発症した場合は，カテーテルアブレーションなどの非薬物治療も考慮する．

6. 術後接合部頻拍（postoperative junctional ectopic tachycardia：postoperative JET）[15-17]

先天性心疾患術後急性期の不整脈として，最も特徴的である．血行動態を不安定にさせ，しかも治療抵抗性であることが多く，術後急性期死亡の一因となりうる．

1）概論

機序としては，手術時傷害（直接傷害，虚血，炎症など）により，房室結節やその近傍が一過性にirritableな状態になり，自動能が亢進して発症すると考えられている．したがって，Fallot四徴症，心室中隔欠損，房室中隔欠損などの心内修復術直後にみられる．Risk factorとしては長い体外循環時間，高カテコールアミン（内因性カテコールアミンも含む），高体温などが一般的に考えられている．

発症時期は，術後48時間以内がほとんどで，術後2〜5日間は持続することがあるが，その時期をなんとか乗り切ると自然終息する．

2）心電図所見

心電図はいわゆるPSVT様にみえることが多い．QRSは洞調律時とほぼ同じ波形で，VA逆伝導は伴わない場合と伴う場合がある．

VA逆伝導を伴わない場合は，「心室レート＞心房レート」（房室解離）となるが，P波が判別しにくいことも多い．P波を判別するためには心房心電図（外科的心房リード，食道誘導）が有用である．

1：1のVA逆伝導を伴う場合は，ATP投与時心電図検査を施行し，P波とQRS波の関係，どちらが頻拍の主役なのかを判断する．

なお，VA逆伝導を伴わない時に「洞調律の心室捕捉」（sinus capture beat）が時折起こる場合がある．その場合，心電図では頻拍中に時折RR間隔が不規則に短縮する所見を認める（図9）．表3にJETの心電図所見をまとめる．

3）治療

実際の治療手段を示す前に，治療手段の理論的背景について，JETの臨床的特徴である治療抵抗性であることが多いこと，血行動態を不安定にさせることの2点から考えてみる．①治療に難渋するのは，機序として考えられている異常自動能に起因する（オーバードライブペーシングや電気的除細動で停止させることができず，抗不整脈薬にも抵抗性であることが多い）．②血行動態を悪化させるのは，高心室拍数で，しかも心房-心室の協調性が障害されていることが影響している（特に，逆伝導がない場合＝房室解離の状態で目立ち，最終的には心拍出量低下と静脈還流障害をきたすようになる）．

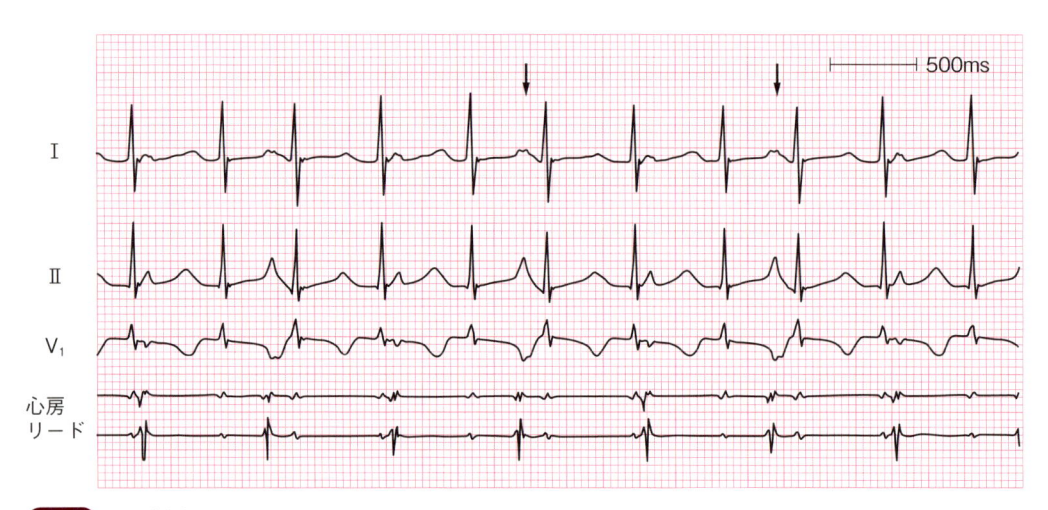

図9　JET症例で認めたsinus capture beat

心室レート＞心房レートであることより，頻拍発作の起源は接合部以下であり，VA逆伝導は認めていない．（↓）で示すように，頻拍発作中に時折RR間隔が短縮しているが，これがsinus capture beatである．Sinus capture beatと頻拍のQRS波形はほぼ同じであり，頻拍の起源は接合部付近と診断した．

表3　接合部頻拍の心電図所見

1）心電図上の特徴

異常自動能を示唆する所見
　①心室拍数は若干変動する（warm-up 現象，cool-down 現象）．
　②オーバードライブペーシングや電気的除頻拍で，頻拍は停止しない．

接合部起源を示唆する所見
「心室レート≧心房レート」で，かつ，発作の QRS 波形は洞調律時とほぼ同じ．
- VA 逆伝導を認めない場合は，「心室レート＞心房レート」（房室解離）となる．
　（P 波がわかりにくい場合は，心房心電図を利用する）
　（sinus capture beat を時折認める場合は，頻拍中に R-R 間隔が時折短縮する所見を認める）
- VA 逆伝導を認める場合は，1：1の逆伝導を示すことが多く，「心室レート＝心房レート」となる．
　この場合，診断には，ATP を投与し，頻拍の起源は接合部以下であることを証明する必要がある．

2）診断の実際，他の頻拍との鑑別

①心房レートと心室レートの関係は？（P 波がわかりにくい場合は，心房心電図を利用する）
- 「心室レート＞心房レート」なら，頻拍の起源は接合部以下（上室頻拍でなく，接合部か心室頻拍）．
- 「心室レート＝心房レート」なら，ATP 投与を行い，頻拍の起源が接合部以下であることを証明する．

②QRS 波形は？（洞調律時と比較する）
　発作の QRS 波形が，洞調律時もしくは発作中 sinus capture beat の QRS 波形とほぼ同じなら接合部頻拍
　（この所見は，頻拍の起源が接合部や接合部近傍であることを示している）

＊注：洞調律時心電図と比較せず，QRS 幅だけを見て判断することは避けたい．QRS 波形が洞調律時とほぼ同じであることが重要．
　心室頻拍でも新生児・乳児ではいわゆる narrow QRS にみえることもある．逆に，接合部頻拍でもいわゆる wide QRS にみえることもある．この場合でも，発作の QRS 波形と洞調律時もしくは発作中 sinus capture beat がほぼ同じ QRS 波形であることで診断する．

以上，①，②の JET の臨床的特徴を踏まえた治療手段を表4に示す．実際には，誘因・増悪因子に対する治療をまず行い，それに全く効果がない場合，心室拍数コントロール（JET レートコントロール）を行うのが一般的である．

治療中の注意点として，JET をあくまで停止させようとして抗不整脈薬を過剰に投与するのは避け，血行動態が保てる状態になったら JET であっても許容することを考慮する．JET をあくまで停止させようとして抗不整脈薬を過剰に投与するのは，心機能を悪化させ，かえって血行動態をさらに悪化させる恐れがある．血行動態がある程度保てる程度にコントロールできれば，そのままの状態で，JET の臨床的特徴である一過性・自然終息性に期待するという方針は十分考えうる．

7．心室頻拍

心室頻拍全般については Chapter 7 を参照されたい．本章では，先天性心疾患自体や手術に関連したことについて述べる．

1）機序

術後急性期は，遠隔期と異なり，心室筋の irritability を上昇させるもの（高カテコールアミン状態，電解質異常，虚血，低酸素血症など）が誘因となっていることが多い．また，一過性に心室性期外収

表4 術後接合部頻拍の治療手段

1. （異常自動能の）誘因・増悪因子に対する治療
   - 深鎮静 (#1)
   - アシドーシス補正，電解質補正 (#2)
   - 高体温の回避，状況によっては低体温を検討する
   - カテコールアミンの減量・中止（最少量投与）

2. 心室レートコントロール（JET レートコントロール）
   - 抗不整脈薬 (#3)

3. 心房-心室の協調性の回復（心拍出量を改善する）
   - ペーシング治療 (#4)

＊附記
　左記治療手段が無効で，血行動態を保てないときは，緊急避難的に，extracorporeal membrane oxygenation（ECMO）を用いて，呼吸補助・循環補助を行いつつ，JET の自然終息を待つという治療手段は考えられる．
　また，カテーテルアブレーションは術後 JET に対しては一般的ではない．房室ブロックを合併せず，治療に成功している報告は少ない．やむを得ず，房室ブロック覚悟で，アブレーションを行い，同時にペースメーカー植え込みを行ったという症例報告はある．

(#1) デクスメデトミジン（プレセデックス®）は，JET の予防・抑制効果を有する可能性があることが報告されている．

(#2) カリウムやカルシウムの補正は，術後管理で一般的であるが，マグネシウムは必ずしもそうではない．しかし，マグネシウム（マグネゾール®）投与が JET 発生を予防する可能性があることが報告されている．

(#3) アミオダロン（アンカロン®）が比較的効果ありとの報告が多い．続いて，プロカインアミド（アミサリン®）やフレカイニド（タンボコール®）の報告が多いが，治療効果はバラつきがあるようである．最近はニフェカラント（シンビット®）やランジオロール（オノアクト®）の症例報告が散見されるようになってきた．一方，ジゴキシン（ジゴシン®）が有効という報告はほとんどない．現時点での 1st choice としてはアミオダロン（アンカロン®）が一般的と思われる．

(#4) 心房オーバードライブペーシング
　JET レートより早いレートで心房ペーシングし，JET を抑制し，心房-心室の関係を通常に戻す．しかし，JET を抑制できるペーシングレートが早すぎると，血圧を低下させる．その場合には適用できない．

AV sequential pacing
　V を sense し，V の前の適切なタイミングで A pace を行う設定にする．JET は抑制できないが，うまくいけば，心房-心室が協調する．しかし，VA 逆伝導を有する症例では適用しにくい．

Paired V pacing
　基本の V pace を JET レートの 1/2 に設定し，さらにその基本 V pace 間に電気的には反応するが機械的には反応しないタイミングで V extra stimulus を行っていく．心房-心室は協調していないが，うまくいけば，JET を抑え込み，JET レートの半分の心室レートという状態にすることができる．しかし，実際には設定が難しい．

縮が散発することはあっても，心室頻拍は稀である．

　心室頻拍が問題となるのは，通常，術後遠隔期（Fallot 四徴症術後遠隔期や Ebstein 奇形など）で，その発生には術後瘢痕組織などからなる不整脈基質，頻拍回路が関係している．

2）心電図所見（表5，図10-A，B，C）

「心室レート≧心房レート」で，QRS 波形は洞調律時（術後）と異なる．

　診断の流れを示す．まず，P 波と QRS 波の関係をみて，心房と接合部・心室のどちらが頻拍の主役なのかを判断する．P 波が判別しにくいことが多く，その場合は心房心電図（外科的心房リード，食道誘導）を利用する．次に，頻拍時の QRS 波形と洞調律時の QRS 波形を比較し，接合部近傍起源か心室起源かを判断する．心室頻拍の QRS 波形は洞調律時とは異なる．しかし，実際には血圧低下を伴い，詳細な検討をできないことも多い．その場合は，血行動態上の緊急性や電気的除頻拍などへの反応を参考にする．

　心室頻拍は一般的には wide QRS tachycardia として知られているが，先天性心疾患術後では脚ブ

表5 心室頻拍の心電図所見

1）心電図上の特徴
心室起源を示唆する所見 「心室レート≧心房レート」で，かつ，発作の QRS 波形は洞調律時と異なる．
①「心室レート≧心房レート」（P 波がわかりにくい場合は，心房心電図を利用する） 　●通常は VA 逆伝導を認めず，「心室レート＞心房レート」（房室解離）となる． 　　（sinus capture beat を時折認める場合は，頻拍中に RR 間隔が時折短縮する所見を認める） 　●VA 逆伝導を認める場合，1：1 の逆伝導形式をとると「心室レート＝心房レート」となる． 　　この時，診断には ATP を投与し，頻拍の原因は接合部以下であることを証明する必要がある．
②発作の QRS 波形が，洞調律時や発作中 sinus capture beat の QRS 波形と異なる． 　（発作中 sinus capture beat の QRS 波形は，洞調律と同じ QRS 波形から心室頻拍との fushion 波形まで幅があるが，いずれにせよ，発作の QRS 波形とは異なる）
2）診断の実際，他の頻拍との鑑別
①心房レートと心室レートの関係は？（P 波がわかりにくい場合は，心房心電図を利用する） 　●「心室レート＞心房レート」なら，頻拍の起源は接合部以下（上室頻拍でなく，接合部か心室頻拍）． 　●「心室レート＝心房レート」なら，ATP 投与を行い，頻拍の起源が接合部以下であることを証明する．
②QRS 波形は？（洞調律時と比較する） 　発作の QRS 波形が，洞調律時もしくは発作中 sinus capture beat の QRS 波形と異なるなら心室頻拍 　（この所見は，頻拍の起源が心室にあることを示している）

＊注：実際には血圧低下を伴い，詳細な検討ができないことも多いが，その場合は血行動態上の緊急性と電気的除頻拍などへの反応性を参考にする．
　　　電気的除頻拍やオーバードライブペーシングに対し，通常，リエントリー機序であることが多い心室頻拍は停止するが，異常自動能が機序と考えられる接合部頻拍は停止しない．

ロックがあり洞調律時の QRS 幅が広いことがあり，上室頻拍でも wide QRS tachycardia となることがある．QRS 幅だけで診断しないように注意する．

3）治療

　発作時の血行動態が不安定な場合は電気的除頻拍を行い，発作時の血行動態が保たれている場合は，リドカイン（キシロカイン®），アミオダロン（アンカロン®）などを投与してもよい．また，発作を停止させた後は，機序の項で述べたように誘因があることが多いため，高カテコールアミン状態，電解質異常，虚血，低酸素血症などの検索・是正を行う．急性期を過ぎても発作を繰り返す場合などは，予防内服や植え込み型除細動器を検討する．

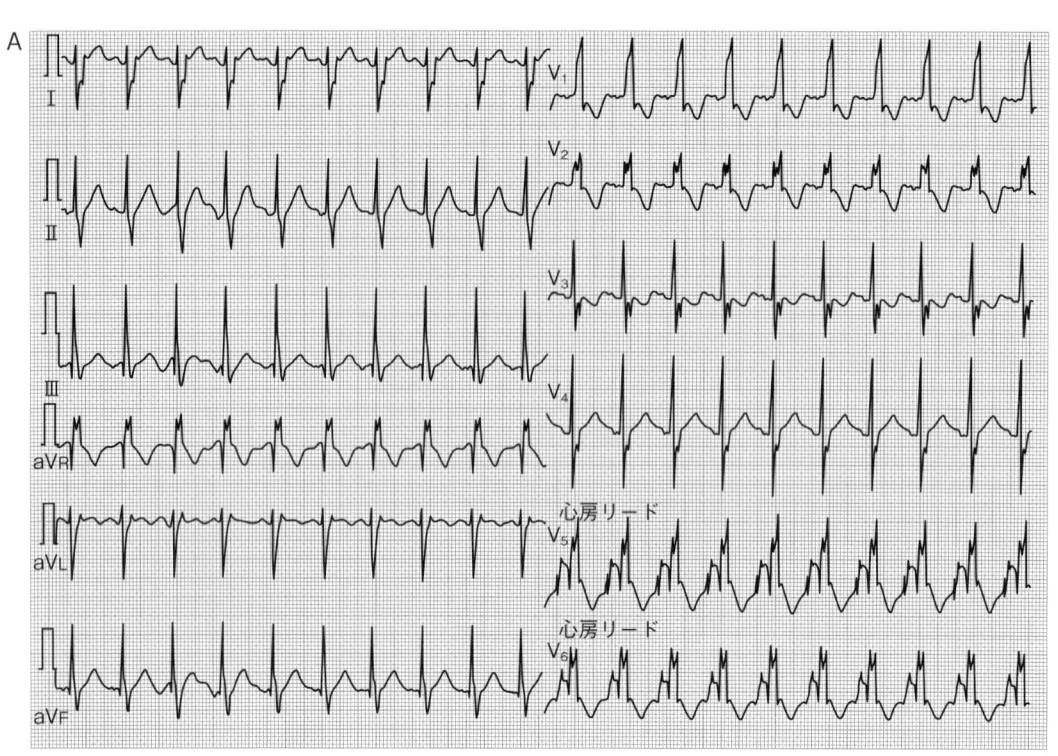

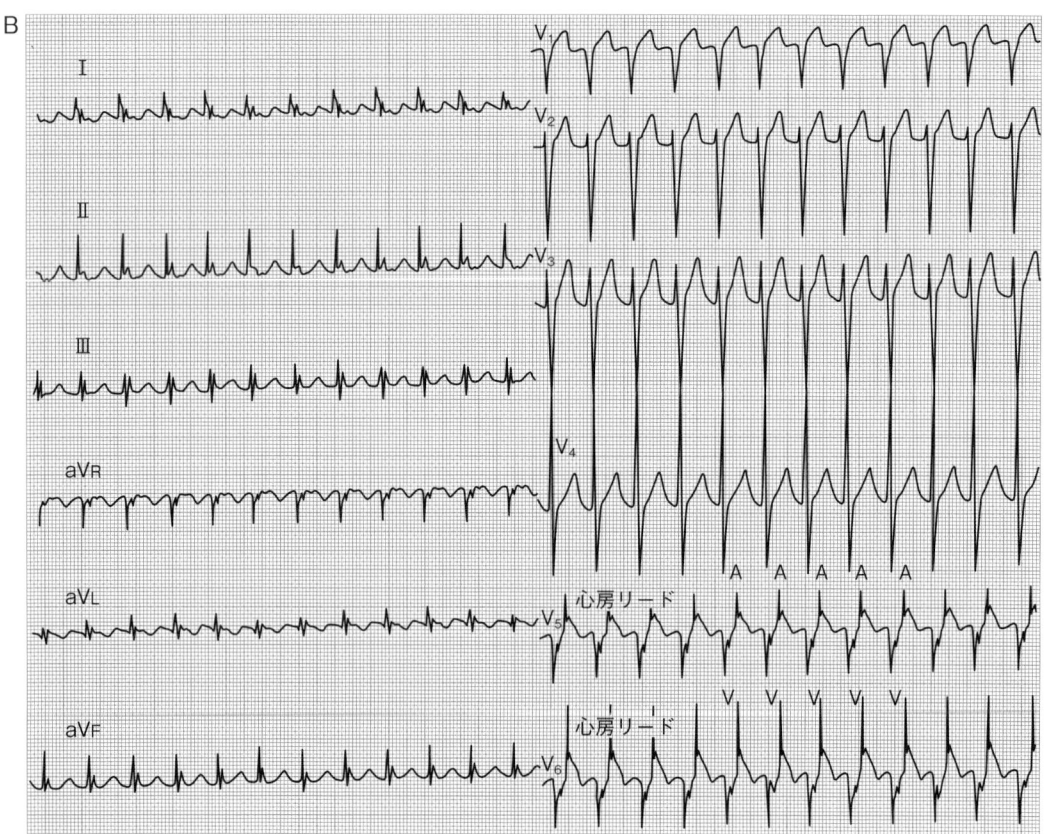

図10 Fallot 四徴症術後・ICU での心室頻拍症例

A：術後 ICU 入室時の心電図（洞調律）．術後 ICU 入室後は完全右脚ブロック，心拍数 135 回/分前後であった．
B：心室頻拍時の心電図．心拍数が 150 回/分へ急に上昇し，収縮期血圧も 15 mmHg 程度低下し，尿量も減少したため，心エコーや心電図検査を施行した．心房リードを参考にみると，P と QRS は 1：1 の関係である．しかし，洞調律時（図10A）と比較すると，P と QRS のタイミングが異なっており，V_1 誘導など QRS 極性も異なっている．

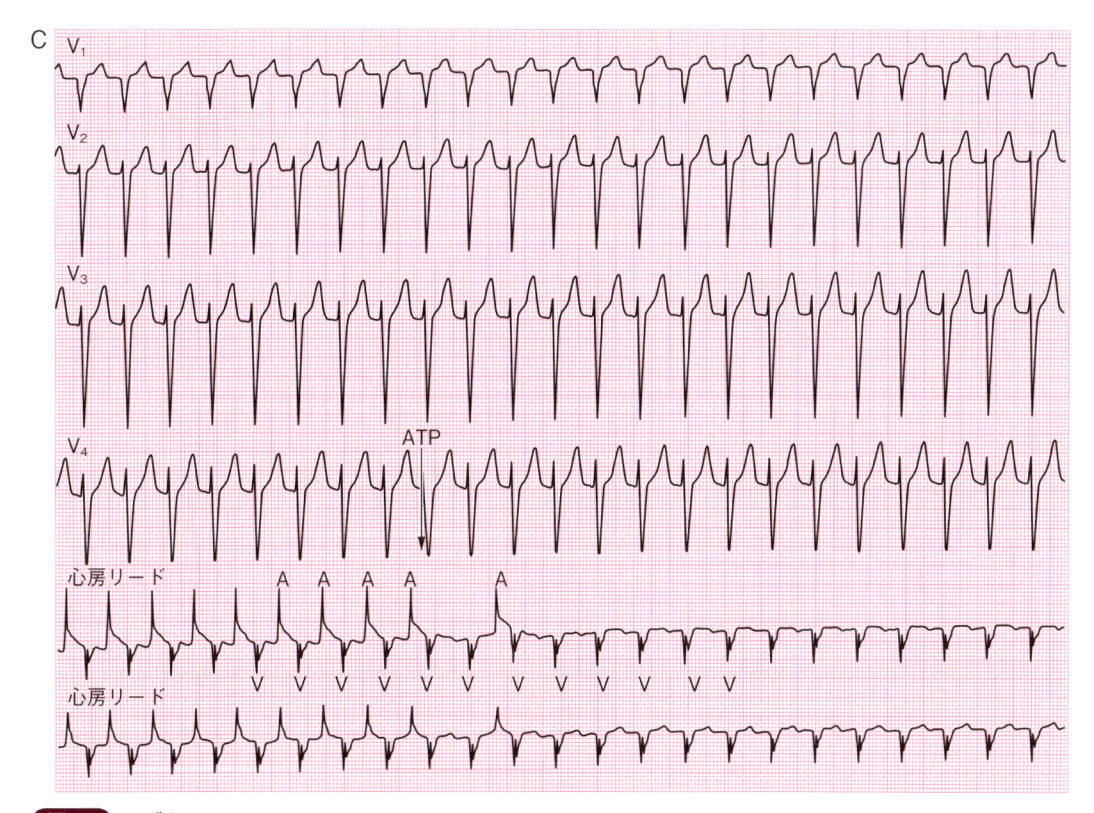

Chapter 12 ◆ 先天性心疾患術後急性期にみられる心電図変化

図10 つづき

C： 心室頻拍中の ATP 投与時心電図．重篤な血圧低下はきたしていなかったため，診断確定のため ATP 投与を施行．房室結節の伝導を一過性に抑制すると，P が消失し，QRS のみが頻拍レートのまま残存．以上より，頻拍の起源は接合部以下．洞調律時心電図と比較すると，QRS が明らかに異なっているため，接合部頻拍（JET）ではなく，心室頻拍と診断した．心室拍数は遅めであるが，血圧軽度低下，尿量低下などもきたしており，この後，電気的除頻拍などで加療した．

●文献●

1) Kannankeril PJ, Fish FA. Disorders of cardiac rhythm and conduction. In：Allen HD, Driscoll DJ, Shaddy RE, et al, editors. Moss and Adams' heart disease in infants, children, and adolescents. 7th ed. Philadelphia；Lippincott Williams & Wilkins：2008. p.293-342.
2) Beerman L, Arora G, Park SC. Arrhythmias in the intensive care unit. In：Munoz RA, Morell VC, da Cruz EN, et al, editors. Critical care of children with heart disease：Basic medical and surgical concept. London：Springer-Verlag；2010. p.619-36.
3) 牛ノ濱大也．先天性心疾患術後不整脈．In：長嶋正實，他編．小児不整脈．改訂第2版．東京：診断と治療社；2011. p.181-203.
4) Kirjavainen M, Happonen JM, Louhimo I. Late results of Senning operation. J Thorac Cardiovasc Surg. 1999；117(3)：488-95.
5) Wu MH, Wang JK, Lin JL, et al. Cardiac rhythm disturbance in patients with left atrial isomerism. Pacing Clin Electrophysiol. 2001；24(11)：1631-8.
6) Bolens M, Friedli B. Sinus node function and conduction system before and after surgery for secundum atrial septal defect：an electrophysiologic study. Am J Cardiol. 1984；53(10)：1415-20.
7) Saxena A, Fong LV, Lamb RK, et al. Cardiac arrhythmias after surgical correction of total anomalous pulmonary venous connection：late follow-up. Pediatr Cardiol. 1991；12(2)：89-91.
8) Huhta JC, Maloney JD, Ritter DG, et al. Complete atrioventricular block in patients with atrioventricular discordance. Circulation. 1983；67(6)：1374-7.
9) Anderson RH, Becker AE, Arnold R, et al. The conducting tissues in congenitally corrected transposition. Circulation. 1974；50：911-23.
10) Epstein AE, DiMarco JP, Ellenbogen KA, et al. ACC/AHA/HRS 2008 Guidelines for Device-Based Therapy of Cardiac Rhythm Abnormalities：a report of the American College of Cardiology/American Heart Association Task Force on Practice Guidelines(Writing Committee to Revised the ACC/AHA/NASPE 2002 Guideline Update for Implantation of Cardiac Pacemakers and Antiarrhythmia Devices) developed in collaboration with the American Association for Thoracic Surgery and Society of Thoracic Surgeons. Circulation. 2008；117：e350-408.
11) 奥村 謙，相澤義房，青沼和隆，他．循環器病の診断と治療に関するガイドライン（2010年度合同研究班報告）不整脈の非薬物治療のガイドライン（2011年改訂版）Guildelines for Non-Pharmacotherapy of cardiac arrhythmias（JCS2011），ホームページ公開のみ
12) Schiebler GL, Adams P Jr, Anderson RC, et al. Clinical study of twenty-three cases of Ebstein's anomaly of the tricuspid valve. Circulation. 1959；19(2)：165-87.
13) Smith A, Ho SY, Anderson RH, et al. The diverse cardiac morphology seen in hearts with isomerism of the atrial appendages with reference to the disposition of the specialized conduction system. Cardiol Young. 2006；16：437-54.
14) Epstein MR, Saul JP, Weindling SN, et al. Atrioventricular reciprocating tachycardia involving twin atrioventricular nodes in patients with complex congenital heart disease. J Cardiovasc Electrophysiol. 2001；12(6)：671-9.
15) Hoffman TM, Wernovsky G, Wieand TS, et al. Postoperative junctional ectopic tachycardia in children：incidence, risk factors, and treatment. Ann Thorac Surg. 2002；74：1607-11.
16) Haas NA, Plumpton K, Justo R, et al. Postoperative junctional ectopic tachycardia. Z Kardiol. 2004；93(5)：371-80.
17) Laird WP, Snyder CS, Kertesz NJ, et al. Use of intravenous amiodarone for postoperative junctional ectopic tachycardia in children. Pediatr Cardiol. 2003；24(2)：133-7.

＜岸本慎太郎，鈴木嗣敏＞

Chapter 13 ペースメーカー心電図

はじめに

ペースメーカーの基本機能はペーシングとセンシングであり，調律の維持や心房・心室の興奮同期を得るための多彩な機能が搭載されている．ペースメーカー心電図の理解は通常の心電図と同様で，心房波（P波）および心室波（QRS波・T波）の系統的な関係を理解しながら，それらの波形がペーシングにより生じているのか，あるいは自己波により構成されているのかを解釈する．ペースメーカーの設定を念頭におき，心房波と心室波の間隔を測定してゆくことで適切なペースメーカー機能を確認できる．ペーシング波（スパイク）が生じている場合は，それに続く捕捉波の存在が重要である．「そのペーシング波は適切なタイミングであるか？」を日々の心電図の中から読みとるために必要な基礎知識を解説したい．

1. ペースメーカー心電図波形の特徴

日常診療の中では，12誘導心電図のほか，モニター心電図，Holter心電図あるいは運動負荷心電図などを用いることが多く，詳細なイベントを認識するにはペースメーカー本体に記録されているイベントを呼び起こすことで確認できる．ペーシング波はペースメーカーからの出力により構成される．近年の植え込み型ペースメーカーは双極電極が主体であり，単極電極（先端電極とペースメーカー本体の電位差）よりもペーシング波は低振幅となる．ペーシング波の有無を確認する際には必ず12誘導心電図を記録し，心電図記録の振幅を2倍（1 mV＝20 mm）とする工夫も必要である（図1）．またデジタル心電計による不連続記録ではペーシング波の振幅と方向がばらつくことも特徴である（図2）．

捕捉心房波は，複数回の手術を受けた場合や心房細動などでは認識しにくい場合もあり，心電図記録振幅を2倍にしたり，一時的にAOOモードに設定変更したり，心房内伝導遅延がある場合はAV間隔を延長させる必要もある（図1）．また捕捉心室波も誘導によっては等電位となってしまうため確認しにくいことがあり，モニター心電図で記録する場合には適切な誘導であるか注意する必要がある．捕捉心室波の確認には必ず12誘導心電図を用いて確認するとともに，T波の存在に注目する（図3）．時折，自己QRS波とペーシング捕捉QRS波が同時に心室興奮を生じた融合波（fusion beat）を認めることがある（図14参照）．

Chapter 13 ◆ ペースメーカー心電図

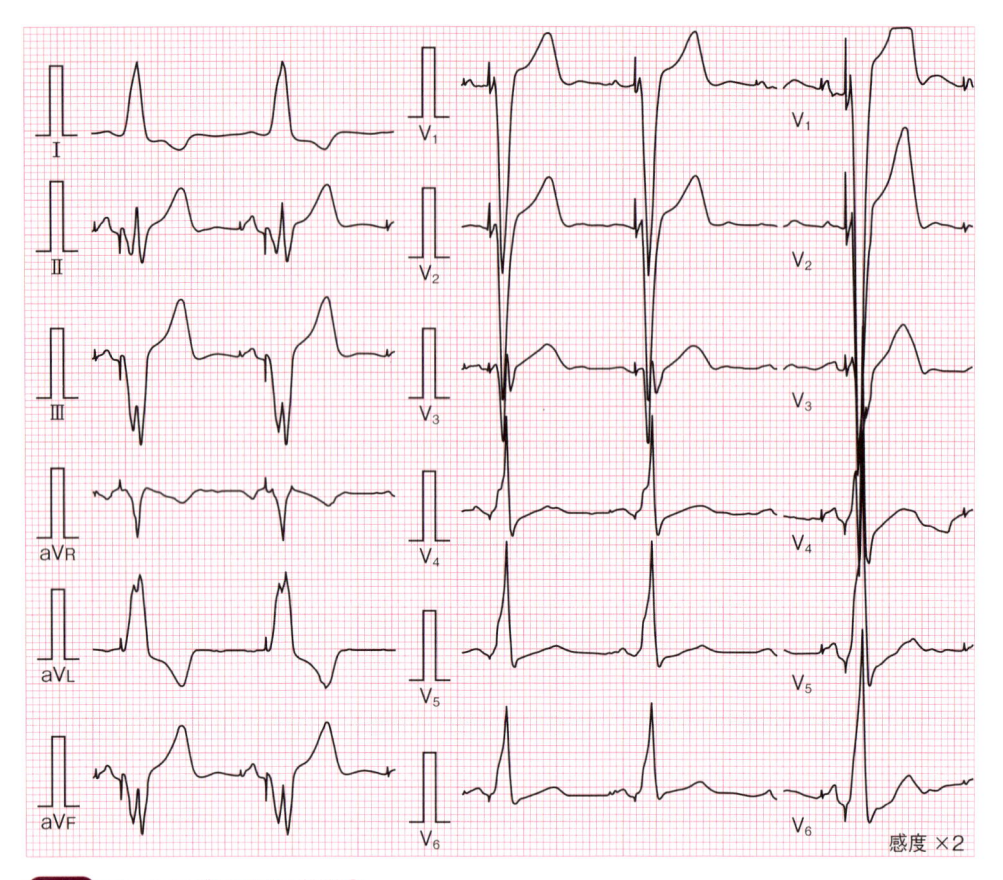

図1 ペーシング心電図の特徴①
DDDモードペースメーカー植え込み後．心房ペーシング心室ペーシングであるが，誘導によってはペーシング波を検出できない．12誘導で必ずチェックする必要がある．感度×2にすることでかろうじてペーシング波を確認できる誘導もある．

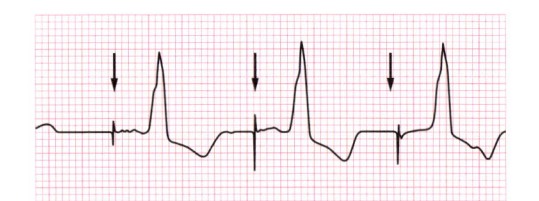

図2 ペーシング心電図の特徴②
ペーシング波の極性が心拍に応じて変化している．

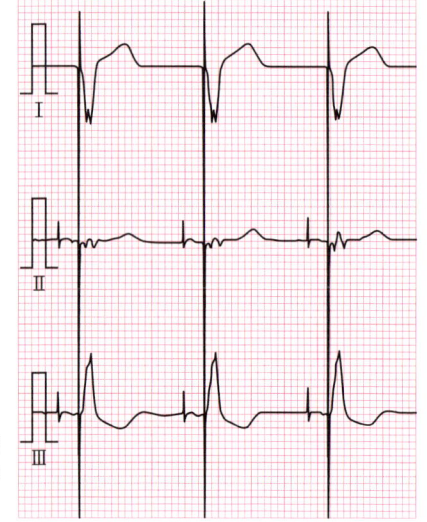

図3 DDDモードペースメーカー植え込み後
Ⅱ誘導では捕捉QRS波がほぼ等電位となり十分な波高がない．モニター心電図では確認しにくいことがある．T波が明瞭にあることに注目したい．

2. ペースメーカー設定モードの理解

　ペースメーカーモードを表すのに頻用される3文字のInter-society Commission on Heart Disease (ICHD) コードを理解する必要がある．1文字目は「どこを刺激するか」，2文字目は「どこを感知するか」，3文字目は「応答のタイプ」を表す．ペースメーカーには単純にペーシングのみを加える固定型ペースメーカーと，センシングとペーシング機能を併せ持ち，自己興奮波が一定以下になったときにペーシングをするデマンド型に大別される．固定型ペースメーカーは自己T波上にペーシングが入り心室細動などの危険な不整脈を惹起する可能性があるため，センシング不全がある場合などの特殊な場合に一時的にしか用いられず，多くの臨床の場ではデマンド型が主流である．デマンド型は自己興奮波を感知した時にペーシング間隔がリセットされてペーシングを抑制する設定（抑制型：inhibitory）と，自己波を感知すると同時にペーシングが作動する設定（同期型：trigger），およびその両者を併せ持つ設定（dual）がある．小児で使用される代表的な各モードに関してのまとめを表1に示す．

表1　小児科領域で使用されるペースメーカーモードと特徴

	AAI	VVI	DDD
適応となる病態・疾患	房室伝導が正常の洞機能不全	完全房室ブロック（先天性・周術期・心筋炎など）緊急ペーシング	様々な徐脈性不整脈
目的	①基本調律を維持 ②症候性徐脈を回避 ③労作・運動時の生理的な心拍上昇獲得（AAIR）	①心拍数・心拍出を維持 ②緊急的な心拍数維持	生理的な(心房心室同期を含め)基本調律の維持
チェック事項	①基本レートが設定された下限レートに一致していること ②心房ペーシング波と捕捉されたP波の確認 ③自己P波出現頻度の確認	①基本レートが設定された下限レートに一致していること ②心室ペーシング波と捕捉されたQRS波の確認 ③自己QRS波出現頻度の確認	①基礎となる病態により様々な心電図波形をとる ②下限レートとAV間隔，不応期からセンスとペースがなされているか確認

　最も重要な設定は下限レート間隔（lower rate interval：LRI）である．下限レート間隔は先行するペーシングあるいは自己波センシングから始まるので，下限レートよりも早い自己心拍が続けば下限レート間隔は自己波センシングごとにリセットされペーシング波は出現しない．また，ペーシングあるいはセンシング後には不応期が設けられ，不応期に生じた電気活動は反映されない．ペースメーカーが適切に作動するために重要な設定である（図4）．

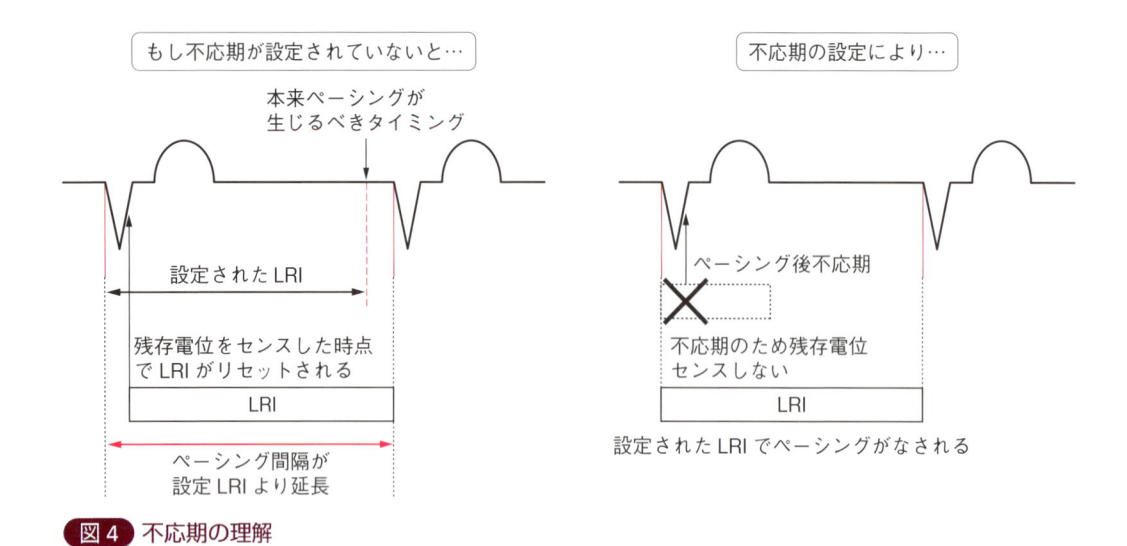

Chapter 13 ◆ ペースメーカー心電図

図4 不応期の理解

AAIモードとVVIモードは比較的単純で，下限レート間隔と不応期を認識することが重要となる．図5にVVIモードペースメーカー植え込み後の心電図を提示する．ペーシング後には心室不応期（ventricular refractory period：VRP）が設けられており，不応期終末から下限レート間隔終末までの間に自己波をセンシングする．自己波をセンシングしなければ下限レート間隔終末でペーシングされ，自己波をセンシングすると新たな下限レート間隔が始まる．

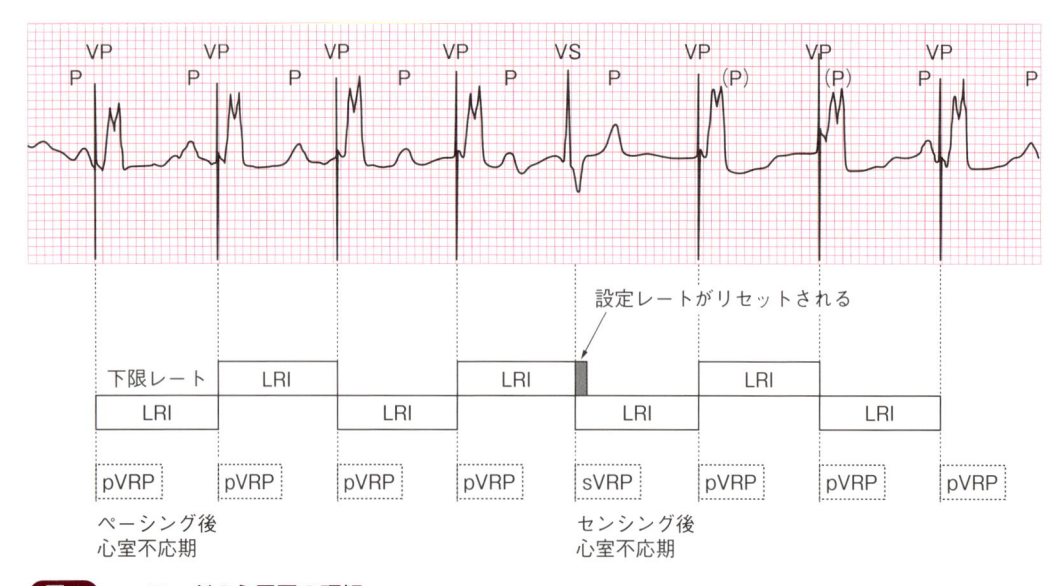

図5 VVIモードの心電図の理解

先天性完全房室ブロック患者．VVIモードペースメーカー植え込み後．P波とは関連なく心室ペーシングがなされる．心室ペーシングは設定された下限レート（LRI）によりなされ，直前のペーシングからLRI後のタイミングで次のペーシングがなされる．ペーシング後には心室不応期（pVRP）が設けられている．pVRPの終わりから次のペーシングが作動するまでの間に自己心室波が感知されると設定レートがリセットされる．

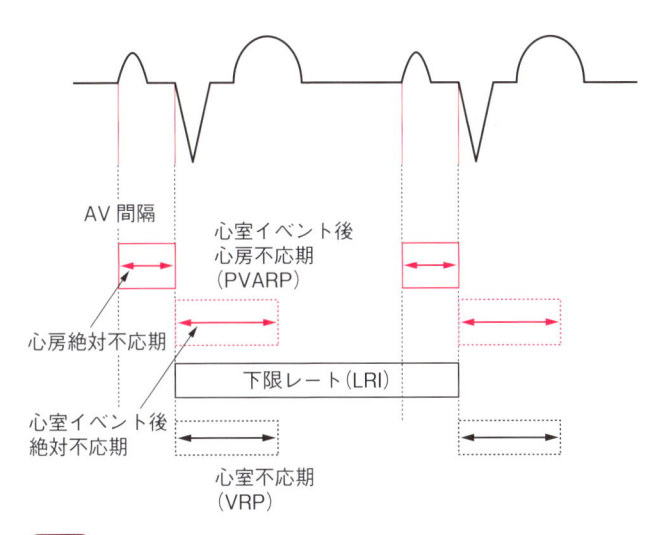

図6 DDDモード設定の理解①
DDDモード設定では4つの基本周期を理解する．①下限レート（LRI），②心房心室間隔（atrioventricular interval：AVI），③心室イベント後心房不応期（postventricular atrial refractory period：PVARP），④心室不応期（ventricular refractory period：VRP）

　一方，DDDモードはより複雑となる．DDDモード心電図の理解には4つの基本周期，①下限レート間隔（LRI），②心房心室間隔（atrioventricular interval：AVI），③心室イベント後心房不応期（postventricular atrial refractory period：PVARP），④心室不応期（ventricular refractory period：VRP），を理解する必要がある（図6）．心房センシングとペーシング，心室センシングとペーシングによりそれらが多様に機能するが，基本的な作動状態は，①心房ペーシング心室ペーシング（ApVp），②心房ペーシング心室センシング（ApVs），③心房センシング心室ペーシング（AsVp），④心房センシング心室センシング（AsVs），の4つに集約される．それぞれの作動状態において下限レート間隔開始とAV間隔がどのように設定されるかを図7に示す．心電図確認の際には，まず心室ペーシングあるいはセンシングと下限レート間隔の関係を確認し，その後心房ペーシングあるいはセンシングとAV間隔の関係を確認する．その上で心房・心室それぞれのペーシング・センシング後不応期を確認し不応期内でのイベントがないかどうかをチェックする（図8）．

Chapter 13 ◆ ペースメーカー心電図

ApVp
（LRI）-（AVI）時間で心房ペーシングがなされ，LRI で心室ペーシングがなされる．

ApVs
心房ペーシング後心室ペーシングがなされる前，つまり AVI よりも短いタイミングで心室センシングが生じる．

AsVp
心室ペーシングがなされるが，その RR 間隔は LRI よりも短縮する．自己 P-心室ペーシング間隔は AVI に一致する．

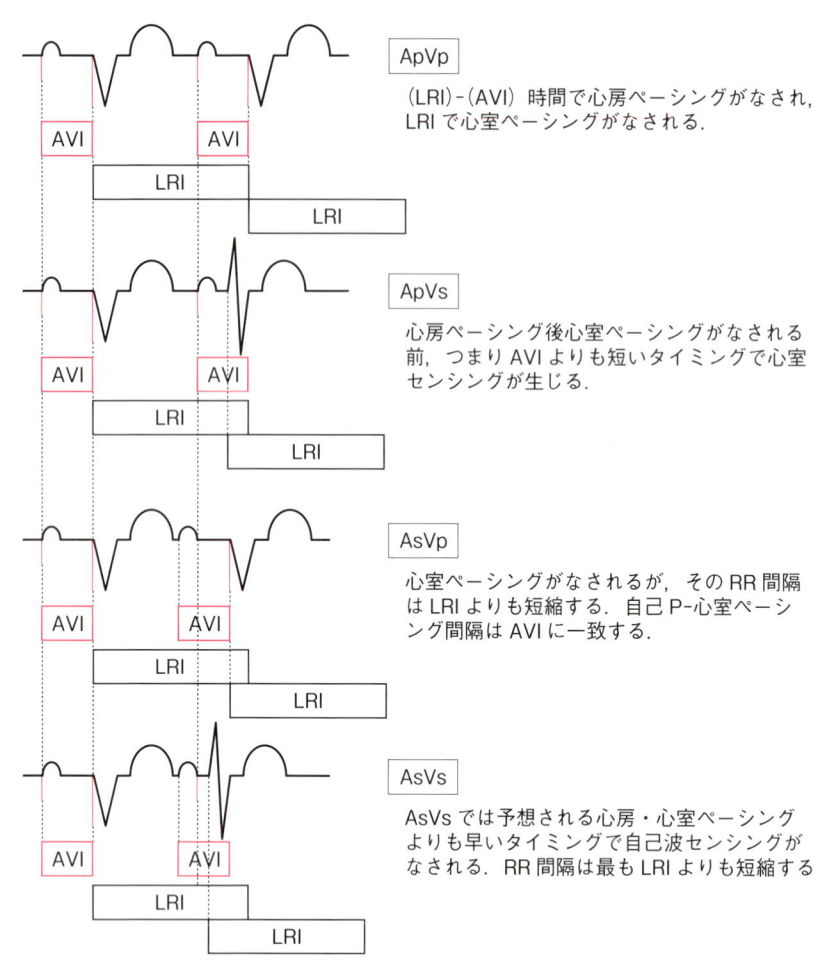

AsVs
AsVs では予想される心房・心室ペーシングよりも早いタイミングで自己波センシングがなされる．RR 間隔は最も LRI よりも短縮する

図7 DDD モード設定の理解②

Chapter 13 ◆ ペースメーカー心電図

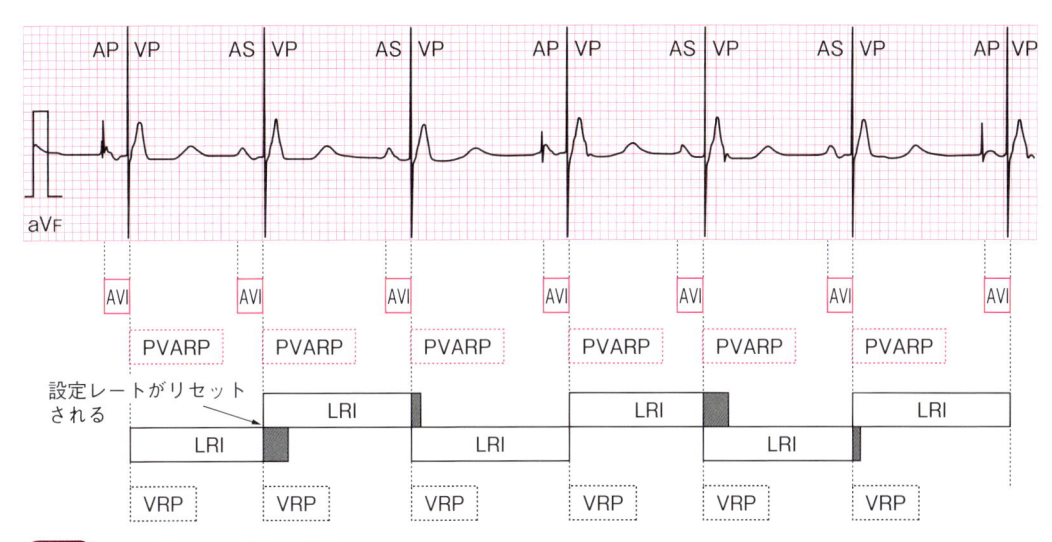

図8 DDDモード設定の理解③

完全房室ブロック患者．DDDモードペースメーカー植え込み後，心室ペーシングの基本設定（下限）レート（LRI）が基準となる．その間隔のAV間隔（AVI）だけ早く心房ペーシングされる．心房ペーシングがなされる前に自己P波をセンスするとAV間隔後に心室ペーシングがなされ，LRIはリセットされる．したがって2拍目・3拍目および5拍目・6拍目のRR間隔（心室ペーシング間隔）はLRIよりも短くなっていることに注意．心房・心室にはそれぞれ不応期（ARP）が設けられている．心房不応期は心房ペーシング後の絶対不応期（図表では省略）に加え，心室イベント後心房不応期も設定される．これは心室波やそれに引き続く逆行性P波をセンスしてしまうのを防ぐためである．心室不応期（VRP）はT波などを感知しないよう時間や感度を設定されるべきである．

不応期の設定は，相方の干渉を防ぐために重要で，相方のペーシング波をセンスしてイベントを生じることをクロストーク現象という（図9）．このクロストーク現象によるペースメーカー機能障害を回避するため，心房ペーシング後心室不応期や心室安全ペーシング区間（ventricular safety pacing window：VSP）の機能が追加される（図10）．さらにより生理的なレート上昇とそれによる機能不全を回避するため上限レート間隔（upper rate interval：URI）の設定も重要である．

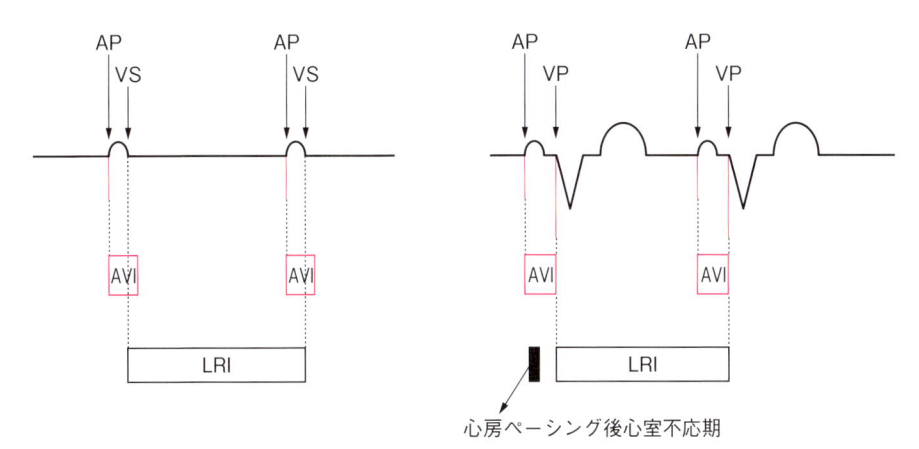

図9 DDDモード設定の理解④

心房ペーシング後に心室不応期がないと，心房ペーシング波を心室がセンスしてしまい，心室ペーシングが欠落してしまう．これをクロストーク現象という．不応期をうまく設定することが重要である．

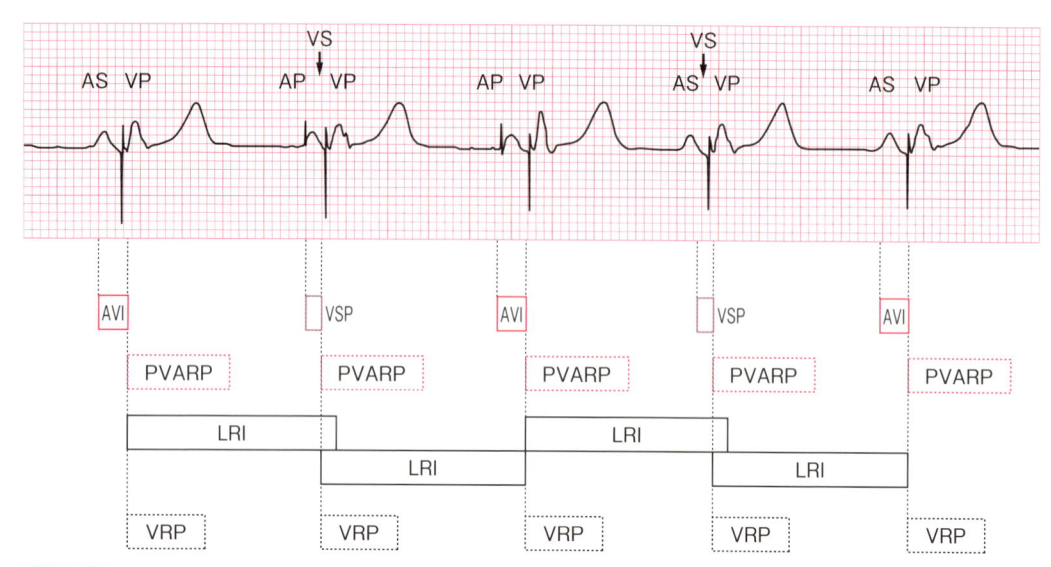

図10 DDDモード設定の理解⑤

完全房室ブロック患者．DDDペースメーカー植え込み後．AVIは120 msで設定してあるが，2拍目のAVIは90 msと短縮し，1拍目の心室ペーシングから期待されるLRIより若干短縮している．4拍目のLRIも3拍目の心室ペーシングから期待されるLRIより短縮している．これは心室安全ペーシング（VSP）機能による．心電図上は反映されない心室センシング（心房ペーシングのセンス）により本来生じるべき心室ペーシングの脱落（クロストーク）を回避するために，VSP区間で心室センシングがなされた場合に強制的に心室ペーシングが生じる．これはもしセンスされたタイミングで心室波が出現していた場合にAVIの心室ペーシングはR on Tになる可能性があるためAVIよりも早いタイミングに設定される．

3. ペーシング不全とセンシング不全の診断

　ペーシングあるいはセンシング不全を診断するにあたり，ペースメーカーを植え込むに至った原疾患を確認すること，ペースメーカー設定を確認することはもちろんのこと，必ず12誘導心電図の記録を行うことは重要である．前述したAAIおよびVVIモードでは基本設定を確認しながら，下限レート間隔のリセットがどの部分で生じているかを確認するようにこころがけると比較的容易に異常の診断が可能である．DDDモードは複雑であり4つの基本周期を確認して，下限レート間隔とAV間隔を実際の心電図上で照らし合わせながらペーシング波出現が正しいタイミングでなされているかを確認する．多様な波形が認められても正常に機能している場合もある．ペースメーカーにより多彩な機能が搭載されているのでペースメーカーの心内心電図から理解を深めてゆくことが当然ながら必要である．心電図の実例を図11〜15に呈示するので確認されたい．

Chapter 13 ◆ ペースメーカー心電図

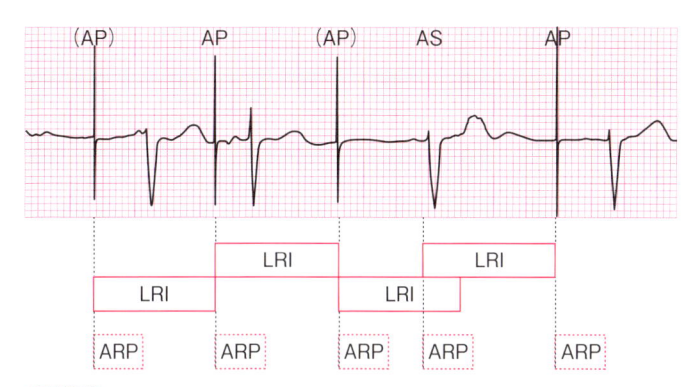

図11 ペースメーカー不全の心電図①

洞機能不全患者．AAIモードペースメーカー植え込み後．1・3拍目の心房ペーシングが捕捉されていないことに注目したい．2拍目は捕捉P波と伝導されたQRS波が確認できる．4拍目の自己P-QRS波においてはP波がセンスされLRIがリセットされ5拍目の心房ペーシングが生じているので，心房センシングは正常に機能している．ペーシング不全と診断される．ペーシングスパイクは認められているので，心房筋刺激閾値上昇による心房ペーシング不全であり，まず心房刺激出力を上げることで対応したい．

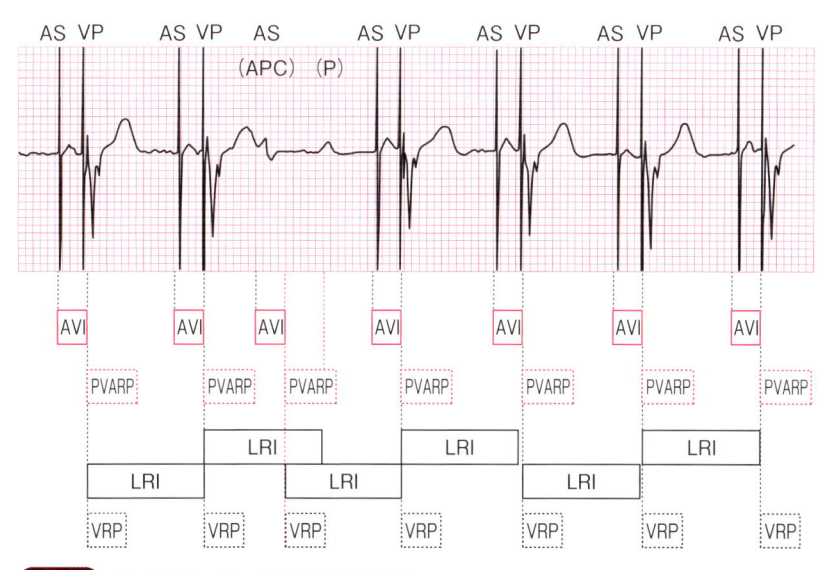

図12 ペースメーカー不全の心電図②

完全房室ブロック患者．DDDモードペースメーカー植え込み後で心房ペーシング心室ペーシング（APVP）が基本となる．LRIを基準に考えると，2拍目の後に心房期外収縮（波形の違うP波）を認め，PVARPから回復したタイミングのためセンスされ心室ペーシングが作動するはずだが実際ペーシング波が生じていない．その後，洞調律からのP波が出現しているが，これはペーシング後のPVARP内であったためセンスされていない．3拍目の心室ペーシングのLRIは心房期外収縮のセンスにより生じるべきであった心室波から算定されている．心室ペーシング不全と診断される．実際，心室リード不全断線であった．

Chapter 13 ◆ ペースメーカー心電図

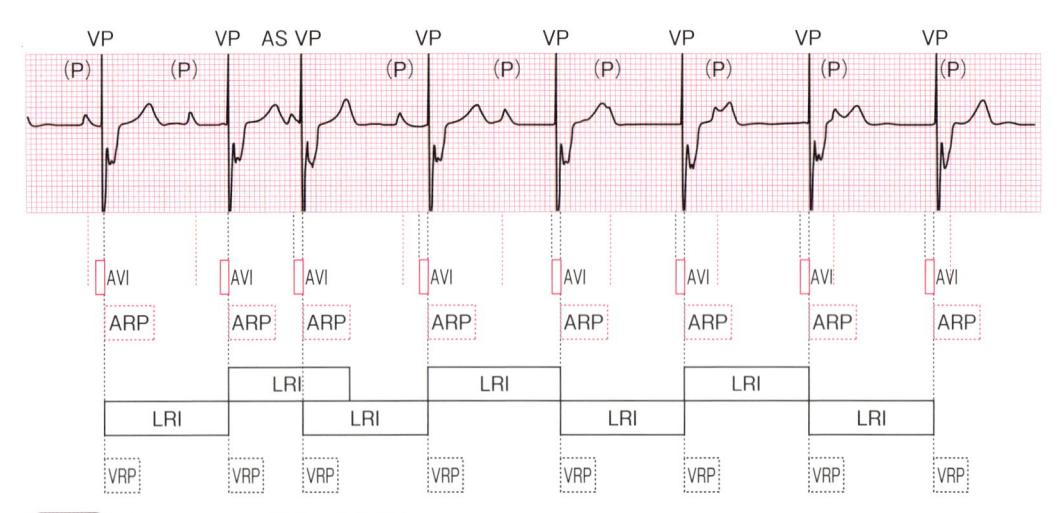

図13 ペースメーカー不全の心電図③

一見するとVVIモードであり，3拍目のペーシングが早いタイミングで生じているようにみえる．しかし，ここで患者の基礎疾患や設定モードを確認することを忘れてはならない．完全房室ブロックに対してDDDモード設定のペースメーカーが植え込まれている．つまり3拍目のみが正常の心房センシング心室ペーシングであり，他の心房センシング不全は明らかである．また心室ペーシングに対しAVIだけ先行して心房ペーシングが作動するはずだが，心房ペーシング波が生じていないことは心房ペーシング不全も合併している．心房リード不全断線である．

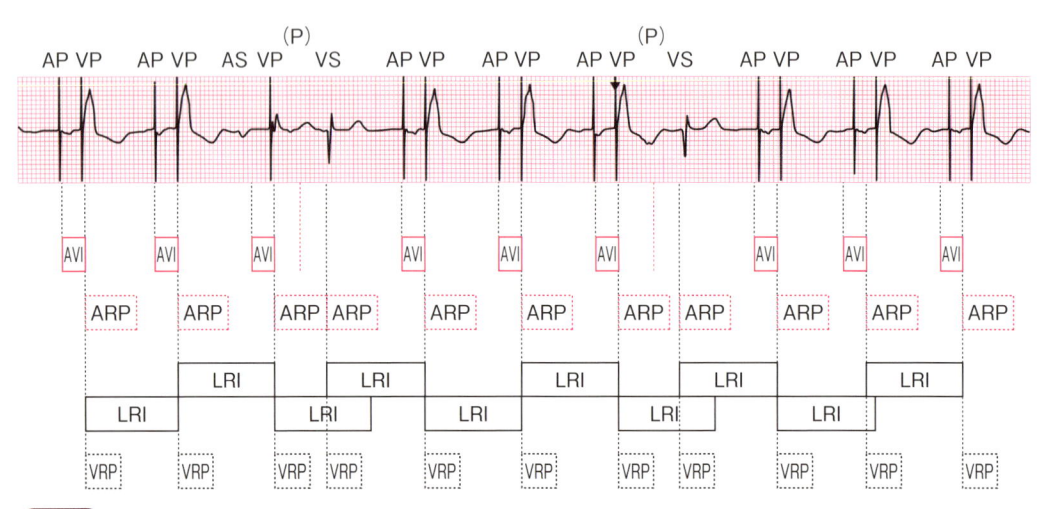

図14 わかりにくいペースメーカー心電図①

房室伝導障害を合併した洞機能不全患者．DDDペースメーカー植え込み後．多様なQRS波形から理解が難しい．心房ペーシング心室ペーシングが2拍続いた後，3拍目は自己P波から伝導したQRS波と心室ペーシングが癒合波を生じている．4拍目のP波は3拍目のPVARPにありセンスされず，Ⅰ度房室ブロックを伴って自己QRS波形を認める．8拍目も（4拍目と同様）P波は先行ペーシング不応期のためセンスされず自己QRS波が生じている．正常に作動していることが確認される．

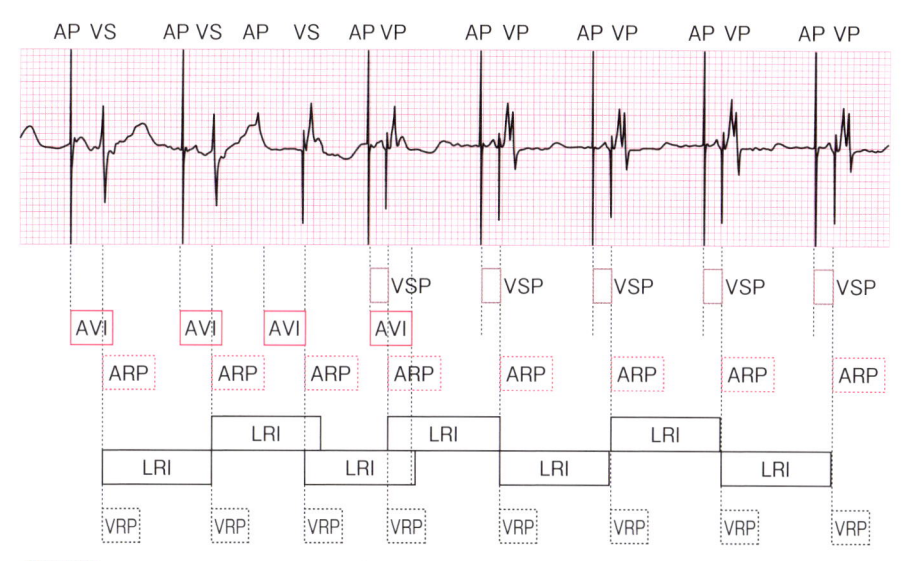

図15 わかりにくいペースメーカー心電図②

洞機能不全と進行性房室ブロックの患者．DDDモードペースメーカー植え込み後．1・2拍目は心房ペーシング心室センシング（APVS）である．AVI＝200 msと長く設定していたため（自己QRS波をなるべく生かすような設定），長いAVI後に自己P波をセンスした．4拍目の心房ペーシングは3拍目の心室ペーシングから（LRI）－（AVI）の引算間隔でなされるものの，3拍目で自己QRS波が生じなかったので，ペースメーカーはQRS波がしばらくでない可能性を判断し，AVIを短縮させてペーシングを始める．数分間かけてAVIを延長させてゆき，自己QRSが出てくるのを待つ．きわめて複雑な機能が垣間みられる．

　ペーシング不全（アンダーペーシングとオーバーペーシング）やセンシング不全（アンダーセンシングとオーバーセンシング）に遭遇した場合，①ペーシングあるいはセンシング閾値の問題，②リード・先端電極の問題，③ペーシング出力の問題，④ペーシング・センシングのモード設定の問題，を考慮すべきである．ペーシング不全やセンシング不全を理解するためのプロセスを図16に示す．しかしながら，ペースメーカー心電図はきわめて多様な表情をみせるので試行錯誤しながら確認することが大切である．

Chapter 13 ◆ ペースメーカー心電図

```
┌─────────────────────────┐
│    記録状態の確認        │
│ 適切な記録か？12誘導心電図は必須！│
│    基礎疾患の確認        │
│ 自己波（PあるいはQRS波）はどの程度あるか│
│ ペーシングモード設定の確認 │
│   設定モードと設定心拍数   │
└─────────────────────────┘
```

┌──────────────────┬──────────────────┬──────────────────┐
│ 予測されるタイミングで │ ペーシングスパイク後に │ 不適切なタイミングでペー │
│ ペーシングスパイク検出なし │ 捕捉波なし │ シングスパイクと捕捉波の出現 │
└──────────────────┴──────────────────┴──────────────────┘

アンダーペーシング	アンダーペーシング	AAI・VVIモードでは
①胸部X線でリード・先端電極の位置・断線の有無を確認する．	①心筋刺激閾値上昇	先行するペーシング波の間隔が設定基本レートに一致するか確認．基本レートより早いタイミングでペーシングされることはない．基本レートより遅いタイミングでペーシングされている場合はオーバーセンシングであり，1心拍前（設定レート間隔）の事象をセンスしている．
②ペーシング出力をチェックする．	②不応期内ペーシングの場合を考慮する．	

リード位置・断線の問題があれば修正の対象となる．刺激出力を上げることで対応できるかどうかをみる．

①刺激出力を上げる
②電解質などの確認
③ペースメーカー設定モードを確認し，ペーシングスパイク挿入が不応期に一致していないかを確認し，設定の変更をする．

センシング閾値を上げる

オーバーセンシング
①骨格筋など不適切な部位の電位をセンシングしていないか．
②隣接する心腔の電位をセンシングしていないか（クロストーク）
③DDDモードで心房細動を合併した場合は心房ペーシング波が認められないことも

DDDモードでは
4つの基本周期を心電図に記載してみて，どのような事象が生じているのか解釈する必要がある．心内心電図記録と照らし合わせてみないと明確にならないこともある．

センシング状態をチェックし，センシング閾値を下げる．

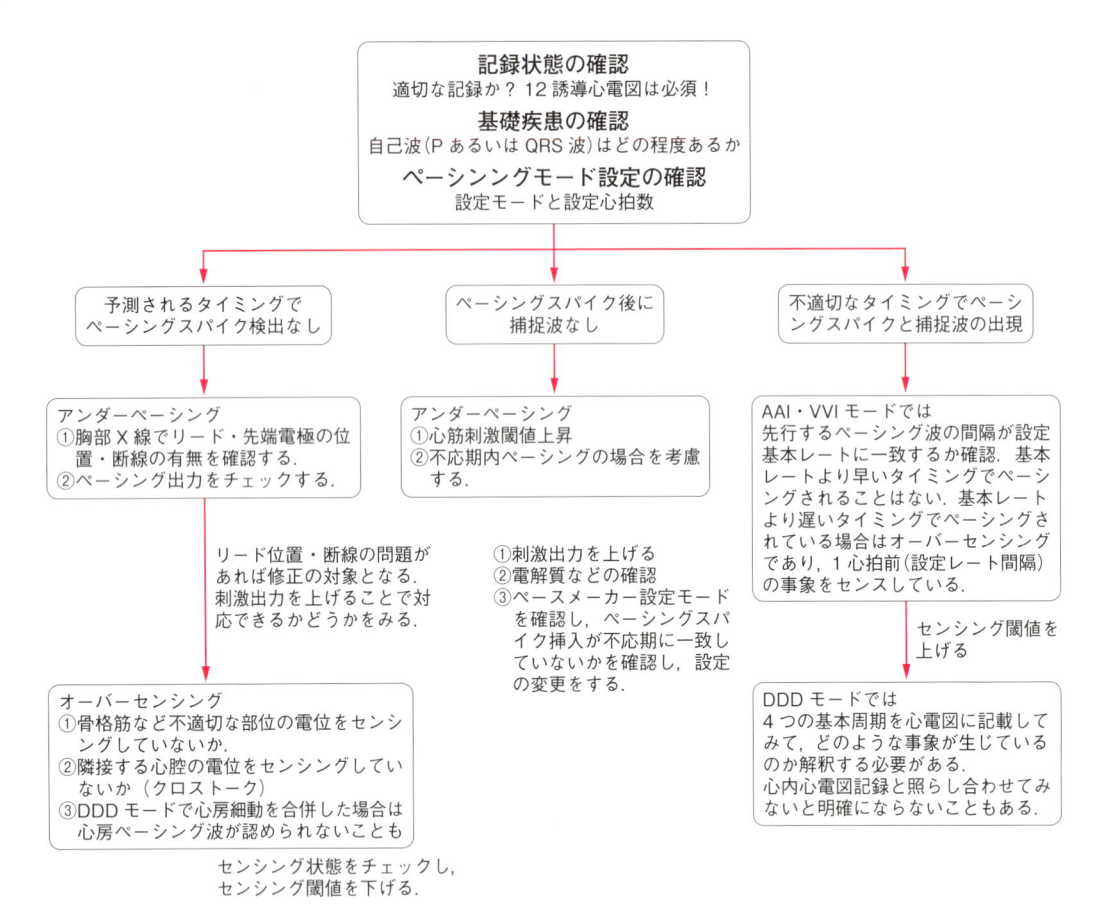

図16 ペーシング不全，センシング不全を理解するためのプロセス

<宗内　淳>

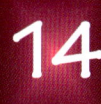

Chapter 14 電解質異常と心電図変化

はじめに

心臓の電気的活動は心筋細胞膜を通しての各種イオンの移動によって生じる．それは，外液のカリウム（K），カルシウム（Ca），ナトリウム（Na）などの電解質濃度の変化によって影響を受ける．したがって，電解質異常は活動電位波形に変化をもたらし，臨床上，心電図変化や不整脈を惹起する要因となる（図1）．

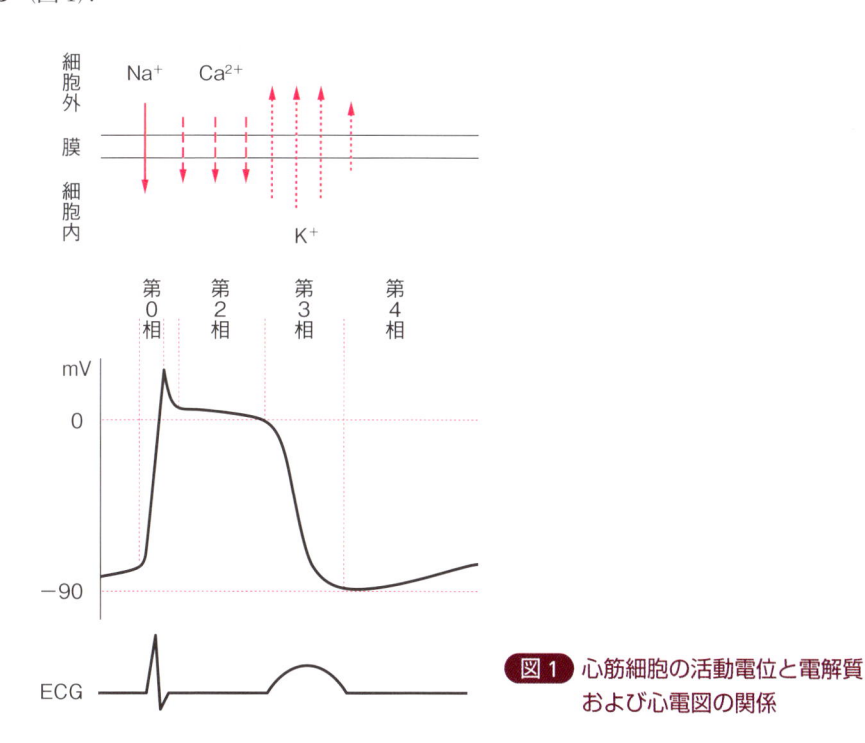

図1 心筋細胞の活動電位と電解質および心電図の関係

1. 高カリウム血症

〈一般事項〉

血清カリウム濃度の正常値：3.5〜5.3 mEq/L

高カリウム血症：5.5 mEq/L 以上

原因：急性腎不全（横紋筋融解症，溶血性尿毒症症候群など），慢性腎不全，間質性腎炎，挫滅症候群，家族性周期性四肢麻痺，K過剰投与，超未熟児の生後早期の高K血症

正常

K＞5.5mEq/L：テント状T波
・幅が狭く，上行脚と下降脚が左右対称的に直線状となり，頂点が先鋭な高いT波．
＊K⁺電流は主に再分極相を構成しているため，まずST-T変化となって現れる[3]．
活動電位第3相の急峻化によりテント状T波となる．

K＞6.5mEq/L：QRS波の幅の拡大
＊6mEq/Lを越すと静止電位が浅くなり，脱分極速度が低下するため興奮伝導速度が低下し，その結果，心房内・房室・心室内伝導が傷害されてくる．まず，His束上部が影響を受けてくる[3]．

K＞7〜8mEq/L：P波の振幅の減少
　　　　　　PR間隔の延長
＊洞結節は比較的高Kに対して抵抗性を示すが，徐々にP波の振幅が減少し，幅が拡大する．K濃度の増加に伴い，P波は不鮮明となる[3]．

K＞9mEq/L：P波消失　不整脈出現
・拡大したQRS波とT波が融合して，サインカーブ様の波形を呈する．
＊この頃には心室内の小範囲のリエントリー現象が起きやすくなり不整脈が発生する[3]．

K＞12〜14mEq/L：心停止
＊刺激伝導系も侵され，心筋の興奮もなくなるので心停止となる

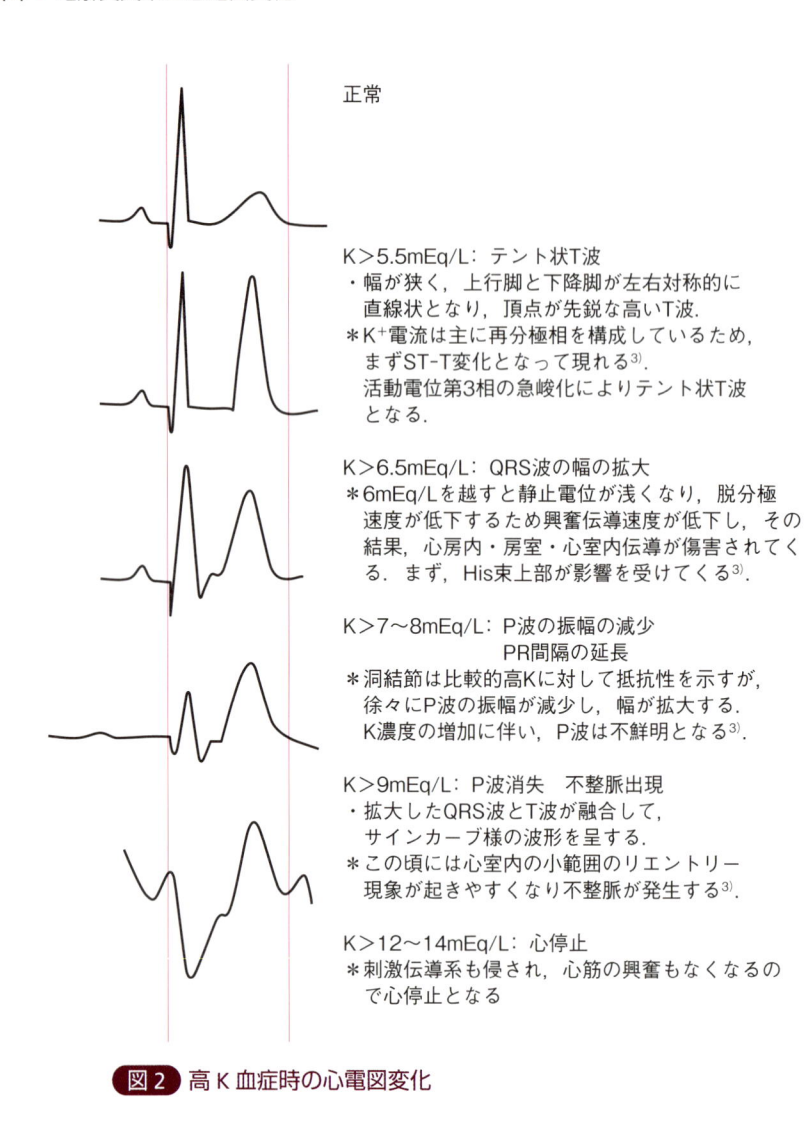

図2 高K血症時の心電図変化

〈心電図所見〉
　図2に示す．

[補足事項]

T波の変化

- 典型的なテント状T波形を示すのは少数で，高く先鋭だが幅は狭くなかったり，先鋭であるが正常な高さの場合が多くみられる[1]．
- 若い健康な人にも似たような高いT波をみることもある[1]（図3）．

QRS波の幅の拡大

- R波・S波ともに拡大し，通常の右脚・左脚ブロックのいずれにも合致しない形をとる[2]．

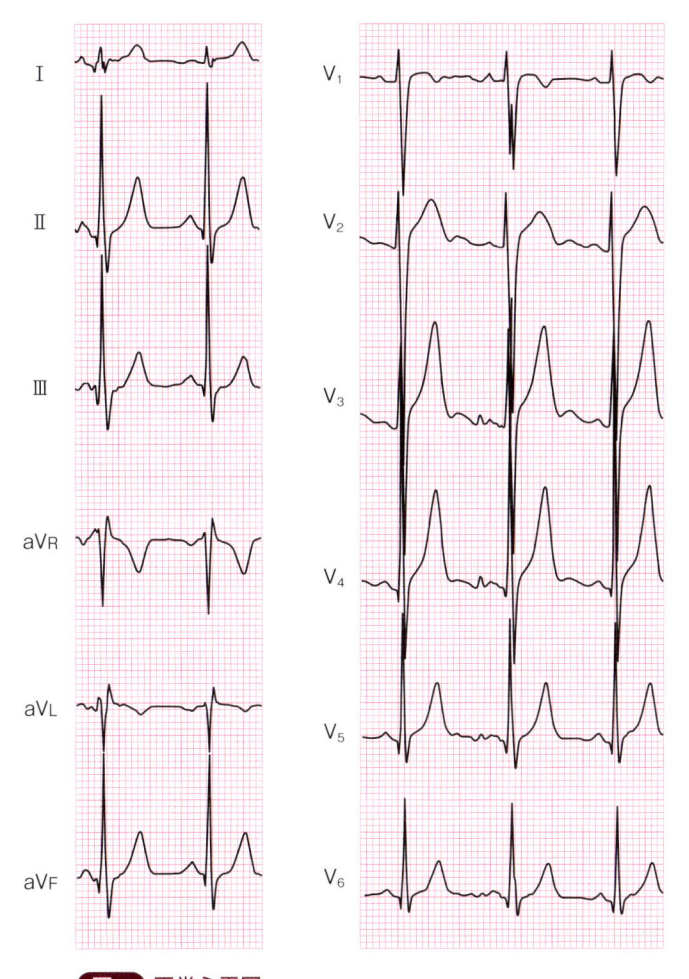

図3 正常心電図
15歳男児．川崎病既往の経過観察のための心電図．
Na 141 mEq/L, K 4.11 mEq/L, Ca 8.8 mg/dL
若い健康な人にもテント状T類似の波形が観察される．

P波の消失

- P波が消失しても洞結節に生じた興奮は　直接に房室結節・心室筋に伝導される（P波消失後も心拍数の変動がない．His束心電図で小さなA波が認められる）．
  ＝洞心室伝導（sinoventricular conduction）という[2]．
- P波が消失しQRS幅が広くなり心室性頻拍類似の心電図所見を呈すが　調律としては洞調律と考えられる．

その他の変化

- 心筋梗塞や心膜炎に類似したST上昇をみることがある[2]（障害電流の発生ではなくQRS波拡大に伴う二次的な変化と考えられている）．
- 著明なK濃度まで上昇すると種々の程度の房室ブロックを生じる[1]（完全房室ブロックまで含む）．

Chapter 14 ◆ 電解質異常と心電図変化

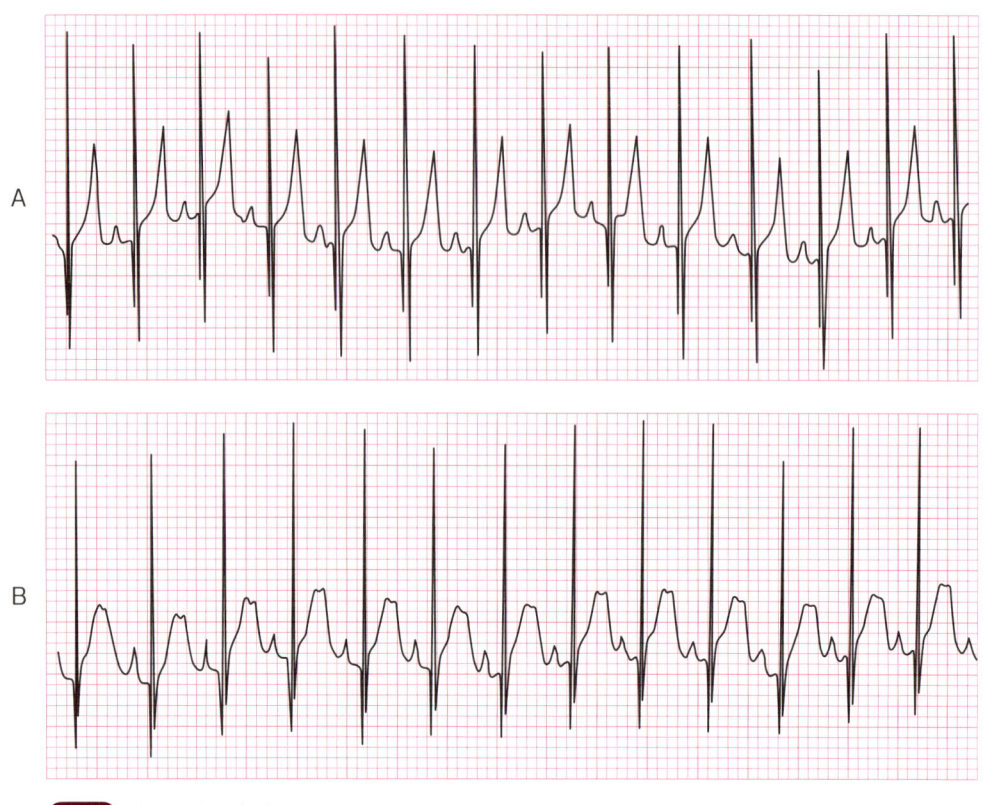

図4 高カリウム血症（文献4より）

5カ月男児．1生月頃発症の重症アトピー性皮膚炎児．皮膚炎の悪化とともに体重増加不良，頻脈，多呼吸，ツルゴール低下と浮腫あり紹介入院．入院時 Na 122 mEq/L，K 7.0 mEq/L．
A：入院後ソリタT1（100 mL/kg/日）開始後，夕方 K 8.3 mEq/L の時のモニター心電図．T波が増高している．
B：K 3.4 mEq/L と正常化した際のモニター心電図．T波の増高が消失した．
重症のアトピー性皮膚炎に高K血症を合併する例が少数ながら報告されるため，注意を要する．

＊これらの心電図変化は，
　低Naおよび低Ca血症の存在下で増強する．
　高Naおよび高Ca血症の存在によって軽減する[2]．
図4〜8に高カリウム血症の心電図異常の例を示す．

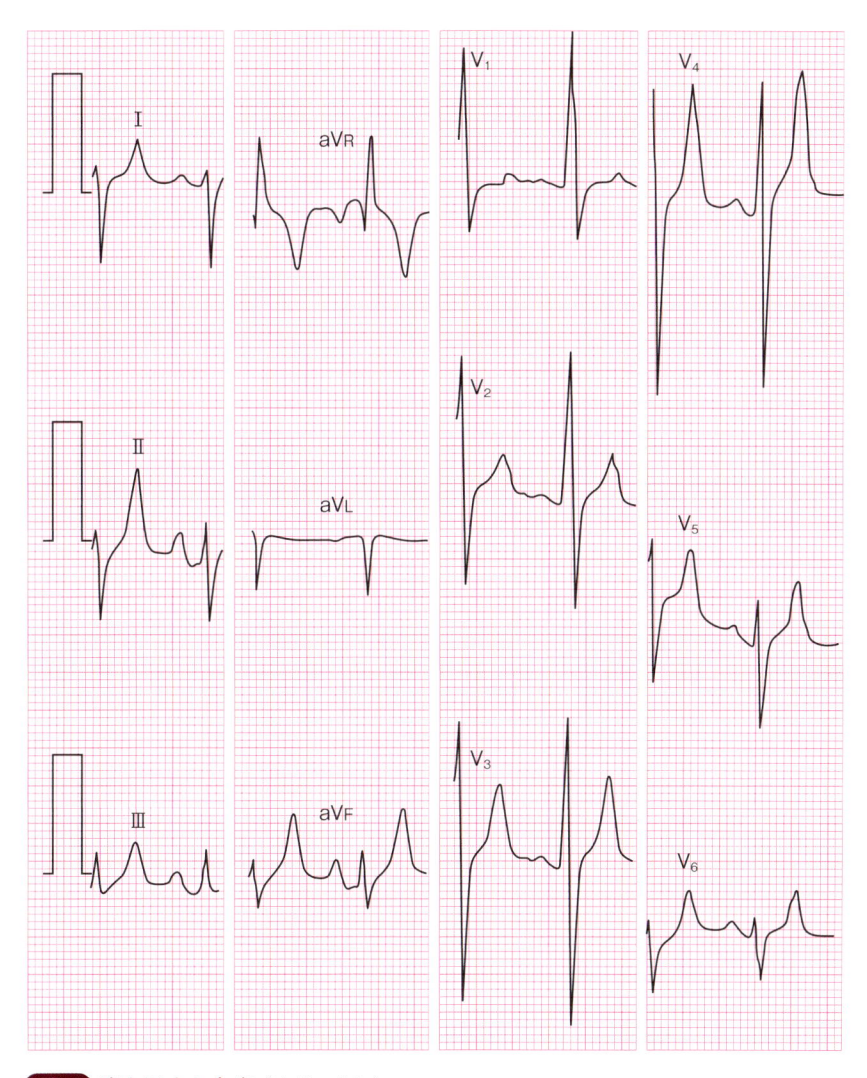

Chapter 14 ◆ 電解質異常と心電図変化

図5 高カリウム血症（文献5より）
25生日，尿路感染症を契機に急性腎不全を呈した両側低形成腎の男児
入院時，Na 127 mEq/L，K 8.0 mEq/L，Ca 11.6 mg/dL の時の心電図
T波の増高をすべての誘導で認め，QRS幅の軽度の拡大を認める．

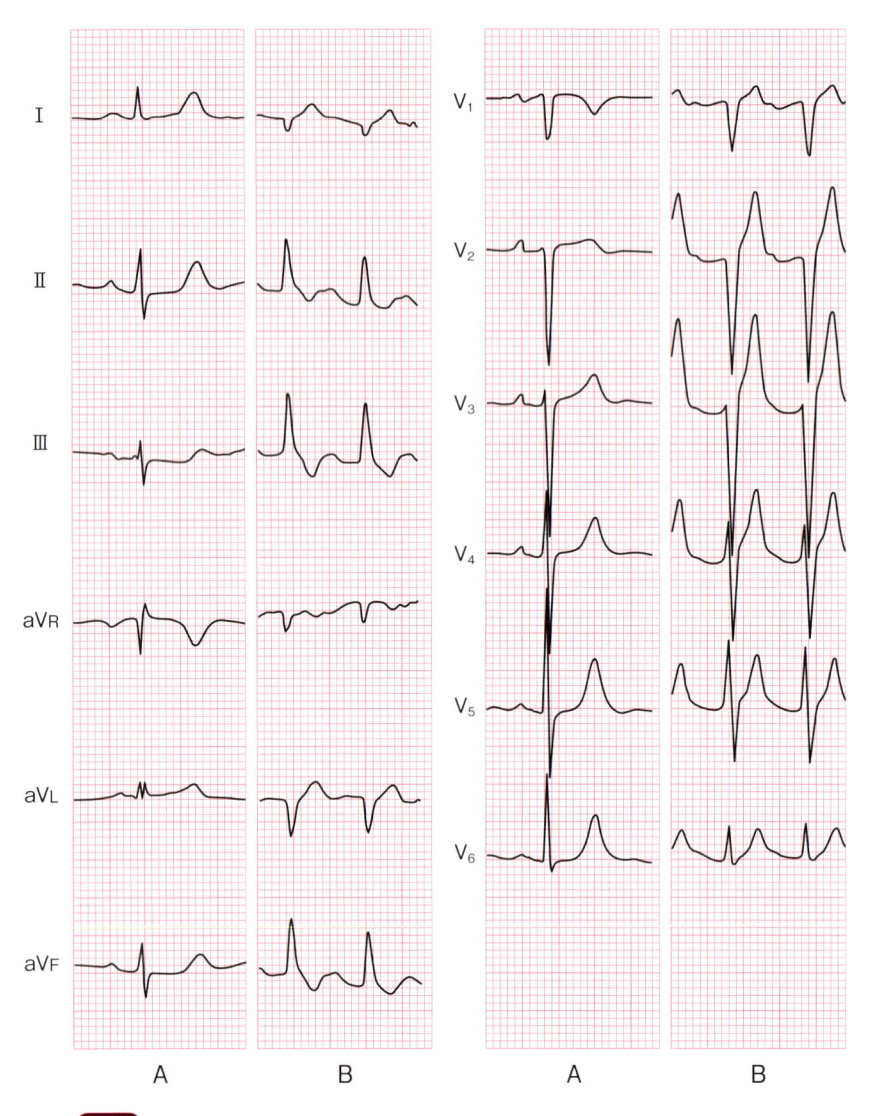

Chapter 14 ◆ 電解質異常と心電図変化

図6 高カリウム血症

78歳男性．腸閉塞で入院精査し，大腸癌，肝・肺転移の診断
A：入院時，Na 139 mEq/L，K 4.85 mEq/L，Ca 9.4 mg/dL と正常な時
B：2日後，急激な意識レベル低下，血圧低下，乏尿時
　　Na 140 mEq/L，K 6.99 mEq/L，先鋭なテント状 T 波，QRS 波の幅の拡大，P 波の減高，PR 間隔の延長（0.18 msec⇒0.24 msec）を認める．

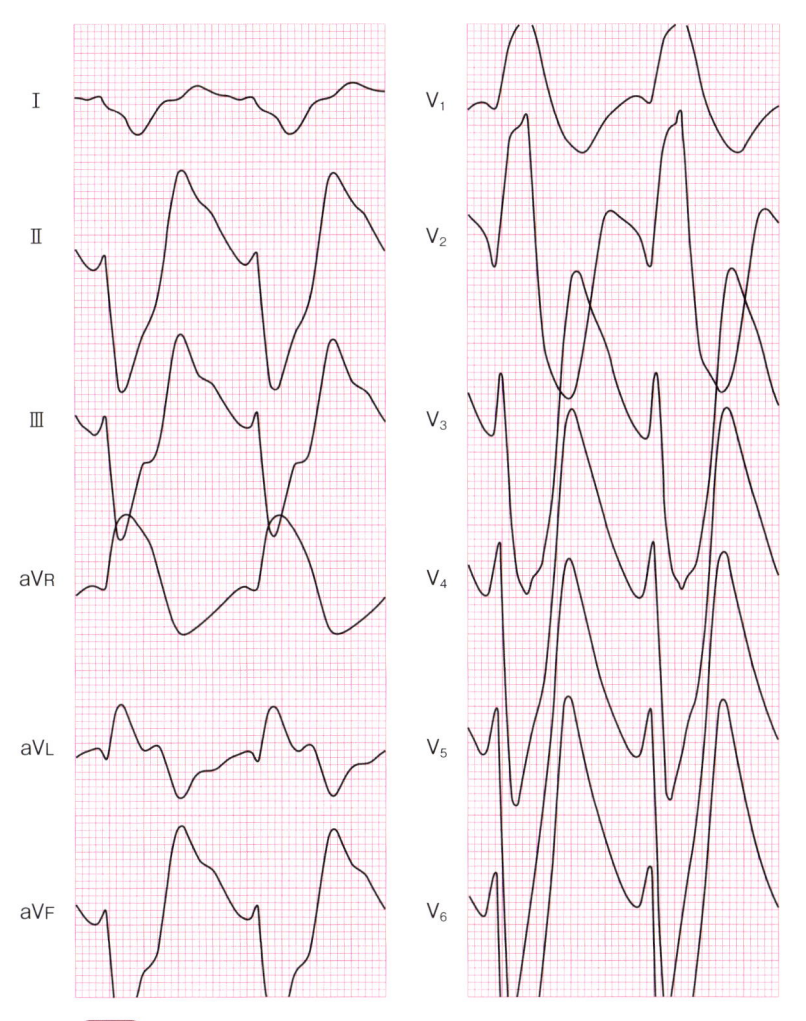

Chapter 14 ◆ 電解質異常と心電図変化

図7 高カリウム血症

73歳男性．前日，発熱あり，かかりつけ受診．朝は食欲がない程度であったが，家族が夕方帰宅した時に意識消失で発見し，救急搬送された時の心電図
Na 138 mEq/L，K 9.12 mEq/L，Ca 8.5 mg/dL

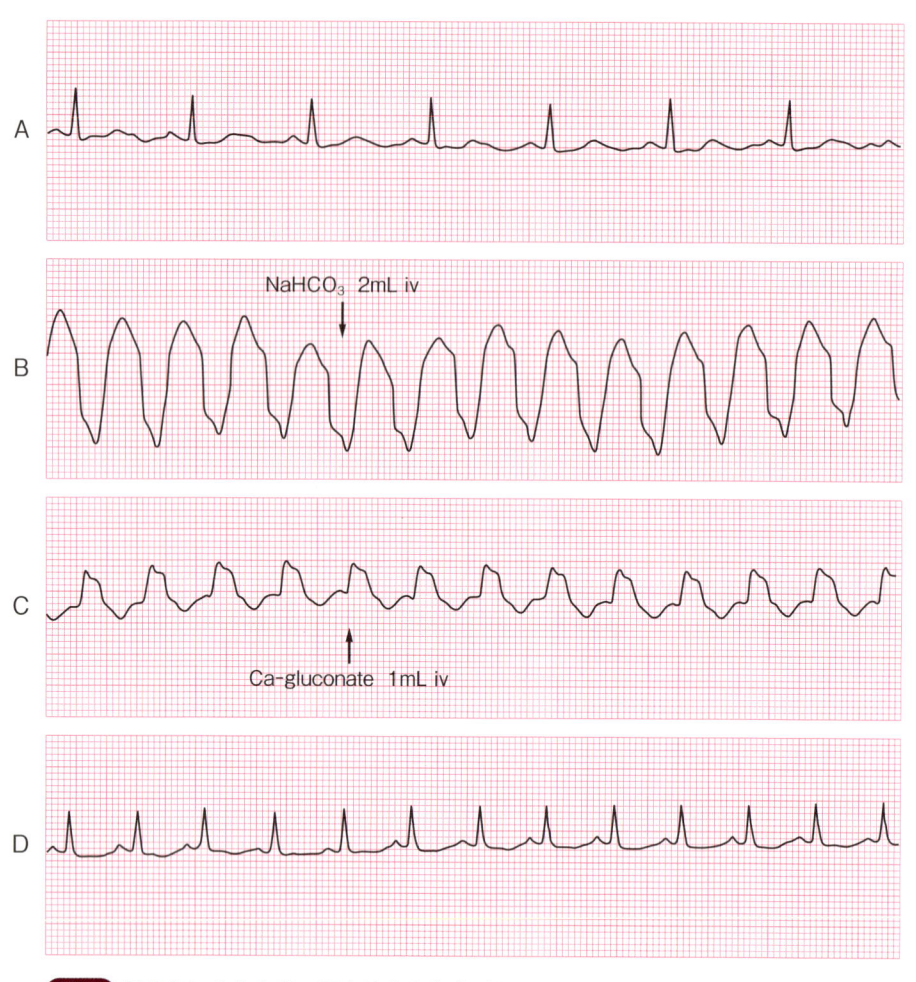

図8 低カルシウム血症＋高カリウム血症（文献6より）

在胎31週，1650 g で出生．23時間より徐脈とそれに引き続く無呼吸発作出現．入院時血清 Ca 2.9 mEq/L，K 8.3 mEq/L，アシドーシスなし．

A：心拍数　77/分　2対1 A-V block，PR 0.14秒，QRS 0.07秒，QT 0.47秒しばらくして B：心拍数　140/分，心室粗動となり　NaHCO₃ 投与．なお悪化し C：心拍数　140/分，心室粗動となる．その後 Ca-gluconate 投与して改善傾向．D：心拍数　140/分，洞調律，PR 0.11秒，QRS 0.07秒，QT 0.28秒を示した．Ca-gluconate 2 mL，1日3回5日間経口投与され，Ca 値，K 値，QT 時間正常化．徐脈の再発はなし．

2. 低カリウム血症

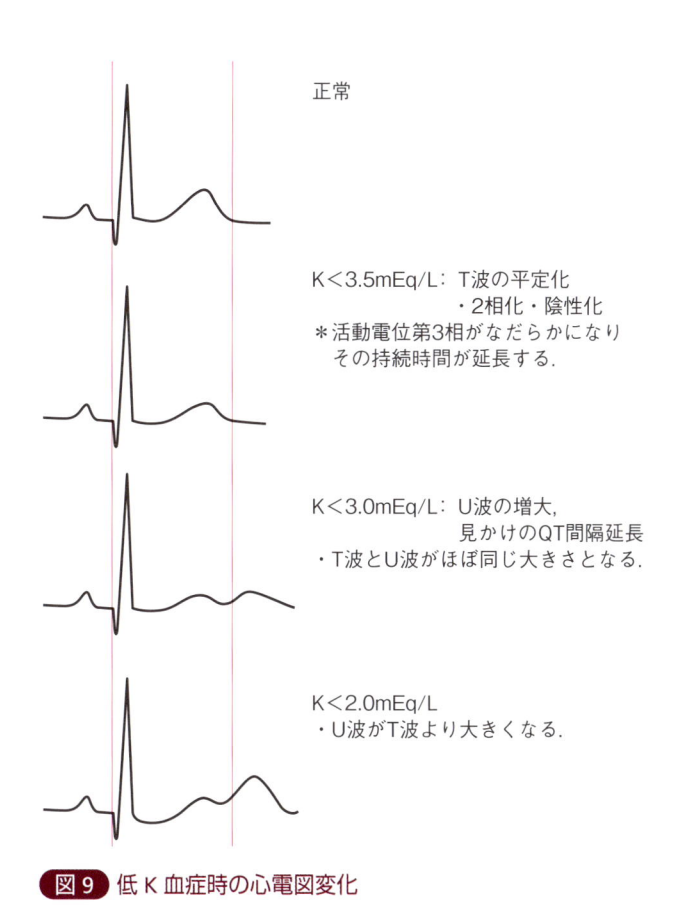

〈一般事項〉

低カリウム血症：3.5 mEq/L 以下

原因：嘔吐・下痢の激しい時（感染性胃腸炎，幽門狭窄，腸閉塞など）多量発汗，尿細管性アシドーシス，アルドステロン症（原発性・二次性），慢性腎不全，利尿剤，Bartter 症候群など

〈心電図所見〉

図9に示す．

[補足事項]

- 図9の心電図所見と血清K値は，常に平行して変化するとは限らない[2]．
- 研究者によって多少異なるが，血清K濃度が2.3〜2.8 mEq/L以下ではほぼ特徴的な所見をとる[2]．
- U波増大のため見かけ上QT延長にみえるが，実際は正常範囲である[1]．
    - aV_L のU波が最も小さいので，この誘導でQT時間を測定するとよい．
    - 頻脈時にはU波は減高し，みつけにくくなる．

正常

K＜3.5mEq/L：T波の平定化
　　　　　　　・2相化・陰性化
＊活動電位第3相がなだらかになり
　その持続時間が延長する．

K＜3.0mEq/L：U波の増大，
　　　　　　　見かけのQT間隔延長
・T波とU波がほぼ同じ大きさとなる．

K＜2.0mEq/L
・U波がT波より大きくなる．

図9 低K血症時の心電図変化

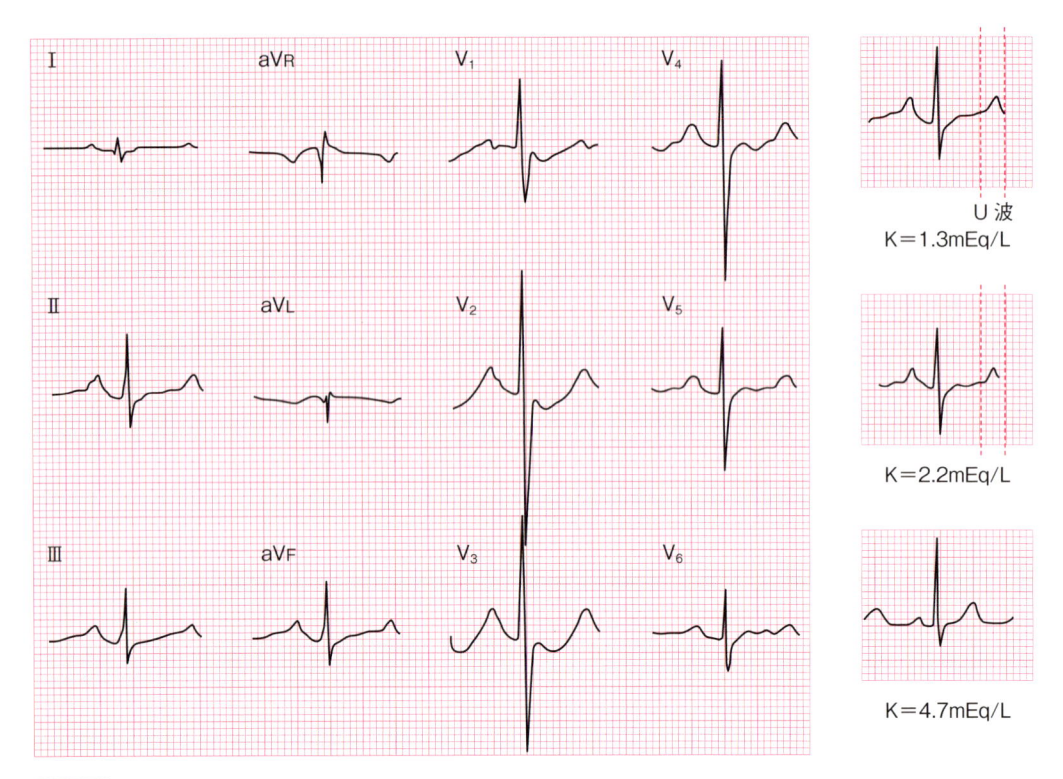

図10 低カリウム血症（文献7より）

7歳女児．急激に発症した四肢の弛緩性麻痺を主訴に来院し，低カリウム血症，心電図異常を認め，さらに四肢麻痺の家族歴を有していたことから，家族性低カリウム性四肢麻痺と診断．Na 143 mEq/L，K 1.3 mEq/L．T 波の平定化，ST 部分の低下，U 波増高を認める．カリウムの補正のみで症状は軽快し，回復後は神経学的後遺症を残さなかった．右に回復過程での心電図変化を示す[7]．

- U 波は他の多くの状態で，似たようなことをみる[1]．
    - 徐脈でも U 波は高くなるが，T 波は正常か高い．
    - 左室肥大でも U 波は高くなる（左室肥大の時の低 K の存在は，しばしば認識しにくい）．
- その他の変化[2]
    - QRS 幅の軽度拡大：著しい低 K で QRS 幅が軽度拡大する．
    - P 波の高さや幅の増大が低 K で報告されていた．
    - 不整脈の出現
    - 心房性期外収縮，房室ブロックを伴う発作性心房頻拍はしばしば認める．
    - 房室解離，第Ⅰ度および第Ⅱ度 Wenckebach 型房室ブロック，心室性期外収縮，心室頻拍，心室細動などが出現することもある．
    - 特にジギタリス内服中の低カリウム時には要注意である．

＊これらの心電図変化は，高 Na 血症やアルカローシスを合併するとより顕著になる[2]．

図10, 11 に低カリウム血症の心電図異常の例を示す．

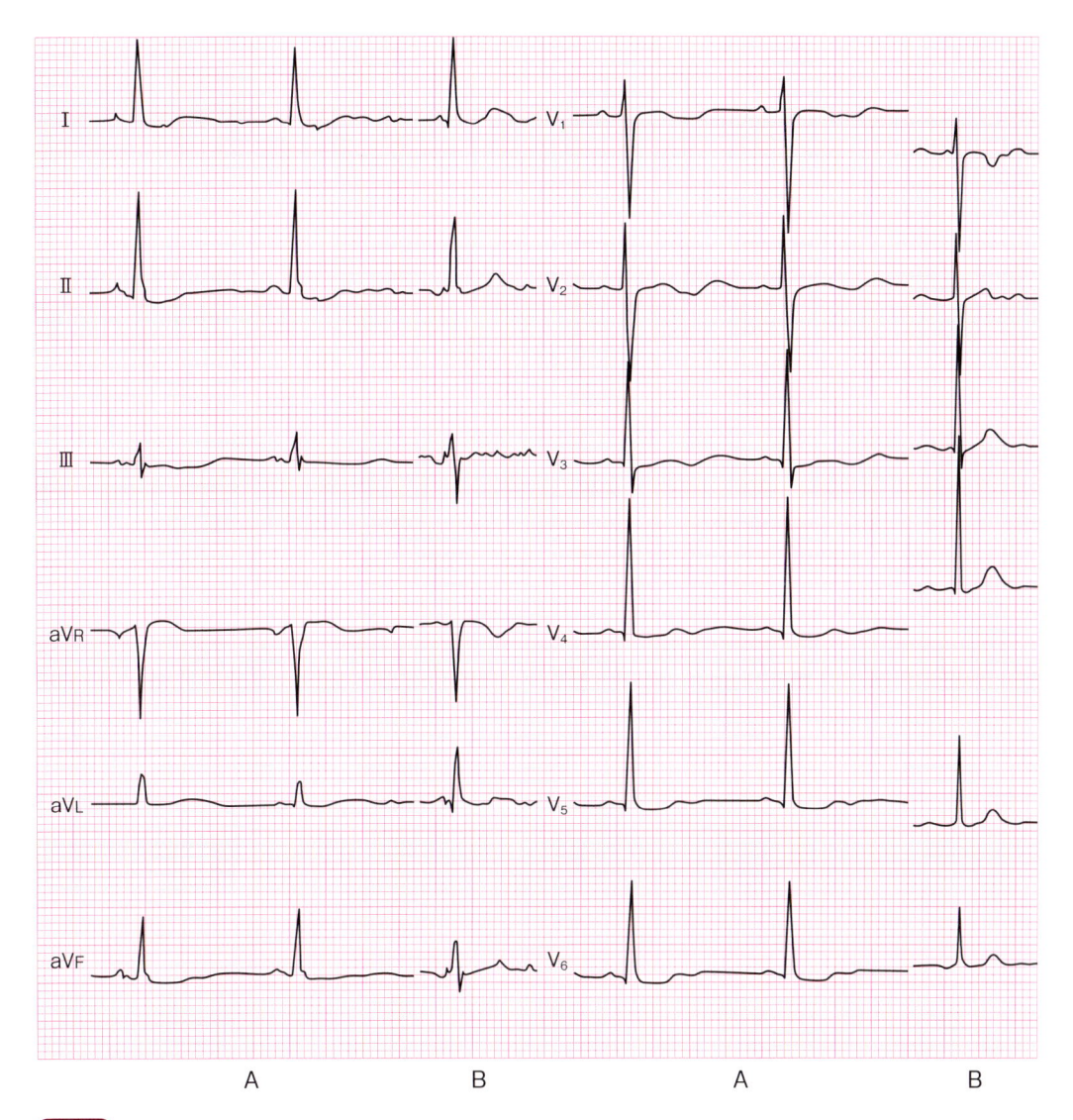

図11 **低カリウム血症**（文献8より）

89歳女性．低栄養による低カリウム血症．
A：初診時．Na 147 mEq/L，K 1.91 mEq/L，Ca 8.2 mg/dL．T波は平低化し，引き続きTより大きなU波を認める（特にV$_2$・V$_3$誘導で目立つ）．
B：改善後．Na 139 mEq/L，K 3.64 mEq/L，通常のT波を認め，U波は目立たない．

[More infomation]

Kによる細胞膜電位格差＝係数×（細胞内K/細胞外K）で表されるため，その変動幅は，
　　低K血症であれば，「細胞外から細胞内にKがシフトした場合」のほうが，
　　高K血症であれば，「細胞内から細胞外にKがシフトした場合」のほうが，
電位変動は大きくなる．
　利尿剤やKの摂取不足などにより慢性的に体内のKが不足するような状態では，低K血症の割に

不整脈が生じにくいが，カテコラミン過剰やインスリン過剰のように細胞内への K 取り込みが亢進して起こる低 K 血症では，低 K 血症の程度が軽くても不整脈が発生しやすい．

透析患者で細胞外も細胞内も K の値が高いような場合は，血清 K 値が高いわりに心電図変化が少ないという臨床経験とも合致する[8]．

3. 高カルシウム血症

〈一般事項〉

血清カルシウム濃度の正常値：8.8〜10.4 mg/dL

高カルシウム血症：10.4 mg/dL 以上

原因：副甲状腺機能亢進症，ビタミン D 過剰投与，甲状腺機能亢進症，サルコイドーシス，ミルクアルカリ症候群，悪性腫瘍など

〈心電図所見〉

図 12 に示す．

[補足事項]

ST 間部の短縮による QT 間隔の短縮[2]

- 高度の場合は，ST 間部が消失し，QRS 波の終わりから，直ちに T 波に移行する所見を示すことがある．
- Q-aTc 間隔（QRS 波の開始点から T 波の頂点までの時間）は血清カルシウム値との間により高

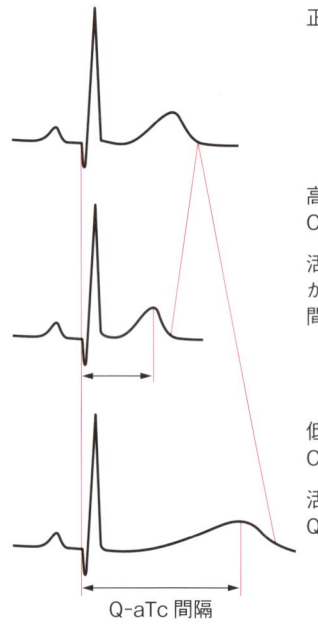

正常

高カルシウム血症
Ca＞12mg/dL：ST部分・QT時間短縮

活動電位第2相が短縮し，活動電位持続時間と不応期が短縮するため，心電図変化としてはST部分やQT時間の短縮が出現する．

低カルシウム血症
Ca＜7mg/dL：ST部分・QT時間延長

活動電位第2相が延長のため，心電図ではST部分やQT時間の延長を示す．

Q-aTc 間隔

図 12 カルシウムと心電図変化

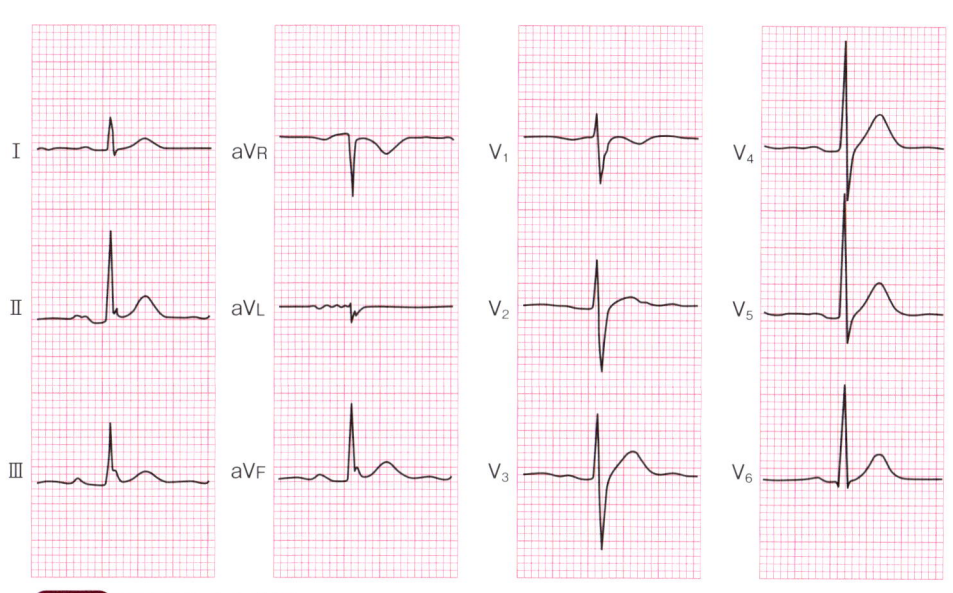

Chapter 14 ◆ 電解質異常と心電図変化

図 13 高カルシウム血症
68歳男性，喉頭癌のため喉頭全摘，放射線治療，抗がん剤内服中に再発
全身倦怠感，食欲不振で受診時．Na 144 mEq/L，K 3.67 mEq/L，Ca 13.7 mg/dL
ST 部分，QT 時間の短縮が認められる．

い負の相関性が得られ，推測する指標としてはより有用であるといわれる．

QRS 幅の軽度拡大

PR 間隔の延長はしばしば認められ，他に第Ⅱ度・第Ⅲ度の房室ブロックや，洞停止・洞房ブロック・発作性心房細動などの不整脈の報告がある[2]．

図 13 に高カルシウム血症の心電図異常の例を示す．

4. 低カルシウム血症

〈一般事項〉

低カルシウム血症：8.8 mg/dL 以下

原因：副甲状腺機能低下症，ビタミン D 欠乏性くる病，慢性腎不全，新生児低 Ca 血症，吸収不全症候群，薬剤性

〈心電図所見〉

図 14 に示す．

[補足事項]

ST 間部の延長による QT 間隔の延長[2]

血清カルシウム濃度と ST 間部の長さとの間には，よい負の相関があるとわれる．
P 波・PR 間隔・QRS 波・U 波に明らかな変化は起こさない．

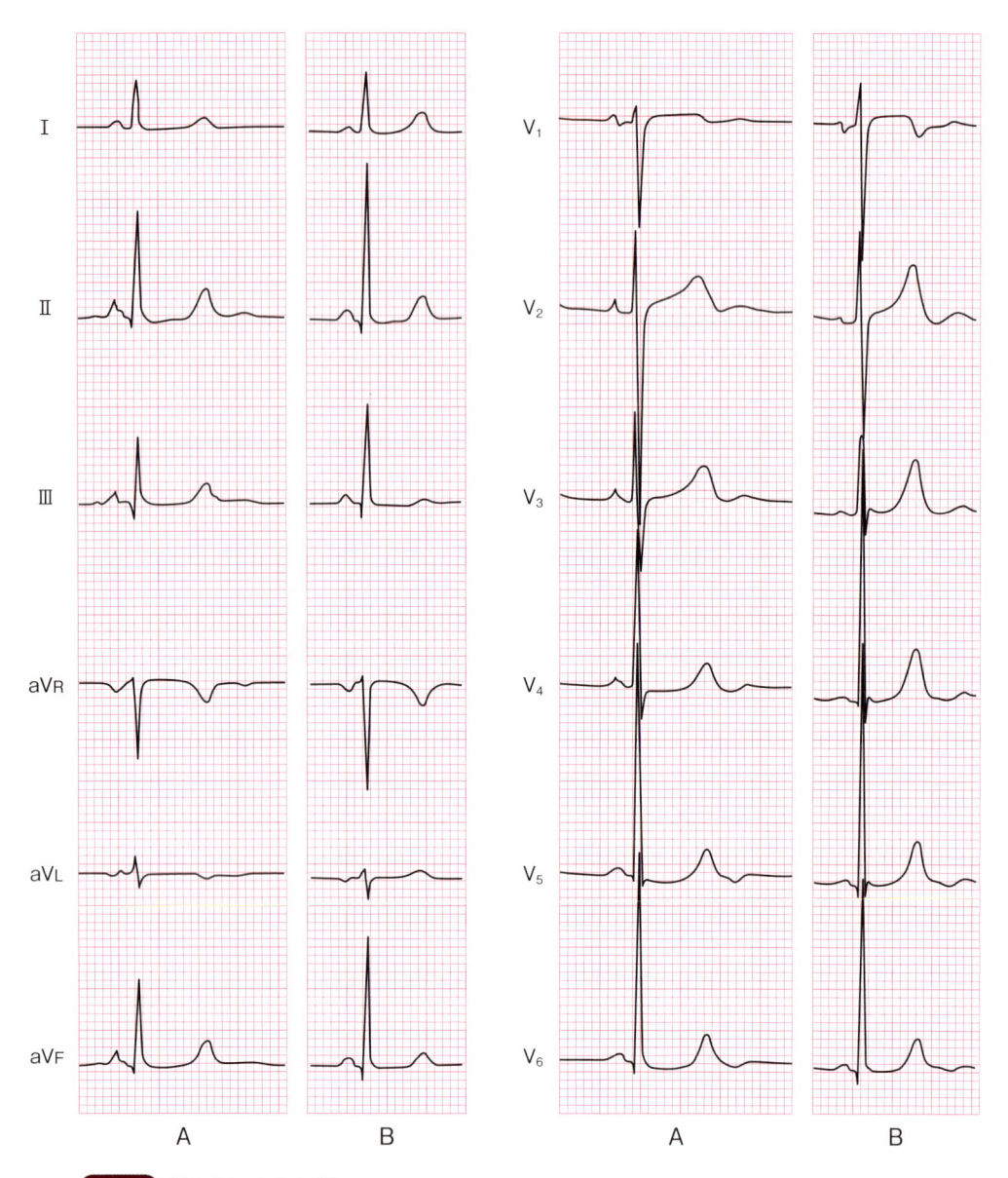

182 Chapter 14 ◆ 電解質異常と心電図変化

図 14 低カルシウム血症

62 歳女性．48 歳で SLE を発症しステロイドを開始．その後，強皮症・間質性肺炎・関節リウマチ・慢性腎不全を合併し，治療中
 A：Na 142 mEq/L，K 3.94 mEq/L，Ca 6.8 mg/dL 時の心電図
　 ST 部分・QT 時間の延長を認める．
 B：Na 143 mEq/L，K 4.37 mEq/L，Ca 9.1 mg/dL 時の心電図
　 ST 部分・QT 時間の改善を認める．

図 14，15 に低カルシウム血症の心電図異常の例を示す．

低カルシウム血症＋高カリウム血症の心電図所見（図 15）

ST 間部の延長と，幅の狭い先鋭な T 波が出現する[2]．

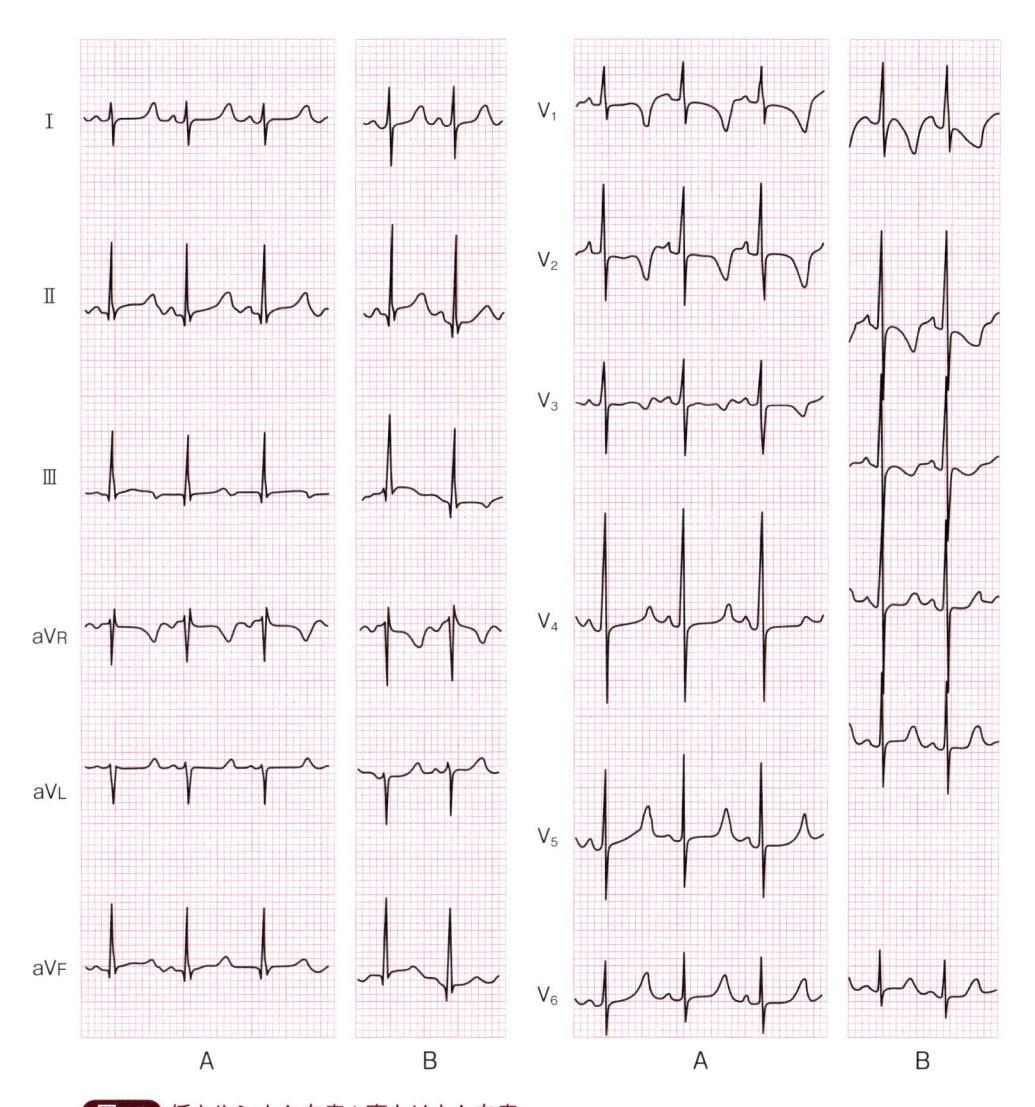

図15 低カルシウム血症＋高カリウム血症
消化管のビタミンD不応により新生児低Ca血症が遷延したと考えられた正期産不当軽量児の症例[9]
A：42生日に全身性強直間代性痙攣で入院時の心電図
　　Na 142 mEq/L, K 6.2 mEq/L, Ca 6.1 mg/dL, P 9.8 mg/dL, Mg 2.3 mg/dL
　　QT時間の著明な延長（QTc＝0.5）と先鋭なT波を認める.
B：治療後. K 4.7 mEq/L, Ca 10.5 mg/dL と改善後の心電図
　　QT時間，T波の形ともに改善している.

腎不全時にみられる先鋭な高いP波は低カルシウムと関係するといわれる.

低カルシウム血症＋低カリウム血症の心電図所見

T波に交互脈変化を認めた報告がある[2].

5. マグネシウムと心電図

〈一般事項〉
血清マグネシウム濃度の正常値：1.5〜2.1 mEq/L（1.8〜2.6 mg/dL）

1）高 Mg 血症
原因：急性腎不全，慢性腎不全，Addison 病，副甲状腺機能亢進症，腎機能低下の時の制吐剤や下剤

〈心電図所見〉
徐脈，不整脈，心停止などで高 K と同様である[8]．
Mg^{2+} は Ca^{2+} を抑える作用を有し，実験的には Mg^{2+} をあげていくと陰性変時作用や房室・心室内伝導の抑制が観察される[3]．

2）低 Mg 血症：1.6 mg/dL 以下
原因：慢性下痢，吸収不全症候群，飢餓など Mg の摂取不足や消化管からの喪失
　　　利尿剤，副甲状腺機能亢進症，高 Ca 血症など腎からの喪失
　　　高血糖，呼吸性アルカローシス，カテコラミン過剰など細胞内への移動

〈心電図所見〉
QRS 開大，T 波増高，心室頻拍（torsades de pointes），心室性期外収縮，上室性頻脈，心室細動，心房細動で，致死的な場合も多い[8]．
- Triggered activity や浅い膜電位からの異常自動能が出現しやすくなり心室性不整脈の発生の要因となる[3]．
- 多くの場合，単独では存在せず，低 K 血症や低 Ca 血症と共存していることが多い[8]．
- Torsade de pointes（TdP）をみたときには　薬剤（抗不整脈薬など），QT 延長や低マグネシウム血症，低カリウム血症に留意することが大切である[3]．

3）その他の電解質異常
Na や Cl は生命に異常を生じない範囲の濃度では心電図変化は起こらない．

●文献●

1) Te-ChouanChou, Electrolyte Imbalance, Electrocardiography in Clinical Practice: Adult and Pediatric, 4th ed. 1996. p.532-46.
2) 仁木敏晴. 電解質異常と心電図. In: 石川恭三, 編. 心電図学. 東京: 南山堂; 1986. p.575-87.
3) 小竹 寛, 真柴裕人. 電解質異常と不整脈. In: 杉本恒明, 編. 不整脈学. 東京: 南江堂; 1995. p.513-5.
4) 王 茂治, 松本麻里花, 西庄佐恵, 他. 著明な高カリウム血症を来した重症乳児アトピー性皮膚炎の2例. 日本小児科学会雑誌. 2009; 113(12): 1827-9.
5) 西崎直人, 平野大志, 藤永周一朗. 尿路感染症を契機に急性腎不全を呈した両側低形成腎の1男児例. 腎と透析. 2009; 66(5): 887-91.
6) 金矢 忍, 辻本愛子, 船戸正久, 他. 高K血症および低Ca血症を合併し, 徐脈を呈した未熟児の5例. 周産期医学. 1983; 13(7): 165-70.
7) 藤田修平, 住田 亮, 和田泰三, 他. 骨格筋L型カルシウムチャンネル (CACNL1A3) 遺伝子の変異が確認された家族性低カリウム性四肢麻痺(Hypo PP)の女児例. 小児科臨床. 2002; 55(3): 377-82.
8) 田部井薫. 電解質異常 (K, Ca, Mg). ICUとCCU. 2009; 33(1): 31-9.
9) 太田栄治, 山村健一郎, 山本順子, 他. 消化管のビタミンD不応により新生児Ca血症が遷延したと考えられた正期産不当軽量児の一例. 福岡大医紀. 2009; 36(2): 121-6.

<大淵典子>

索引

あ行

アデノシン感受性心室頻拍	73
アミオダロン	78,79,132
異常波形	21
異所性心房頻拍	54
咽頭刺激法	50
右脚ブロック	81,145
右胸心	5
右室圧負荷	28
右室肥大	23
右室容量負荷	29
右房負荷	28
右方偏位（心臓）	5
永久型房室接合部回帰性頻拍	56

か行

拡張型心筋症	75,78
下限レート	159
学校心臓検診	90
カテコラミン誘発性多形性心室頻拍	110
間欠性ブロック	82
間欠的WPW症候群	44,52
完全房室ブロック	121
顔面冷水刺激法	50
期外収縮	133
脚リエントリー性頻拍	75
逆行性房室回帰性頻拍	44
撃発活動	65
高Mg血症	184
抗SS-A抗体	121
交代性ブロック	82
高度・完全房室ブロック	145
孤立性陰性T波	85

さ行

左脚後枝ブロック	81
左脚前枝ブロック	81
左脚ブロック	81,88
左室圧負荷	29
左室肥大	23
左室容量負荷	30
左側相同心	125
左房負荷	28
刺激伝導系	1
ジゴキシン	131,132
自動能亢進	55
修正大血管転位	5,125,143,145
術後一過性房室ブロック	145
術後接合部頻拍	149
上室性期外収縮	36
上室性頻拍	129
上大静脈・上行大動脈同時血流波形	120
食道誘導	9,137
食道誘導電極	10,67
徐脈性不整脈	91
徐脈頻脈症候群	142
心筋炎	123
心筋細胞の活動電位	169
心室イベント後心房不応期	161
心室興奮伝導時間	23
心室中隔欠損	87
心室内刺激伝導系	81
心室内伝導障害	81
心室頻拍	64,151
心室不応期	161
心室捕捉	66
心内膜床欠損	83
心房心室間隔	161
心房心電図	137
心房粗動	132,147
心房中隔一次孔欠損	84
心房中隔欠損	83
心房内回帰性頻拍	147
心房内臓錯位症候群	14
心膜切開後症候群	142
スカラー心電図	1
正常心電図	21
正方向性房室回帰性頻拍	44
潜在性WPW症候群	44
センシング	157

先天性心疾患術後急性期	136
早期後脱分極	65
早期再分極症候群	115
双極肢誘導	7
促進固有心室調律	64
ソタロール	132

た行

胎児徐脈性不整脈	121
胎児頻脈性不整脈	129
胎児不整脈	119
胎内治療	119,131
多源性心房頻拍	59
多脾症候群	125
単極肢誘導	7
遅延後脱分極	65
低Mg血症	184
デキサメタゾン	123
テルブタリン	123
電気軸	13
電気的除頻拍	140
テント状T波	170
洞機能不全	142
洞心室伝導	171
洞調律	12
洞不全症候群	91
特発性心室細動	102

な行

内臓心房錯位症候群	146
2：1房室ブロック	124
2脚枝ブロック	145

は行

背部誘導	11
肥大型心筋症	77
非通常型房室結節回帰性頻拍	56
頻脈誘発性心筋症	57,63
不完全右脚ブロック	16
不完全型心内膜床欠損	84
不整脈	178
不整脈源性右室心筋症	76

不適切洞性頻脈	63	
部分肺静脈還流異常	85,86	
フレカイニド	70,132	
プロカインアミド	70	
ブロックを伴う心房性期外収縮の2段脈	127	
平均電気軸	23	
ペーシング	157	
ペーシング治療	140	
ペースメーカー	145,157	
ペースメーカー植え込み	124	
ベタメタゾン	123	
ベラパミル	71	
ベラパミル感受性心室頻拍	72	
房室回帰性頻拍	44,129	
房室解離	66	
房室結節	52	
房室結節回帰性頻拍	44	
稀有型	46	
通常型	46	
房室中隔欠損	144	
房室伝導時間	121	
房室伝導障害	143	
房室ブロック	94,170	
母体ステロイド投与	123	

ま行

右胸部誘導	9
迷走神経反射	48
モニター心電図	137

や行

薬物治療	140
融合収縮	66

ら行

ランジオロール	71
リドカイン	70
リトドリン	123
漏斗胸	5

A

AAI モード	160
antidromic	44
ATP	51
投与時心電図	139
AV discordance	143

AVNRT（atrioventricular nodal reentrant tachycardia）	44
common type	46
uncommon type	46
AVRT（atrioventricular reciprocating tachycardia）	44

B

β刺激剤	123
Bazett の補正式	17
Brugada 症候群	87,88,113

D

dextrocardia	5
dextroversion of heart	5

E・F

Ebstein 奇形	145
ectopic atrial tachycardia	55
Fallot 四徴症	79
Fallot 四徴症術後遠隔期	152
Fontan 手術後心房内回帰性頻拍	147
Fridericia の補正式	5,17

I・K

ICD	78,80
ice bag 法	50
inappropriate sinus tachycardia	63
K による細胞膜電位格差	179

L

left isomerism	142,144
long RP' 頻拍	56
long VA	129
lower rate interval（LRI）	159
LQT 2	127
LQT 3	127

M・N

Mahaim 束	67
multiple atrial tachycardia	59
Mustard 手術	142
M 細胞	18
narrow QRS 頻拍	54

O・P

orthostatic	44
PAC with block	37
postventricular atrial refractory period（PVARP）	161
PR	22
PR 時間	16
P 波	13,22
消失	170
振幅の減少	170

Q・R

QRS	23
QRS 時間	16
QRS 電気軸	3
QRS 波	15
幅の拡大	170
QT 延長症候群	102,126
QT 間隔の短縮	180
QT 時間	16
QT 短縮症候群	109
Q 波	15,22
RR	28

S

Senning 手術	142
short VA	129
sinoventricular conduction	171
ST	26
ST 上昇	142
ST 部分	17

T

torsades de pointes	184
triggered activity	65
twin AVN	146
T 波	17,27
交互脈変化	183
T 波陽転完了時期	4

U

U 波	18
増大	177

V・W

VAT（ventricular activation time） 23
VA 逆伝導 150
ventricular refractory period（VRP） 161
VVI モード 160
wide QRS tachycardia 66
WPW 症候群 146

小児心電図ハンドブック			ⓒ

発　行	2013年 9月20日	1版1刷
	2014年10月20日	1版2刷

編著者　髙　木　純　一

発行者　株式会社　中外医学社
　　　　代表取締役　青　木　　　滋

〒162-0805　東京都新宿区矢来町62
電　　話　03-3268-2701(代)
振替口座　00190-1-98814番

印刷・製本／三報社印刷（株）　　〈MS・YI〉
ISBN 978-4-498-14528-3　　Printed in Japan

JCOPY ＜(社)出版者著作権管理機構　委託出版物＞

本書の無断複写は著作権法上での例外を除き禁じられています．
複写される場合は，そのつど事前に，(社)出版者著作権管理機構
（電話 03-3513-6969，FAX 03-3513-6979，e-mail: info@jcopy.
or.jp）の許諾を得てください．